Medizin, Kultur, Gesellschaft

Florian Michael Dienerowitz

Der Diskurs um § 218 StGB und Ursachen von Abtreibungen

Eine Bilanz der Beratungsregelung
25 Jahre nach den
Gesetzesreformen von 1995

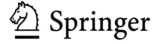 Springer

Florian Michael Dienerowitz
Heidelberg, Deutschland

Beim vorliegenden Text handelt es sich um einen Abdruck einer an der Ruprecht-Karls-Universität Heidelberg im Jahr 2021 eingereichten Dissertation mit dem Titel „Die Gründe für den Schwangerschaftskonflikt im Kontext des Diskurses um den Schwangerschaftsabbruch. Eine medizinethische und medizinrechtliche Zwischenbilanz nach über 25 Jahren der Anwendung des 1995 reformierten § 218 StGB" mit geringfügigen textlichen und grafischen Anpassungen.

ISSN 2730-9142   ISSN 2730-9150   (electronic)
Medizin, Kultur, Gesellschaft
ISBN 978-3-658-42776-4   ISBN 978-3-658-42777-1   (eBook)
https://doi.org/10.1007/978-3-658-42777-1

Die Deutsche Nationalbibliothek verzeichnet diese Publikation in der Deutschen Nationalbibliografie; detaillierte bibliografische Daten sind im Internet über http://dnb.d-nb.de abrufbar.

Planung/Lektorat: Renate Scheddin
Springer ist ein Imprint der eingetragenen Gesellschaft Springer Fachmedien Wiesbaden GmbH und ist ein Teil von Springer Nature.
Die Anschrift der Gesellschaft ist: Abraham-Lincoln-Str. 46, 65189 Wiesbaden, Germany

Das Papier dieses Produkts ist recyclebar.

Inhaltsverzeichnis

Abkürzungsverzeichnis

AfS	Amt für Statistik Berlin-Brandenburg
ALfA	Aktion Lebensrecht für Alle
BÄK	Bundesärztekammer
BayGVBl.	Bayerisches Gesetz- und Verordnungsblatt
BGB	Bürgerliches Gesetzbuch
BGBl.	Bundesgesetzblatt
BGH	Bundesgerichtshof
BverfGE	Bundesverfassungsgerichtsentscheidung
BVerfGG	Bundesverfassungsgerichtsgesetz
CEDAW	Committee on the Elimination of Discrimination against Women
DÄ	Deutsches Ärzteblatt
DGGG	Deutsche Gesellschaft für Gynäkologie und Geburtshilfe
EV	Einigungsvertrag
FAZ	Frankfurter Allgemeine Zeitung
FEMM	Commission des droits des femmes et de l'égalité des genres
GAfC	German Alliance for Choice
GG	Grundgesetz
IPPF	International Planned Parenthood Federation
Jusos	Jungsozialisten
JVL	Juristen-Vereinigung Lebensrecht
LG	Landgericht
MBO-Ä	(Muster-)Berufsordnung für die in Deutschland tätigen Ärztinnen und Ärzte
MedR	Medizinrecht (Zeitschrift)
MSGJFS	Ministerium für Soziales, Gesundheit, Jugend, Familie und Senioren des Landes Schleswig-Holstein

OLG	Oberlandesgericht
OWiG	Gesetz über Ordnungswidrigkeiten
PND	Pränataldiagnostik
RGBl.	Reichsgesetzblatt
RGSt	Entscheidung des Reichsgerichts in Strafsachen
SchKG	Schwangerschaftskonfliktgesetz
SenGPG	Berliner Senatsverwaltung für Gesundheit, Pflege und Gleichstellung
SFHÄndG	Schwangeren- und Familienhilfeänderungsgesetz
SFHG	Schwangeren- und Familienhilfegesetz
SGB	Sozialgesetzbuch
SJD	Sozialistische Jugend Deutschlands
StGB	Strafgesetzbuch
StMAS	Bayerisches Staatsministerium für Familie, Arbeit und Soziales
SSK	Schwangerschaftskonflikt
SSW	Schwangerschaftswoche
Taz	Die Tageszeitung
UN	United Nations
USAID	United States Agency for International Development
WD	Wissenschaftliche Dienste des Deutschen Bundestages
WHO	World Health Organization
ZfL	Zeitschrift für Lebensrecht

Abbildungsverzeichnis

Tabellenverzeichnis

Teil I
Einleitung

Im Jahr 1995 wurde mit dem *Schwangeren- und Familienhilfeänderungsgesetz* nach dem richtungsweisenden Urteil des Bundesverfassungsgerichts vom 28. Mai 1993 und nach einer langen politischen Auseinandersetzung eine Neuregelung des Schwangerschaftsabbruchs für das wiedervereinte Deutschland gefunden. Mit Ausnahme zweier Änderungsgesetze aus den Jahren 2009 und 2019 kam es seither zu keiner erneuten Modifikation der Rechtslage in Bezug auf den Schwangerschaftsabbruch, sodass die am 1. Oktober 1995 in Kraft getretene Regelung nunmehr über 25 Jahre in weitestgehend unveränderter Form Bestand hat. Gleichwohl bleibt der Schwangerschaftsabbruch ein brisantes und oft aufgegriffenes Thema gesellschaftlicher und politischer Diskussionen.

Grundgedanke der vorliegenden Dissertation ist es, im einleitenden Teil I der Arbeit grundlegende Inhalte zum Thema Schwangerschaftsabbruch wie beispielsweise geschichtliche Aspekte und Statistiken zur Häufigkeit von Schwangerschaftsabbrüchen in Deutschland darzustellen, um dann in Teil II ausführlich auf den medizinrechtlichen und medizinethischen Diskurs seit der Neuregelung der 1990er Jahre bis ins Jahr 2021 einzugehen.[1] In Teil III wird dann durch eine Auswertung von Protokollen aus der Schwangerschaftskonfliktberatung untersucht, was die (Haupt-)Gründe für den Schwangerschaftskonflikt sind. Teil IV der Dissertation führt dann die vorherigen Teile zusammen, indem die Inhalte des Diskurses um den Schwangerschaftsabbruch mit den Resultaten der Untersuchung über die Ursachen des Schwangerschaftskonflikts abgeglichen und diskutiert werden und Schlussfolgerungen gezogen werden.

Die vorliegende Dissertation verbindet also durch ihre theoretischen Teile I und II Aspekte einer historischen Arbeit mit denen einer empirischen (retrospektiven) Studie in Teil III. Das hat zur Folge, dass die Arbeit einen nicht

---

[1] Die Arbeit umfasst die Entwicklungen des Diskurses um den Schwangerschaftsabbruch bis zum 1. Juli 2021.

unerheblichen Umfang hat: Die Darstellung des Diskurses versucht ein Vierteljahrhundert teilweise intensiver Diskussionen und vielschichtiger Entwicklungen
abzubilden; hinzu kommt eine umfangreiche Analyse über die Konfliktgründe
von Frauen im Schwangerschaftskonflikt, sodass es unvermeidlich ist, dass manche Aspekte nur marginal oder gar nicht zur Sprache kommen. Dennoch versucht
die Arbeit eine Bilanz in Bezug auf Theorie und Praxis nach über 25 Jahren der
Anwendung des 1995 reformierten § 218 StGB zu ziehen.

Material und Methoden

1

Im Folgenden sollen zunächst einige allgemeine Hinweise zur vorliegenden Dissertation gegeben werden: Das Themengebiet wird eingegrenzt, wichtige Begrifflichkeiten werden erklärt und das Vorgehen bei der Entwicklung der Arbeit wird dargestellt. Dabei ist – wie bereits einleitend beschrieben – zu beachten, dass sich die vorliegende Arbeit in mehrere große Teilabschnitte gliedert. Teil III nimmt dabei eine besondere Stellung ein: Es handelt sich im Gegensatz zu den beiden vorausgehenden theoretischen Teilen um eine empirische Untersuchung, weshalb sich dort zu Beginn ein gesonderter Methodenteil findet. Dennoch sind die meisten Inhalte des vorliegenden Kapitels relevant für die gesamte Arbeit. Lediglich der letzte Abschnitt (1.3 Vorgehen bei der Literaturanalyse) bezieht sich vor allem auf den theoretischen Teil der vorliegenden Arbeit.

1.1 Eingrenzung des Themengebiets

Das Thema Schwangerschaftsabbruch ist sehr weitläufig, weswegen eine Arbeit allein nicht jeglichen Aspekt des Themas erfassen und besprechen kann. Es bedarf also einer klaren Eingrenzung des Themengebiets. Diese ist durch den Titel der Arbeit weitestgehend gegeben: Zum einen sollen die Gründe des Schwangerschaftskonflikts für Frauen in Deutschland ergründet beziehungsweise ein Ansatz zu deren Erfassung entwickelt werden – was im empirischen Teil der Arbeit (Teil III) geschieht. Zum anderen soll die Arbeit den Diskurs um den Schwangerschaftsabbruch in Deutschland seit der Neuregelung von 1995 – also einen Zeitraum von etwas über einem Vierteljahrhundert – darstellen, was Gegenstand des theoretischen Teils der Arbeit (Teil II) ist. Das bedeutet, dass der

© Der/die Autor(en), exklusiv lizenziert an Springer Fachmedien Wiesbaden GmbH, ein Teil von Springer Nature 2023
F. M. Dienerowitz, *Der Diskurs um § 218 StGB und Ursachen von Abtreibungen*, Medizin, Kultur, Gesellschaft, https://doi.org/10.1007/978-3-658-42777-1_1

Schwangerschaftsabbruch im Ausland nur ansatzweise (und soweit es Deutschland betrifft) vorkommt – wenngleich der internationale Einfluss auf das Thema deutlich zunimmt.[1]

Trotz dieser Eingrenzung hinsichtlich der geografischen und zeitlichen Komponente kann auch auf viele, unmittelbar an das Thema Schwangerschaftsabbruch angrenzende oder sogar überschneidende Themengebiete nicht eingegangen werden: Bedingt durch den medizinischen Fortschritt haben gerade in den letzten 25 Jahren die Möglichkeiten und damit auch die ethischen und rechtlichen Herausforderungen, die das Leben in einem frühen Stadium betreffen, in ihrer Vielfältigkeit derart zugenommen, dass eine detaillierte Darstellung den Rahmen deutlich sprengen würde. So wird beispielsweise auf den Diskurs zu naheliegenden Themen wie Embryonenschutzgesetz, verbrauchende embryonale Stammzellforschung und Präimplantationsdiagnostik nicht eingegangen. Auch auf den generellen ethischen und philosophischen Diskurs zum Thema Schwangerschaftsabbruch kann nicht im Detail eingegangen werden – wenngleich dieser Aspekt immer wieder anklingt. Eine ausführliche Analyse der verschiedenen, weltweit diskutierten philosophischen Ansätze würde jedoch den Rahmen dieser Arbeit sprengen, die sich vor allem auf medizinrechtliche und medizinethische Inhalte der Lage in Deutschland bezieht.

1.2   Begrifflichkeiten

Das Verständnis einiger (Fach-)Begriffe ist für die vorliegende Dissertationsarbeit essenziell. Im Folgenden sollen diese oftmals wiederkehrenden Wörter genauer erläutert und der Gebrauch einiger strittiger und vorbesetzter Begriffe begründet werden.

Ungeborenes, ungeborenes Kind, Embryo, Fötus
In der Medizin wird das pränatale menschliche Leben innerhalb festgelegter Zeiträume als Embryo beziehungsweise Fötus bezeichnet. Dabei ist die Vorembryonalperiode die 1. Entwicklungswoche ab Befruchtung bis zur Implantation in die Gebärmutter (Nidation), die Embryonalperiode stellt die 2. bis 8. Entwicklungswoche dar und umfasst die Anlage aller Organe, welche sich dann in der Fetalperiode (9. Entwicklungswoche bis Geburt) weiter differenzieren und wachsen. Die Begriffe Embryo und Fötus finden in dieser Arbeit zwar auch immer wieder Erwähnung, jedoch ist häufig nur von „Ungeborenes" oder „ungeborenes

---

[1] Siehe Abschnitt 9.3.

Kind" die Rede. Dies liegt in der Notwendigkeit begründet, einen Begriff für das menschliche Wesen innerhalb der Gesamtzeit der Schwangerschaft zu finden, weil sich die rechtliche und ethische Diskussion nur selten allein auf die Einteilung von Embryo und Fötus bezieht und vielmehr die gesamte Schwangerschaft meint oder andere zeitliche Grenzen festlegt.

Abtreibungsgegner, Abtreibungsbefürworter, Lebensschützer
In der kontrovers geführten Debatte um den Schwangerschaftsabbruch werden die Vertreter der verschiedenen Positionen oftmals in Abtreibungsgegner und Abtreibungsbefürworter[2] kategorisiert, wobei im politischen Spektrum Rechts-Konservative häufig ersterer Gruppe zugeordnet werden und Links-Liberale der zweiten Gruppe. Eine solche Abgrenzung zweier Gruppen ist zwar prinzipiell zu beobachten und deswegen werden die Begriffe in der vorliegenden Arbeit auch derart gebraucht, jedoch ist zu betonen, dass sich die Wirklichkeit sehr viel differenzierter darstellt: Beispielsweise lehnen nicht alle Abtreibungsgegner den Schwangerschaftsabbruch prinzipiell in allen Fällen ab, sondern machen in unterschiedlichem Ausmaß Zugeständnisse bei Krankheit von Mutter und Kind, Alter der Schwangeren, Schwangerschaftsdauer oder bei zugrunde liegender sexueller Straftat. Ebenso lässt sich nicht sagen, dass Abtreibungsbefürworter allesamt für eine Freigabe des Schwangerschaftsabbruchs bis zur Geburt eintreten; zum Beispiel ziehen einige die Grenzline ihrer Zustimmung zu Abtreibungen bei der extrauterinen Lebensfähigkeit des Kindes.

Zudem kann der Begriffe „Abtreibungsbefürworter" in seiner Wortbedeutung irreführend sein: Während „Abtreibungsgegner" treffend beschreibt, dass ein Mensch in seiner Haltung gegen Abtreibungen ist, bedeutet dies bei dem Abtreibungsbefürworter meist nicht gleichermaßen, dass er für Abtreibungen ist. Vielmehr setzt er sich dafür ein, dass eine Frau die freie Wahl hat abzutreiben, wobei er häufig anerkennt, dass der Schwangerschaftsabbruch keine erstrebenswerte Angelegenheit darstellt und besser im Vorhinein zu vermeiden ist. Hierbei ist die im Englischen übliche Aufteilung der beiden Lager in „Pro-Life" und „Pro-Choice" eine treffendere Umschreibung der gegenläufigen Ansätze: Die einen stellen das Leben des Kindes über die Entscheidungsfreiheit der Frau, während die anderen der Entscheidungsfreiheit der Frau den Vorrang vor einem etwaigen Lebensrecht des Ungeborenen einräumen.[3] Erstere werden folglich häufig auch

---

[2] In der gesamten Arbeit wird aus Gründen der besseren Lesbarkeit in Fällen, in denen sowohl Männer als auch Frauen angesprochen sind, weitestgehend die männliche Form verwendet. Die weibliche Form ist dabei stets ebenfalls mit gemeint.

[3] Siehe dazu auch die Anmerkung in nachfolgender Fußnote (Kapitel 1, Fußnote 4).

als „Lebensschützer" bezeichnet, wobei ihre Gegner gerne von „sogenannten"
oder „selbsternannten Lebensschützern" sprechen, womöglich um dem Gegen-
lager die positive Konnotation des Begriffs zu entziehen. Dies macht deutlich,
auf welch vermintem Gebiet sich das Thema Schwangerschaftsabbruch allein auf
sprachlicher Ebene bewegt.

Schwangerschaftsabbruch, Abtreibung, Tötung Ungeborener
Wie der vorherige Abschnitt bereits nahelegt, haben Abtreibungsgegner und
Abtreibungsbefürworter schon vor längerer Zeit verschiedene Sprachräume betre-
ten. Der mit der Materie Vertraute kann oftmals leicht allein aus der jeweiligen
Wortwahl erkennen, ob sich jemand prinzipiell für oder gegen den Schwanger-
schaftsabbruch ausspricht.[4]

Besonders deutlich wird der Graben dieser beiden Sprachwelten im Gebrauch
der Worte „Schwangerschaftsabbruch", „Abtreibung" und „Tötung Ungeborener",
die zwar ein und dieselbe Handlung meinen, jedoch eine sehr unterschiedliche
Wertung jener Tat mitschwingen lassen.[5] Während die Gegner in der Verwendung
der Bezeichnung „Schwangerschaftsabbruch" einen Euphemismus sehen, kritisieren Befürworter die Wortwahl „Tötung Ungeborener" als unsachgemäß und
verurteilend.[6] Die vorliegende Arbeit versucht beide Seiten zu beleuchten und
verwendet deswegen auch Begriffe aus beiden Lagern. Auch wenn der Begriff
„Schwangerschaftsabbruch" heute der Normalbegriff ist, werden „Abtreibung"
und „Tötung des Ungeborenen" in dieser Arbeit als Synonyme gebraucht. Letzte-
res wird auch vom Bundesverfassungsgericht in seinen Urteilen vom 25. Februar
1975 und 28. Mai 1993 verwendet und somit auch in dieser Arbeit als legitime –
wenn auch von mancher Seite kritisierte – Bezeichnung betrachtet.[7] In ihrem
Kommentar zum Urteil erläutert die Richterin Karin Graßhof, warum in Bezug

---

[4] Vgl. Repgen (1996), S. 2. Ein Beispiel für die verschiedenen Sprachräume ist der
von Abtreibungsbefürwortern gern gebrauchte, negativ besetzte Begriff der „Anti-Choice-
Bewegung", anstatt des positiver klingenden Ausdrucks „Pro-Life-Bewegung", vgl. beispielsweise Melesse (2012), S. 27 und Kruber/Czygan (2012), S. 25. Umgekehrt betiteln
Abtreibungsgegner die Befürworter gerne als „Anti-Life" anstelle von „Pro-Choice", vgl.
beispielsweise Ludwig (2020a).

[5] Die Entwicklung verschiedener Termini findet sich bereits Anfang des 20. Jahrhunderts, als
man begann von „Schwangerschaftsunterbrechung" zu sprechen, wenn die Zulässigkeit einer
Abtreibung geltend gemacht werden sollte, vgl. Behren (2004), S. 160–161.

[6] Siehe Abschnitt 4.2.

[7] Vgl. beispielsweise BVerfGE 88, 203, 276. Das Bundesverfassungsgericht nannte in seinem Urteil von 1975 den Schwangerschaftsabbruch eine Tötungshandlung, vgl. BVerfGE 39,
1, 46.

auf den Schwangerschaftsabbruch die strittigen Begriffe „töten" und „Tötungsakt" zutreffend gebraucht werden: Die Frau entscheide sich bei einer Abtreibung nicht mehr, ob sie das Kind bekommt, denn sie habe es schon.[8]

Indikationen des Schwangerschaftsabbruchs, Indikations- und Fristenregelung
Der Begriff „Indikation" im Zusammenhang mit dem Schwangerschaftsabbruch versucht die Gründe für den Schwangerschaftsabbruch in Gruppen einzuteilen und sagt zunächst nichts über die rechtliche Anerkennung aus. Zudem wird kritisiert, dass es überhaupt zulässig ist, von „Indikation" zu sprechen, schließlich handelt es sich bei vielen Indikationen von Abtreibungen nicht um eine Indikation im Sinne des traditionellen Medizinerverständnisses, zumindest sofern die Schwangerschaft keinen pathogenen Charakter hat, also eine gesundheitliche Schädigung der Schwangeren vorliegt.[9] Exakte Definitionen der einzelnen Indikationen gibt es nicht, auch ist die Abgrenzung zwischen „medizinischen" und „nicht-medizinischen" Indikationen sehr unscharf und im geschichtlichen Verlauf einem starken Bedeutungswandel und unterschiedlichen Betrachtungsweisen unterworfen.[10]

Die Indikationsregelung ist die Bezeichnung für eine gesetzliche Regelung, bei der ein Schwangerschaftsabbruch in besonderen Fällen, also bei definierten Indikationen, zugelassen ist. Eine solche Indikationsregelung galt in der BRD von 1976 bis 1992.[11] Der Staat versuchte also das ungeborene Leben dadurch zu schützen, dass er Abbrüche unter Strafe stellte, jedoch in besonderen Fällen (Indikationen) von der Strafbarkeit absah.[12] Die Regelung in der BRD kannte vier Indikationen: Die medizinische Indikation, die embryopathische Indikation, die kriminologische Indikation und die soziale (Notlagen-)Indikation.[13] In der aktuellen Gesetzesform gibt es neben dem Schwangerschaftsabbruch nach Beratung die Möglichkeit eines Abbruchs bei Vorliegen einer medizinischen oder kriminologischen Indikation.[14] Im Folgenden werden die genannten Indikationen näher erläutert:

---

[8] Vgl. Graßhof (1993), S. 292.

[9] Siehe Kapitel 7.

[10] Vgl. Gante (1991), S. 14.

[11] Siehe Abschnitt 2.5. Unter Einbezug der Übergangsregelung durch die einstweilige Anordnung des Bundesverfassungsgerichts vom 21. Juni 1974 wurde eine Indikationsregel bereits 1974 geltendes Recht, vgl. Eser/Koch (1988), S. 82.

[12] Vgl. Repgen (1993b), S. 18.

[13] Vgl. § 218a StGB in der Fassung vom 18. Mai 1976, BGBl. I 1976, S. 1213.

[14] Vgl. § 218a Abs. 2, 3 StGB.

- (Enge) Medizinische Indikation: Von medizinischer Indikation – auch „ärztliche" oder „therapeutische Indikation" genannt – spricht man, wenn der Abbruch der Schwangerschaft notwendig erscheint, um eine im Zusammenhang mit der Schwangerschaft bestehende Gefahr für die Gesundheit der Schwangeren abzuwenden.[15] Diese Indikation ist einem starken Wandel unterlegen: Vor wenigen Jahrzehnten betrachtete man darunter einzig eine lebensbedrohliche Situation für die Schwangere, während heute eine ganze Reihe weniger bedrohlicher Zustände wie beispielsweise mutmaßliche psychische Schäden darunter subsummiert werden können und sogar indirekt die embryopathische Indikation miteingeschlossen wird.[16] Zur Abgrenzung wird deswegen heute bei Gefahr für das Leben der Schwangeren von vital-medizinscher oder enger medizinischer Indikation gesprochen.
- Embryopathische beziehungsweise eugenische Indikation: Bei dieser Indikation – auch „kindliche Indikation" genannt – sprechen dringende Gründe für die Annahme, dass das ungeborene Kind infolge einer Erbanlage (häufiger Fall beispielsweise Trisomie 21) oder aufgrund schädlicher Einflüsse vor der Geburt (zum Beispiel Drogenkonsum, Medikamenteneinnahme, Aussetzen von schädlicher Strahlung etc.) an einer nicht behebbaren Schädigung seines Gesundheitszustandes leiden würde, die so schwer wiegt, dass von der Schwangeren die Fortsetzung der Schwangerschaft nicht verlangt werden kann.[17] Embryopathische und eugenische Indikation sind Synonyme, wobei in Deutschland aufgrund der nationalsozialistischen Vergangenheit der Begriff der Eugenik geschichtlich vorbelastet ist, weswegen die Begrifflichkeit „eugenische Indikation" häufig gemieden wird.[18]
- Kriminologische Indikation: Der Abbruch einer Schwangerschaft wird hierbei damit begründet, dass die Schwangerschaft aufgrund eines Sexualverbrechens gegen die Frau entstanden ist.
- Soziale (Notlagen-)Indikation: Hinter der Begrifflichkeit der sozialen Indikation verbirgt sich ein weites Spektrum an Gründen, die sich allesamt auf schwierige Lebensverhältnisse der Schwangeren beziehen und die einen Abbruch zulässig oder unausweichlich erscheinen lassen. Im Rahmen der Reformen um den § 218 StGB im Jahr 1995 wurde diese bis dahin am häufigsten angewandte Indikation abgeschafft und durch die Beratungsregelung ersetzt.

---

[15] Vgl. Gante (1991), S. 14.
[16] Siehe Kapitel 7.
[17] Vgl. Beckmann (1995), S. 27.
[18] Vgl. Berg (2004), S. 1–2.

Bei einer Fristenregelung muss die Schwangere im Gegensatz zu der Indikationsregel keine Gründe aufweisen, um einen Schwangerschaftsabbruch durchführen
zu können, allerdings ist die Möglichkeit für einen Abbruch ohne Gründe
auf einen gewissen Zeitraum der Schwangerschaft begrenzt. Eine solche Fristenregelung galt in der DDR seit 1972. Die in der aktuellen Gesetzgebung
gültige Beratungsregel ist vom Prinzip her eine Fristenregelung, allerdings mit
vorgeschalteter Beratung der Schwangeren.

Spätabtreibung, Spätabbruch
Auch für den Begriff „Spätabtreibung" beziehungsweise „Spätabbruch" gibt es
keine eindeutige Definition. Dennoch können tendenziell zwei Verwendungswei-
sen ausgemacht werden: Einerseits wird häufig von einer Spätabtreibung bei
einem Schwangerschaftsabbruch nach der in der Fristenregelung festgelegten
Grenze gesprochen, in Deutschland also nach der 12. Schwangerschaftswoche
post conceptionem. Andererseits findet man die Bezeichnung oft bei Abbrüchen,
wenn bereits eine extrauterine Lebensfähigkeit des Ungeborenen gegeben ist, also
in etwa ab der 22. Schwangerschaftswoche.[19]

1.3   Vorgehen bei der Literaturanalyse

Erster Ansatzpunkt für die Erstellung des theoretischen Teils der Arbeit war die
Zeitschrift für Lebensrecht (ZfL). Diese konservative juristische Fachzeitschrift
eignete sich nicht nur dafür, die Positionen von Abtreibungsgegnern darzustellen,
sondern vor allem auch den Diskurs um den Schwangerschaftsabbruch seit den
Neuregelungen der neunziger Jahre detailliert nachzuverfolgen, denn die Zeitschrift wurde 1992 mit dem speziellen Fokus auf den Schwangerschaftsabbruch
ins Leben gerufen und bildet somit detailliert die verschiedenen Entwicklungen in Bezug auf das Thema insbesondere für Deutschland ab.[20] Auf Anfrage
an die herausgebende *Juristen-Vereinigung Lebensrecht (JVL)* wurde die Zeitschrift vom Ersterscheinungsjahr bis 2020 in Printversion zur Verfügung gestellt.
In einer ersten Phase wurde durch chronologisches Lesen relevanter Artikel
ein Themenverzeichnis als Grundlage für eine mögliche Gliederung erstellt.
Wichtige Passagen wurden markiert und in nach Themen sortierten Übersichten
zusammengefasst. Anhand dieser Recherchearbeit konnte ein Grundgerüst für die
verschiedenen Kapitel der vorliegenden Arbeit erstellt werden.

---

[19] Vgl. Braun (2006), S. 2612 und Henn (2006), S. 3096.
[20] Vgl. Büchner (1992a), S. 2.

Als weitere juristische Fachzeitschrift, jedoch mit einem breiteren Spektrum an konservativen bis liberalen Positionen, wurde die *Zeitschrift Medizinrecht (MedR)* einbezogen. Dazu wurden systematisch alle Ausgaben ab 1998 bis Februar 2021 auf der Internetseite der Zeitschrift nach folgenden Begriffen durchsucht[21]: „Abtreibung", „Schwangerschaftsabbruch" und „Pränataldiagnostik". Außerdem wurden die Jahresregister nach brauchbaren Inhalten durchkämmt. Durch den derart breit angelegten Suchansatz konnten 122 potenziell für das Thema relevante Artikel ausgemacht werden.

Dritte Quelle ist das *Deutsche Ärzteblatt (DÄ)*. Bei der Recherche im *MedR* hatte sich gezeigt, dass eine Suche nach den oben aufgeführten Begriffen einen ineffektiven Mehraufwand bedeutete, da in den meisten Fällen alle relevanten Artikel zu den verschiedenen relevanten Themen unter dem Begriff „Schwangerschaftsabbruch" zu finden waren. Deswegen wurde die Suche auf der Internetseite des *Deutschen Ärzteblattes* auf den Begriff „Schwangerschaftsabbruch" reduziert.[22] Diese Stichwortsuche ergab 810 Treffer ab dem Jahr 1995, wobei die Suchfrage im Schreibprozess der Arbeit aktuell gehalten wurde und sich die genannte Anzahl der potenziell relevanten Artikel auf die letzte Suchanfrage vom 1. Juli 2021 – also kurz vor Fertigstellung der Arbeit – bezieht.

Weitere Quellen wie Zeitschriften, Zeitungsartikel und Bücher wurden nach dem Schneeballprinzip gefunden und bei Relevanz verwendet: So führten Querverweise in den genannten Quellen, aber auch Internet-Suchanfragen zu verschiedenen Themen zu dem zusätzlichen Material. Hierbei sind insbesondere die *Ärztezeitung* und Inhalte von *Pro Familia* zu nennen, wobei mit letztgenannter Quelle – mit ihrem *Pro Familia Magazin* und verschiedenen Positionspapieren – vor allem liberale Positionen Eingang in die Dissertationsarbeit fanden. Zusätzlich zu der analogen und digitalen Recherchearbeit wurden bei Bedarf wichtige Stellen und Einzelpersonen für Informationsangaben oder -abgleich telefonisch, postalisch oder per E-Mail kontaktiert. Hier ist insbesondere das Statistische Bundesamt (Destatis) zu nennen, mit dem ein regelmäßiger Kontakt zu verschiedenen Fragestellungen bestand.

---

[21] Die Recherche in *MedR* wurde ab 1998 durchgeführt, weil sie ab diesem Zeitpunkt online verfügbar ist.

[22] Eingegrenzt wurde die Suchanfrage außerdem durch eine Reduzierung auf die Rubriken „Deutsches Ärzteblatt" und „News" in der Suchmaschine der Internetseite des *Deutschen Ärzteblatts*.

Die Geschichte der Gesetzgebung des Schwangerschaftsabbruchs

Die Geschichte der Gesetzgebung zum Schwangerschaftsabbruch ist mit all ihren Hintergründen sehr komplex. Verschiedene philosophische, theologische, naturwissenschaftliche und politische Haltungen formten die Gesetzgebung zum Thema Schwangerschaftsabbruch, das bis heute ein Gegenstand harter Diskussionen und Auseinandersetzungen geblieben ist. Zum besseren Verständnis des heutigen Diskurses ist es wichtig, die groben Züge jener geschichtlichen Entwicklung zu kennen, die letztlich zu der aktuell gültigen Fassung der §§ 218 ff. StGB führten. Die folgenden Abschnitte sollen einen knappen Überblick von der Antike bis in die Gegenwart bieten.

2.1 Antike, Mittelalter und Frühe Neuzeit

Die moderne Rechtsordnung westlicher Staaten hat ihre Wurzeln im römischen Recht[1], das wiederum maßgeblich vom antiken griechischen Denken und der griechischen Philosophie beeinflusst wurde. Sofern der künstlich hervorgerufene Abort nicht gegen den Willen des Vaters durchgeführt wurde, galt der Schwangerschaftsabbruch in der griechisch-römischen Kultur als eine politisch und gesellschaftlich weitestgehend akzeptierte Praxis und wurde von bedeutenden Philosophen wie Platon und Aristoteles befürwortet, beispielsweise als Mittel zur Wahrung der idealen Bevölkerungszahl, bei zu alten Eltern oder großer Kinderzahl – nicht aber als Ausdruck weiblicher Selbstbestimmung.[2] Mit dem Aufstieg

---

[1] Vgl. Manthe (2004), Sp. 901–907.

[2] Vgl. Weinberg (1905) und Jerouschek (2004), Sp. 47–52. Neben dem Schwangerschaftsabbruch war auch der Infantizid in antiken Kulturen – außer im Judentum – ein anerkanntes Mittel der Geburtenkontrolle und ein Recht des *pater familias*, bis die Kindstötung durch

F. M. Dienerowitz, *Der Diskurs um § 218 StGB und Ursachen von Abtreibungen*, Medizin, Kultur, Gesellschaft, https://doi.org/10.1007/978-3-658-42777-1_2

Roms ist einerseits eine Zunahme von Abtreibungen anzunehmen, andererseits wird die im späteren Verlauf vielschichtig bedingte Abnahme der Bevölkerungszahlen als eine Ursache für den Niedergang des Weltreichs angesehen.[3] Folglich ist davon auszugehen, dass gesetzliche Maßnahmen gegen Abtreibungen – wie unter Kaiser Septimius Severus (139–211 n. Chr.) – vor allem von bevölkerungspolitischen Gründen motiviert waren. Als das zu schützende Rechtsgut wurde dabei weiterhin die Hoffnung des Vaters auf Nachkommen postuliert und nicht etwa ein Lebensrecht des Fötus – selbst mit der Geburt wurde Kindern ein solches nicht automatisch zugesprochen.[4]

Diese vorherrschende Geisteshaltung änderte sich erst mit dem zunehmenden Einfluss des Christentums und seines jüdischen Erbes gegen Ende der Antike.[5] Infolgedessen prägte die Kirche das Recht und die Rechtsprechung des Mittelalters und betrachtete trotz manchem Dissens über die Frage, ob die Menschwerdung bei der Empfängnis oder erst zu einem späteren Zeitpunkt der Schwangerschaft stattfinde[6], Abtreibung als Mord; Abbrüche wurden mit Exkommunikation sowie der Todesstrafe belegt.[7] Als der Staat auf Kosten der kirchlichen Vormachtstellung mehr Aufgaben übernahm, fand jenes kanonische Rechtsverständnis erstmals auf deutschem Gebiet im 16. Jahrhundert Eingang in das weltliche Rechtssystem. Zu nennen ist hier vor allem die *Peinliche Gerichtsordnung*[8] unter Kaiser Karl V. (1500–1558) aus dem Jahr 1532, die als das erste allgemeine deutsche Strafgesetzbuch gilt und bis zum Kaiserreich von 1871 die verschiedenen Partikularstrafgesetzbücher bezüglich der Ahndung von Abtreibung mit beeinflusste. Diese entstanden unter dem Eindruck

---

Kaiser Konstantin der Große im Jahr 318 im Sinne des jüdisch-christlichen Verständnisses im gesamten Imperium verboten wurde, vgl. Heinsohn (1991), S. 334.

[3] Vgl. Wittrock (1978), S. 8 und Behren (2004), S. 23.

[4] Vgl. Jähnke (1989), S. 7 und Behren (2004), S. 23.

[5] Vgl. Wittrock (1978), S. 8–9.

[6] So fand beispielsweise auch die von Aristoteles begründete und von manchen Kirchenvätern ebenfalls vertretene Sukzessivbeseelungslehre Eingang in die Lehre der Kirche, wie im *Decretum Gratiani* aus dem Jahr 1140 gut dokumentiert ist, vgl. Jerouschek (2002), S. 64–67. Zur Entwicklung des kirchlichen Rechts bezüglich der Abtreibung vgl. Behren (2004), S. 24–27.

[7] Beispielhaft für die Abgrenzung zur Praxis der Antike ist eine Äußerung von Papst Stephan V (um 886): „Si ille, qui conceptum in utero per abortum deleverit, homicida est, quanto magis qui unius saltem diei puerulum peremerit homicidam se esse excusare nequibit" („Wenn schon derjenige ein Mörder ist, der eine Leibesfrucht durch Abtreibung zerstört, um wieviel weniger wird sich der als Mörder entschuldigen können, der ein zumindest einen Tag altes Kind tötet."), zit. n. Müller (2000), S. 14.

[8] Auch unter dem Namen *Constitutio Criminalis Carolina* bekannt.

einer an Umbrüchen reichen Zeit, in der sich unter anderem naturwissenschaftliche Erkenntnisse und die Aufklärung, aber auch nationalstaatliches Gedankengut niederschlugen. So entstand 1794 das *Allgemeine Landrecht für Preußische Staaten*, in dem einerseits Strafmaße gemindert sowie Zeitpunkt und Umstände des Schwangerschaftsabbruchs berücksichtigt wurden, das andererseits sogar dem Ungeborenen die „allgemeinen Rechte der Menschheit" ab dem Zeitpunkt der Empfängnis zusprach.[9] Andere Gesetze, wie das einflussreiche Bayerische Strafgesetzbuch von 1813, betrachteten den Schwangerschaftsabbruch als Straftat hauptsächlich aus bevölkerungspolitischen Gründen und nicht aufgrund eines etwaigen Lebensrechtes des Embryos beziehungsweise Fötus.[10]

2.2 Deutsches Kaiserreich (1871 bis 1918)

1851 trat in Preußen ein neues Strafgesetzbuch in Kraft, dessen Regelungen bezüglich des Schwangerschaftsabbruchs in nur leicht veränderter Form zunächst in die Rechtsprechung des Norddeutschen Bundes (1867) und wenig später in das Strafgesetzbuch (StGB) des Deutschen Reiches (1871) übergingen. Aus dieser Zeit stammt auch die Einordnung unter den §§ 218 ff., wo bis heute die Rechtswidrigkeit des Schwangerschaftsabbruchs unter den „Straftaten gegen das Leben" verankert ist.[11] Das Gesetz klassifizierte somit den Schwangerschaftsabbruch als Tötungsdelikt und sah Gefängnisstrafen sowohl für die abtreibende Schwangere als auch für bei der Tat mitwirkende oder ausführende Dritte vor.[12] Ausnahmen von dieser Regelung oder Abstufungen aufgrund des Schwangerschaftszeitpunktes gab es keine und standen aufgrund der naturwissenschaftlichen

---

[9] Vgl. Allgemeines Landrecht für die Preußischen Staaten, Teil 1, Titel 1, §10: „Die allgemeinen Rechte der Menschheit gebühren auch den noch ungeborenen Kindern, schon von der Zeit ihrer Empfängnis.", zit. n. Rehbein/Reincke (1889), S. 122.

[10] Vgl. Art. 172 und 173 Bayerisches Strafgesetzbuch von 1813, vgl. auch Bandel (1814), S. 62. Paul Johann Anselm Feuerbach, der den Entwurf für das Gesetz vorlegte, schrieb zuvor: „Auch der Embryo ist ein Mensch [...] und wenngleich der Staat nicht verpflichtet ist, ihn zu schützen, so ist er doch berechtigt, sich in ihm einen künftigen Bürger zu erhalten.", zit. n. Feuerbach (1808), S. 350. Zu den allgemeinen Entwicklungen in diesem Zeitraum vgl. Behren (2004), S. 29–33.

[11] Das Verbot des Schwangerschaftsabbruchs findet sich im 16. Abschnitt (Straftaten gegen das Leben) des Besonderen Teils des Strafgesetzbuches, unter anderem neben den Paragrafen zu Mord (§ 211) und Totschlag (§ 212).

[12] Vgl. RGBl. I 1871, S. 167–168 und Behren (2004), S. 34–36.

Erkenntnis, dass der Embryo von der Befruchtung an lebt, nicht zur Debatte.[13] Das Gesetz sollte bis 1926 in unveränderter Form Bestand haben; Reformversuche scheiterten in den Wirren des Ersten Weltkrieges und der Novemberrevolution 1918.[14] Diskussionen über Lockerungen gab es bis etwa 1900 lediglich um den Schwangerschaftsabbruch bei strenger medizinischer Indikation, das heißt bei akuter Lebensgefahr für die Schwangere, der von Ärzten durchaus praktiziert und von strafrechtlicher Seite akzeptiert wurde.[15] Trotz der strengen, ausnahmslosen Gesetzeslage und der Betrachtung des Schwangerschaftsabbruchs als „Sittenverfall" seitens der Politik, der Kirchen und der Ärzteschaft war die Abtreibung der Leibesfrucht keine Seltenheit[16] und führte nur in wenigen Fällen zu einer Verurteilung. Der Hauptgrund dafür dürfte vor allem die wirtschaftliche Not der unteren Gesellschaftsschichten gewesen sein, die durch gefährliche und kaum nachweisbare Selbstabtreibungen oder mithilfe von Kurpfuschern einen Ausweg vor weiterer Verarmung suchten.[17]

Deutlich vielschichtiger wurde das Meinungsbild zu Beginn des 20. Jahrhunderts, als divergierende politische Strömungen und konträre ideologische Überzeugungen ihren Eingang in die Abtreibungsdebatte fanden: So gab es schon zu jener Zeit erste, wenn auch noch seltene Forderungen nach einer ersatzlosen Streichung des § 218 StGB – vorwiegend aus dem linken Parteienspektrum und aus Teilen der aufkeimenden Frauenbewegung.[18] Einen größeren Einfluss gewann jedoch das vom Sozialdarwinismus getriebene rassenhygienische Gedankengut[19], das sich sowohl in Teilen der Ärzteschaft als auch in verschiedenen politischen Lagern ausbreitete und seinen Ausdruck in Forderungen und in einigen

---

[13] Vgl. Behren (2004), S. 38. Dennoch äußerte sich das Gesetz nicht direkt zu dem Status des Ungeborenen und das Reichsgericht betrachtete „Leben als Mensch" erst ab dem Zeitpunkt der Geburt beziehungsweise mit Beginn der Geburtswehen, vgl. Behren (2004), S. 43–44.

[14] Vgl. Behren (2004), S. 168.

[15] Vgl. Behren (2004), S. 44–48.

[16] Zahlen hierfür variieren stark und sind kaum überprüfbar, Dirk von Behren spricht von 600.000 Abbrüchen pro Jahr, vgl. Behren (2004), S. 54.

[17] Vgl. Behren (2004), S. 55–56.

[18] Zur Entwicklung der Frauenbewegung vgl. Behren (2004), S. 111–130. Eine der ersten öffentlichen Forderungen einer Frau zur ersatzlosen Streichung des § 218 StGB erfolgte 1904 durch Gräfin Gertrud Bülow von Dennewitz, die unter dem Pseudonym Gräfin Gisela von Streitberg die Schrift „Das Recht zur Beseitigung keimenden Lebens" verfasste, vgl. Weinberg (1905), S. 313.

[19] Vgl. Seidler (1993), S. 137 und Behren (2004), S. 94.

Fällen sogar in der rechtswidrigen Anwendung einer eugenischen Abtreibungsindikation fand.[20] Die letztlich über die verschiedenen Gruppierungen hinweg dominante Haltung war aber der sogenannte Pronatalismus, der in Anbetracht des Geburtenrückgangs und später hinsichtlich der hohen Menschenverluste im Ersten Weltkrieg die vorherrschende politische Gangart bleiben sollte, und so diente das Abtreibungsverbot als bevölkerungspolitische Maßnahme im nationalstaatlichen Interesse.[21]

2.3 Weimarer Republik (1919 bis 1933)

Die Weimarer Republik übernahm die Regelungen der §§ 218 ff. StGB in unveränderter Form[22], auch wenn anstelle der pronatalistischen Forderung nach „Nachwuchs für das Vaterland" nachkriegsbedingte Armut und Wohnungsnot Argumente waren, die auch in Regierungskreisen zum Nachdenken über eine Liberalisierung von Verhütung und Abtreibungsgesetzgebung führten.[23] Der hohe Verlust an Männern katalysierte eine zunehmende Unabhängigkeit der Frau und förderte somit auch den Anspruch auf Selbstbestimmung in Sachen Sexualität und Abtreibung.[24] Der kommunistische Umsturz in Russland und die dortige Freigabe von Schwangerschaftsabbrüchen ermutigte zudem das linke politische Spektrum, Gleiches in Deutschland einzufordern.[25]

Infolgedessen kam es in der Weimarer Republik zu verschiedenen, teilweise weitreichenden Forderungen nach einer Reform des § 218 StGB, sowohl auf rechtspolitischer wie auch auf gesellschaftlicher Ebene. Ein Antrag der SPD verlangte bereits 1920 die Straffreiheit von Abtreibungen innerhalb der ersten drei Schwangerschaftsmonate.[26] Die KPD ging in ihren Forderungen noch weiter und kämpfte mit Parolen wie „Dein Körper gehört dir" für die ersatzlose Streichung des Paragraphen.[27] Vor allem am Ende der 1920er Jahre schlugen sich solche

---

[20] Beispielhaft kann hier der Fall um den Arzt Max Henkel genannt werden, der von 1910 bis 1914 Abtreibungen insbesondere auch aus rassenhygienischer Indikation durchführte, vgl. Bergmann (1988), S. 115–120.

[21] Vgl. Dienel (1993), S. 154 und Behren (2004), S. 92–94.

[22] Vgl. Behren (2004), S. 238.

[23] Vgl. Behren (2004), S. 234–235, 238–242.

[24] Vgl. Dienel (1993), S. 141–143 und Behren (2004), S. 235–237.

[25] Vgl. Dienel (1993), S. 163 und Behren (2004), S. 235.

[26] Vgl. Behren (2004), S. 286.

[27] Vgl. Dienel (1993), S. 164–165 und Behren (2004), S. 290–294.

Forderungen in einer breiten gesellschaftlichen Bewegung nieder, die pressewirksam durch Proteste, Selbstbezichtigungskampagnen[28] und auf kultureller Ebene[29] hauptsächlich von linken Bewegungen getragen wurde.[30]

Realpolitisch lagen die Ansichten der Befürworter einer Änderung bezüglich der Regelungen von Schwangerschaftsabbrüchen jedoch zu weit auseinander, sodass es trotz zahlreicher Anträge zu keiner grundlegenden Reform kam.[31] Grund dafür war auch, dass trotz aller öffentlichkeitswirksamen Aktivitäten weite Kreise der Gesellschaft[32] und auch die konservativen Parteien Schwangerschaftsabbrüche nach wie vor ablehnten.[33] So wurden lediglich die Strafmaße in einer Gesetzesneuformulierung 1926 durch einen Vorstoß der SPD deutlich reduziert.[34] Die mit Ausnahme der katholischen Kirche[35] von fast allen gesellschaftlichen und politischen Strömungen akzeptierte (enge) medizinische Indikation fand 1927 in einem Urteil des Reichsgerichts ihre Legitimierung[36], was der

---

[28] Bereits 1930 gab es eine Selbstbezichtigungskampagne „Ich habe abgetrieben", vgl. Behren (2004) S. 249.

[29] Berühmt wurde dabei das später auch verfilmte Theaterstück „Cyankali" des Arztes Friedrich Wolf, das auf pathetische Weise die Schicksale von schwangeren Arbeiterfrauen darstellte. Es fand derart großen Widerhall, dass es schließlich die „größte öffentliche Mobilisierung gegen den § 218 in der Weimarer Republik" auslöste, vgl. Dienel (1993), S. 166.

[30] So zum Beispiel von der KPD, der feministischen Frauenliga für Frieden und Freiheit, dem Verein sozialistischer Ärzte und dem Bund für Mutterschutz und Sexualreform, vgl. Behren (2004) S. 250.

[31] Vgl. Dienel (1993), S. 167 und Behren (2004), S. 254, 290.

[32] So auch die in der Mehrheit befindlichen, bürgerlichen Frauenbewegungen, vgl. Dienel (1993), S. 161–162 und Behrens (2004), S. 305–308.

[33] Insbesondere das Zentrum, die DNVP und die NSDAP traten mit unterschiedlichen Argumenten gegen eine Änderung des § 218 StGB ein. Diese wurden teilweise beeinflusst durch die Haltung der Kirche (Zentrum) oder durch nationalstaatliche (bevölkerungspolitische) Interessen, wie auch schon im Kaiserreich (DNVP und NSDAP). Die NSDAP stand jedoch aus ideologischen Gründen für die medizinische und eugenische Indikation ein, vgl. Behren (2004), S. 294–295.

[34] Zum Beispiel wurde die Zuchthausstrafe für Schwangere zu Gefängnisstrafe von mindestens einem Tag und bis zu fünf Jahren abgemildert und die §§ 219 und 220 StGB wurden in verkürzter Form in den § 218 StGB integriert, vgl. Dienel (1993) S. 164 und Behren (2004) S. 297–299. Für den Wortlaut des abgeänderten § 218 StGB siehe das „Gesetz zur Abänderung des Strafgesetzbuches" vom 18. Mai 1926, RGBl. I 1926, S. 239.

[35] Unter den Protestanten wurde die medizinische und die kriminologische Indikation weitestgehend anerkannt und die soziale Indikation diskutiert, vgl. Behren (2004) S. 309–310 und Usborne (2007) S. 7.

[36] Vgl. Reichsgericht, Urteil vom 11. März 1927 – I 105/26 –, RGSt 61, 242–258.

nach wie vor überwiegend konservativ eingestellten Ärzteschaft[37] eine gewisse rechtliche Sicherheit bei der Durchführung von Schwangerschaftsabbrüchen bei gesundheitlicher Gefährdung der Mutter gewährleistete.

2.4 Nationalsozialismus und Besatzungszeit (1933 bis 1949)

Mit dem Niedergang der Weimarer Republik scheiterten weitergehende Reformansätze, und auch die gesellschaftliche Bewegung verebbte.[38] Ebenso wurden die in den 1920er Jahren aufkommenden Beratungsstellen, welche von zahlreichen Vereinen und Organisationen der bereits erwähnten Sexualreformbewegung getragen wurden und unter anderem an abtreibungswillige Ärzte vermittelten, mit der Machtübernahme der Nationalsozialisten wieder geschlossen oder in ideologietreue Beratungsstellen umgewandelt; zudem wurden führende Köpfe der Sexualreformbewegung verhaftet.[39] Wichtiger Bestandteil jener nationalsozialistischen Ideologie war das Gedankengut zu Rassenhygiene und Eugenik, welches bereits im Kaiserreich aufkeimte, in der Weimarer Republik breiten Zulauf fand und somit der Boden für eine konsequente Umsetzung unter Hitler schon weit vor 1933 bereitet wurde.[40]

Unter den Nationalsozialisten wurde einerseits ein Teil der 1926 beschlossenen Lockerung der Abtreibungsgesetzgebung im Jahr 1933 wieder aufgehoben[41] und die Möglichkeiten für den illegalen Schwangerschaftsabbruch gesunder Kinder durch strenge Kontrollmechanismen im staatlichen Gesundheitswesen vermehrt bekämpft.[42] Durch eine Erweiterung des zwei Jahre zuvor erlassenen *Gesetzes zur Verhütung erbkranken Nachwuchses*, einer von eugenischem und sozialdarwinistischem Gedankengut motivierten Gesetzgebung zur Zwangssterilisation, fand

---

[37] Vgl. Dienel (1993), S. 159–160 und Behren (2004), S. 266–280.

[38] Vgl. Gante (1991), S. 17. Das Scheitern der Reformbewegung ist jedoch nicht zwangsläufig der Machtergreifung der Nationalsozialisten zuzurechnen, sondern widerstreitenden Argumentationslinien und Abgrenzungsbestrebungen beispielsweise zur KPD, vgl. Dienel (1993) S. 167.

[39] Vgl. Behren (2004), S. 326–329.

[40] Zur Rassenhygiene und Eugenik im Kaiserreich vgl. Bergmann (1988), S. 18–72. Zu deren Fortleben in der Weimarer Republik vgl. Behren (2004) S. 310–319.

[41] So wurden die §§ 219 und 220 StGB in leicht veränderter Form wieder eingeführt. Siehe dazu das „Gesetz zur Abänderung strafrechtlicher Vorschriften" vom 26. Mai 1933, RGBl. I 1933, S. 296.

[42] Vgl. Czarnowski (1991), S. 150.

im Jahr 1935 andererseits erstmals auch die medizinische und eugenische Abtreibungsindikation Eingang in das deutsche Strafgesetzbuch.[43] Da deren Umsetzung in die Hand der Ärzteschaft gelegt wurde, was deren bevölkerungspolitisches Gewicht vergrößerte, begrüßten viele Ärzte diese Entwicklung beziehungsweise trieben sie gar voran.[44] Außerdem wurde „fremdvölkischen Schwangeren" die Vornahme von Abtreibungen aus rassischer Indikation nahegelegt.[45] Durch einen Geheimerlass konnten ab 1940 Frauen bei vermuteter Erbkrankheit des Ungeborenen oder aus rassenhygienischen Gründen zur Abtreibung gezwungen werden.[46] Insgesamt lässt sich erkennen, dass es den Nationalsozialisten auch beim Thema Schwangerschaft nicht um den Schutz des Individuums ging, sondern vielmehr um die Umsetzung ihrer Ideologie: Die Auslöschung von „unerwünschtem" Leben wurde bereits im Mutterleib angestrebt; Schwangerschaftsabbrüche, welche die „deutsche Volkskraft" schädigten, wurden hingegen mit schwerer Strafe belegt.[47] So drohte ab 1943 durch die *Verordnung zum Schutz von Ehe, Familie und Mutterschaft* beim Schwangerschaftsabbruch gesunder, deutscher Kinder die Todesstrafe; die Abtreibung „nicht-arischen" Nachwuchses wurde hingegen straffrei.[48] Gegen Ende des Krieges folgte schließlich noch ein Erlass, der „rassisch minderwertigen" Nachwuchs bei Schwangerschaften durch Vergewaltigungen durch Sowjetsoldaten verhindern sollte.[49]

Die Militärregierungen der Siegermächte hoben nach dem Krieg alle nach 1933 erlassenen Strafverschärfungen auf, was auch die Änderungen des § 218

---

[43] Vgl. Gante (1991), S. 17–18 und Behren (2004), S. 336–337. Siehe dazu das „Gesetz zur Änderung des Gesetzes zur Verhütung erbkranken Nachwuchses" vom 26. Juni 1935, RGBl. I 1935, S. 773. Das Gesetz wurde wenig später um ein kompliziertes Gutachterverfahren für den medizinisch indizierten Schwangerschaftsabbruch erweitert, mit welchem auch das Austragen von gesundem Nachwuchs besser kontrolliert werden konnte, vgl. Behren (2004), S. 341–342. Siehe dazu die „Vierte Verordnung zur Ausführung des Gesetzes zur Verhütung erbkranken Nachwuchses" vom 18. Juli 1935, RGBl. I 1935, S. 1035–1037.

[44] Vgl. Behren (2004), S. 339.

[45] Vgl. Czarnowski (1991), S. 150.

[46] Vgl. Czarnowski (1991), S. 352–354.

[47] Deutlich wird dies auch darin, dass das Abtreibungsverbot im Strafgesetzbuch aus dem Abschnitt über Tötungsdelikte entfernt und unter dem neuen Abschnitt „Angriffe auf Rasse und Erbgut" eingegliedert werden sollte. Zwar kam es bis 1945 nicht dazu, jedoch verdeutlicht dies, dass das Verbot von Abtreibung nicht als Individualschutz, sondern als Instrument staatlicher Bevölkerungs- und Rassenpolitik verstanden wurde, vgl. Behren (2004), S. 343.

[48] Vgl. Gante (1991), S. 18, 20 und Behren (2004), S. 354–358. Siehe dazu die „Verordnung zum Schutz von Ehe, Familie und Mutterschaft" vom 9. März 1943, RGBl. I 1943, S. 140–141.

[49] Vgl. Behren (2004), S. 358.

StGB betraf.[50] Die Rechtslage zum Schwangerschaftsabbruch unterschied sich jedoch im Detail in den vier Besatzungszonen, wobei sich der schon in der Weimarer Republik diskutierte Trend zu Indikationsregelungen verfestigte: In den drei Westzonen wurde auf verschiedenen Grundlagen der Schwangerschaftsabbruch aufgrund von medizinischer und – in Anbetracht der Massenvergewaltigungen durch Soldaten der Siegermächte – aufgrund von kriminologischer Indikation gestattet.[51] In der sowjetischen Ostzone waren die Regelungen zunächst noch weitaus liberaler; so enthielten manche Landesgesetze neben medizinischer Indikation auch eine eugenische und soziale Indikation, bis 1950 aufgrund des massiven Anstiegs legaler Abtreibungen die Abbruchmöglichkeiten von der Volkskammer der 1949 neu gegründeten DDR im Sinne einer qualitativen und quantitativen Bevölkerungspolitik auf medizinische und eugenische Gründe reduziert wurden.[52]

Der Großteil der Ärzte im Westen befürwortete Abtreibungen nur aus medizinischen Gründen, allerdings wurden hierunter in Abkehr zur bisher stets propagierten strengen medizinischen Indikation inzwischen auch soziale Not und Vergewaltigungen als medizinisch beeinflussende Faktoren anerkannt und in der Praxis alltäglich geltend gemacht.[53] Auf politischer Ebene machten sich die KPD und Teile der SPD, wie schon in der Weimarer Republik, in Medienkampagnen und Kundgebungen für die Freigabe des Schwangerschaftsabbruches stark[54], wohingegen die CDU für den grundsätzlichen Schutz des ungeborenen Lebens eintrat.[55] In Anbetracht existentiellerer Herausforderungen der Nachkriegszeit zeigte die Gesellschaft jedoch wenig Interesse an einer möglichen Veränderung von § 218 StGB, weswegen das Thema in der öffentlichen Diskussion bis Ende der 1960er Jahre in den Hintergrund trat.[56]

---

[50] Vgl. Gante (1991), S. 24.
[51] Vgl. Behren (2004), S. 367–368.
[52] Vgl. Hahn (2000), S. 217–218 und Behren (2004), S. 370–373.
[53] Vgl. Gante (1993), S. 57–58.
[54] Vgl. Behren (2004), S. 383.
[55] Vgl. Behren (2004), S. 397.
[56] Vgl. Behren (2004), S. 384–385.

2.5   BRD, DDR und wiedervereinigtes Deutschland (1949 bis 2021)

Am 23. Mai 1949 wurde das Grundgesetz für die Bundesrepublik Deutschland verkündet. Dieses Grundgesetz und seine Auslegung – insbesondere die Artikel 1 Absatz 1[57] und Artikel 2 Absatz 2[58] – sollten im weiteren Verlauf der Geschichte der Bundesrepublik auch elementar für die Frage nach der gesetzlichen Handhabung des Schwangerschaftsabbruchs werden. Zunächst wurde aber auf diesem Gebiet der rechtliche Zustand von 1926 wiederhergestellt und somit die Gesetzeslage der Weimarer Republik übernommen. Abbrüche aufgrund von medizinischer Indikation wurden aufgrund der Reichsgerichtsentscheidung von 1927 ebenso weiterhin geduldet.[59] Der gesellschaftliche Druck auf die Politik bezüglich einer Änderung war gering, denn insbesondere in den zwei Jahrzehnten nach Ende des Zweiten Weltkrieges fand eine Rückbesinnung auf eine konservative Sexualmoral statt, die auch mit einer ablehnenden Haltung zum Schwangerschaftsabbruch verbunden war.[60]

Mit der linksorientierten Studentenbewegung und der sogenannten sexuellen Revolution änderte sich dies jedoch in den späten 1960er Jahren. In jenen Gruppierungen wurde neben einer positiven Einstellung zu Geburtenkontrolle[61] und sexueller Freizügigkeit der Schwangerschaftsabbruch als Recht und Freiheit der Frau proklamiert und als erweiterte Verhütungsmaßnahme betrachtet.[62] In verschiedenen Protestaktionen wurde für eine völlige Streichung des § 218 StGB gekämpft; so etwa durch die sogenannte Selbstbezichtigungskampagne im Jahr 1971, in der über 300 Frauen – teilweise wahrheitswidrig[63] – behaupteten, selbst

---

[57] „Die Würde des Menschen ist unantastbar. Sie zu achten und zu schützen ist Verpflichtung aller staatlichen Gewalt."

[58] „Jeder hat das Recht auf Leben und körperliche Unversehrtheit. Die Freiheit der Person ist unverletzlich. In diese Rechte darf nur auf Grund eines Gesetzes eingegriffen werden."

[59] Vgl. Behren (2004), S. 404, 412.

[60] Vgl. Behren (2004), S. 399–403 und Altmann (2012), S. 29.

[61] Es ist zu beobachten, dass eine enge Verknüpfung der Diskussionen um Verhütung und um Schwangerschaftsabbruch besteht. Durch Liberalisierung der Verhütung wurde oftmals auch eine Lockerung des Schwangerschaftsabbruches Thema in der politischen und gesellschaftlichen Diskussion, vgl. Pro Familia (2017), S. 7.

[62] Vgl. Eser/Koch (1988), S. 47–50 und Behren (2004), S. 413–414.

[63] Vgl. Kraft (2010).

abgetrieben zu haben oder aber durch zahlreiche Straßenproteste, deren populärste Kampfesparole der Satz „Mein Bauch gehört mir" war. Etwaige Rechte des ungeborenen Kindes fanden dabei keinen Raum.[64]

Begünstigt durch die Regierungsübernahme der sozialliberalen Koalition aus SPD und FDP im Herbst 1969, die – im Gegensatz zu den zuvor noch in der Großen Koalition von 1966 bis 1969 mitregierenden Unionsparteien – den Schwangerschaftsabbruch weniger kritisch sah, fanden die Forderungen der Straße allmählich Gehör in der Politik.[65] Maßgeblich dafür war ein Strafrechtsentwurf einer Gruppe liberaler Strafrechtsprofessoren aus dem Jahr 1970, die einerseits eine Fristenlösung – ähnlich einem SPD-Vorstoß von 1920, allerdings jetzt mit einer der Abtreibung vorausgehenden Beratung der Schwangeren – und alternativ eine Indikationslösung mit medizinischer, kriminologischer, sozialer und eugenischer Indikation vorschlugen. Diese Ideen hatten bei den realpolitischen Überlegungen 1972/1973 bedeutenden Einfluss.[66]

1974 kam es dann zur Abstimmung im Bundestag über eine Änderung des § 218 StGB, nachdem der Schwangerschaftsabbruch im Wahlkampf von 1972 ein großes Thema gewesen war und die mit vielen Stimmen von Frauen erneut siegreiche Koalition aus SPD und FDP es als Auftrag der Wählerinnen ansah, den Paragraphen im Sinne einer Liberalisierung zu ändern.[67] Zur Abstimmung standen vier Gesetzentwürfe, darunter der sehr restriktive Vorschlag einer Indikationslösung von einigen Abgeordneten aus CDU und CSU, eine etwas weiter gefasste Indikationslösung unter Beibehaltung der generellen Strafbarkeit als Vorschlag der CDU/CSU-Fraktionsmehrheit, eine liberale Indikationslösung mit völliger Straflosigkeit der Schwangeren von einer Minderheit aus dem Lager der SPD sowie ein Fristenregelungsentwurf der Koalitionsmehrheit, der eine generelle Straffreiheit in den ersten drei Schwangerschaftsmonaten vorsah sowie bis zur 22. Woche bei medizinischer Indikation oder dringender Annahme einer schweren Behinderung des Kindes. Erklärtes Ziel der Parlamentarier war die Reduzierung illegaler Abtreibungen und das Hinwirken auf eine Verringerung der Schwangerschaftsabbrüche. Der Schutz des ungeborenen Lebens wurde von allen Seiten postuliert – trotz teilweiser sehr weit gefasster Freigaben für Abbrüche in der Schwangerschaft.[68]

---

[64] Vgl. Spieker (2001), S. 20 und Pro Familia (2017), S. 7. Zu den Entwicklungen in dieser Zeit vgl. auch Behren (2004), S. 423–431.

[65] Vgl. Behren (2004), S. 437.

[66] Vgl. Gante (1991), S. 121–123 und Behren (2004), S. 419–423.

[67] Vgl. Behren (2004), S. 451–452.

[68] Vgl. Gante (1991), S. 151–156 und Behren (2004), S. 453–462.

Die Mehrheit des Parlaments stimmte für den Koalitionsvorschlag der Fristenregelung, der vor Einbringung ins Plenum nochmals eine geringfügige, aber doch
bedeutende Änderungen erfahren hatte: Vor einem Abbruch sollte die Schwangere über Hilfen bei der Fortsetzung der Schwangerschaft unterrichtet werden.[69]
Weil jedoch die CDU/CSU-Bundestagsfraktion und einige der von den Unionsparteien geführten Länder beim Bundesverfassungsgericht Einspruch einlegten,
konnte das Gesetz nicht in Kraft treten.[70]

Im sogenannten 1. Fristenregelungsurteil gab das Gericht am 25. Februar 1975
der Klage der Unionsparteien Recht: Die Fristenregelung sei mit dem Grundgesetz Artikel 2 Absatz 2 in Verbindung mit Artikel 1 Absatz 1 nicht vereinbar,
da auch das ungeborene Leben das Recht auf Leben besitze und dieses bei einer
Fristenlösung in den ersten drei Monaten nicht gegeben sei, sondern der freien
Verfügungsgewalt der Frau ausgeliefert wäre. Auch die vorgesehene Beratung
der Schwangeren betrachtete das Gericht als ungeeignet, um auf eine Fortsetzung
der Schwangerschaft hinzuwirken. Allerdings erkannte das Urteil Straffreiheit in
Ausnahmefällen an, so bei medizinischer, kriminologischer und kindlicher (eugenischer) Indikation; sogar eine allgemeine (soziale) Notlagenindikation wurde für
tragbar erklärt.[71]

Das Bundesverfassungsgericht erklärte somit eine weitreichende Indikationslösung für verfassungskonform[72], woraufhin Regierung und Opposition – unter
Berücksichtigung der Vorgaben des höchsten Gerichts – weitere Vorschläge
für eine Gesetzesnovelle des Schwangerschaftsabbruchs erarbeiteten. Letztlich
erfuhr 1976 ein von den Regierungsparteien SPD und FDP gestalteter Entwurf
gesetzliche Umsetzung. Es handelte sich um eine weitgehende Indikationslösung
mit Straffreiheit bei medizinischer, kriminologischer, eugenischer und sozialer
(Notlagen-)Indikation, wobei die Straffreiheit bei eugenischer Indikation auf 22
Wochen und bei kriminologischer und Notlagenindikation auf zwölf Wochen
nach der Empfängnis begrenzt wurde. Zudem enthielt das Gesetz die Klausel,
dass nach Beratung und ärztlich durchgeführtem Abbruch die Schwangere bis zur
22. Woche nicht belangt werden konnte. Damit wurde die seit 1871 weitestgehend unveränderte restriktive Abtreibungsgesetzgebung durch eine weitgefasste
Indikationsregelung ersetzt, die sich innerhalb der Vorgaben des Bundesverfassungsgerichtes so weit wie möglich an einer Fristenregelung anlehnte und

---

[69] Vgl. Behren (2004), S. 462–463.
[70] Vgl. Gante (1991), S. 164–165 und Spieker (2001), S. 29.
[71] Vgl. Gante (1991), S. 174–179 und Spieker (2001), S. 29–32.
[72] Vgl. Behren (2004), S. 478.

deswegen von kritischen Stimmen als „verkappte Fristenregelung" bezeichnet wurde.[73]

Die Reaktionen auf das neue Gesetz fielen sehr unterschiedlich aus: Die linksorientierte Frauenbewegung zeigte sich enttäuscht, weil ihr Ziel der völligen Selbstbestimmung der Frau über ihren Körper verfehlt worden sei. Weitere öffentlichkeitswirksame Aktionen blieben allerdings weitestgehend aus.[74] Die katholische Kirche kritisierte die neue Gesetzgebung scharf und trat in offenen Konflikt mit der SPD, vor allem als diese im Wahlkampf 1976 die Reform des § 218 StGB als Werbung in eigener Sache nutzte. In katholischen Krankenhäusern wird bis heute Abtreibung nicht akzeptiert und nicht praktiziert – mit Ausnahme einer sehr engen vital-medizinischen Indikation, bei der das Leben der Mutter und des Kindes beziehungsweise eines der beiden gefährdet ist. Die evangelische Kirche äußerte sich zurückhaltender und verwies auf die individuelle Überzeugungsarbeit, um Schwangerschaften auszutragen. In vielen evangelischen Krankenhäusern werden seither aufgrund individueller Gewissensentscheidung und in stiller Akzeptanz der Gesetzeslage Schwangerschaftsabbrüche durchgeführt.[75]

Obgleich die Ärzteschaft noch auf dem 76. Ärztetag 1973 eine Fristenregelung mehrheitlich abgelehnt hatte[76], erfuhr die Reform seitens der Mediziner trotz divergierender Meinungen zunehmende Akzeptanz beziehungsweise Befürwortung, da die ohnehin schon praktizierte weite medizinische Indikationsstellung nun eine feste gesetzliche Grundlage bekam. Auch bedeutete die ärztliche Beratungspflicht einen gesetzlich festgelegten Einflusszuwachs der Ärzteschaft. In Abkehr zur früheren restriktiven Haltung in Bezug auf Schwangerschaftsabbrüche praktizierten Ärzte zunehmend Abbrüche aufgrund der sozialen Notlagenindikation, obgleich dies im Gegensatz zur Realität des deutschen Wohlstandes und ausgebauten Sozialstaates stand und mitunter als „Hintertürchen" zu einer Fristenlösung missbraucht wurde.[77]

Anlass zur abermaligen Neuregelung des § 218 StGB gab es nach 1990 aufgrund der deutschen Wiedervereinigung, durch die zwei unterschiedliche Regelungen bezüglich des Schwangerschaftsabbruchs in der ehemaligen DDR

---

[73] Vgl. Behren (2004), S. 490–495 und Spieker (2001), S. 36.

[74] Vgl. Behren (2004), S. 496–497.

[75] Vgl. Behren (2004), S. 497–502.

[76] Der Beschluss des Ärztetages sprach davon, dass es keine Frist in der Entwicklung des menschlichen Lebens nach der Nidation im Mutterleib gäbe, vor deren Ablauf das werdende menschliche Leben keinen oder einen geringeren Schutz verdiene, vgl. Jachertz (1973), S. 2971.

[77] Vgl. Behren (2004), S. 503–504. und Wohlhüter (2019), S. 103–106.

und der alten Bundesrepublik aufeinanderprallten und ein Gesetz für Gesamt-deutschland gefunden werden musste.[78] In der DDR hatte – nachdem die oben erwähnte Gesetzgebung von 1950 in den 1960er Jahren bereits um eine sozialme-dizinische Indikation erweitert wurde[79] – ab 1972 eine Fristenregelung gegolten, bei der die Frau innerhalb der ersten drei Schwangerschaftsmonate faktisch ein Recht auf einen Schwangerschaftsabbruch hatte und auch danach Abtreibung für sie selbst straffrei blieb. Diese Regelung sollte die ideologisch vorgege-bene Durchsetzung von Gleichberechtigung vorantreiben; der Lebensschutz des Ungeborenen blieb dabei allerdings unerwähnt.[80]

Fast zwei Jahre lang galten im vereinigten Deutschland zwei unterschied-liche Rechtslagen in Bezug auf den Schwangerschaftsabbruch, bis 1992 nach schwierigen Verhandlungen ein fraktionsübergreifender Kompromiss verabschie-det wurde: Es handelte sich dabei um eine Fristenregelung, bei der unter anderem ein Abbruch in den ersten zwölf Wochen nach der Befruchtung straffrei und sogar nicht rechtswidrig sein sollte.[81] Durch die Abgeordneten der CSU im Parlament und die Bayerische Landesregierung kam es allerdings wiederum zur Klage beim Bundesverfassungsgericht, das Teile der neuen Regelung in seinem Urteil vom 28. Mai 1993 erneut für verfassungswidrig erklärte. Das Gericht stellte im sogenann-ten 2. Fristenregelungsurteil klar, dass ein Schwangerschaftsabbruch rechtlich zu missbilligen und somit zu jedem Zeitpunkt als rechtswidrig zu betrachten sei.[82] Eine Fristenlösung mit Straffreiheit des Abbruchs bei einer vorausgehenden Bera-tung der Schwangeren in den ersten zwölf Wochen nach der Empfängnis wurde aber im Gegensatz zum Urteil von 1975 nun gebilligt.[83]

Nach verschiedenen Gesetzentwürfen wurde letztlich am 29. Juni 1995 das *Schwangeren- und Familienhilfeänderungsgesetz (SFHÄndG)* mit deutlicher Mehrheit verabschiedet. Es erklärte Schwangerschaftsabbrüche innerhalb von zwölf Wochen nach Empfängnis und nach vorheriger Beratung durch ausgewählte Beratungsstellen für straffrei, auch wenn die Tat nach wie vor als rechtswid-rig betrachtet wird. Außerdem wurde eine weit gefasste medizinische Indikation während der gesamten Schwangerschaft und bei kriminologischer Indikation

---

[78] Vgl. Behren (2004), S. 505.

[79] Vgl. Hahn (2000), S. 236.

[80] Vgl. Hahn (2000), S. 268–271 und Behren (2004), S. 447–451.

[81] Vgl. *Schwangeren- und Familienhilfegesetz (SFHG)* vom 27. Juli 1992, BGBl. I 1992, S. 1398–1404. Verabschiedet wurde das Gesetz durch den Bundestag in der Nacht zum 26. Juni 1992, vgl. Deutscher Bundestag (1992), S. 8379.

[82] Vgl. Budde (2015), S. 18–19.

[83] Vgl. Repgen (1993b), S. 18 und Rüfner (1993), S. 21.

innerhalb einer 12-Wochen-Frist rechtlich gebilligt. In den folgenden 25 Jahren nach Inkrafttreten des Gesetzes am 1. Oktober 1995 kam es nur zu geringfügigen Änderungen der Rechtslage in Bezug auf den Schwangerschaftsabbruch. Damit gilt bis heute (Juli 2021) eine Regelung, die in inhaltlich sehr ähnlicher Form bereits 1970 von dem bereits erwähnten Kreis liberaler Strafrechtsprofessoren vorgeschlagen wurde.[84] Ein Versuch des Freistaats Bayern, auf Landesebene die bundesdeutsche Regelung um etwas strengere Maßstäbe zu ergänzen, scheiterte 1998 vor dem Bundesverfassungsgericht.[85]

Die Diskussion um den Schwangerschaftsabbruch verlor in der Folgezeit an Intensität – zu mühsam war der Kompromiss von 1995 zustande gekommen, als dass man eine erneute Grundsatzdebatte riskieren wollte.[86] Zwar hatte das Bundesverfassungsgericht in seinem Urteil vom 28. Mai 1993 eine Beobachtungs- und Nachbesserungspflicht als Bedingung für die Umsetzung der Beratungsregel auferlegt und Reformen gefordert, sollten sich die Regelungen als ineffizient für den Schutz des ungeborenen Lebens erweisen[87], jedoch sahen weite Teile der Politik spätestens seit den ab 2005 sinkenden Zahlen der erfassten Abbrüche nicht die Notwendigkeit für größere Nachbesserungen.[88] Lediglich kleinere gesetzliche Änderungen wurden 2009 und 2019 vorgenommen: 2009 beschloss der Bundestag ein Gesetz, das Spätabtreibungen bei fetaler Missbildung entgegenwirken sollte[89], zehn Jahre später wurde das Werbeverbot für Schwangerschaftsabbrüche gelockert.[90]

25 Jahre nach Inkrafttreten des *Schwangeren- und Familienhilfeänderungsgesetzes* zeichnet sich jedoch erneut Druck zu Veränderungen der §§ 218 bis 219 StGB ab. So liegen dem Bundesverfassungsgericht zwei Verfassungsbeschwerden zu § 219a StGB vor.[91] Außerdem haben im Wahljahr 2021 sowohl Linke, Grüne als auch SPD erklärt, den Schwangerschaftsabbruch aus dem Strafrecht entfernen zu wollen.[92] Im Falle einer Regierungsbeteiligung oder -koalition dieser Parteien könnte das einen erneuten Reformversuch der Abtreibungsregelungen bedeuten.

---

[84] Vgl. Poplutz (1996), S. 72 und Spieker (2001), S. 21.

[85] Eine detaillierte Darstellung der Entwicklungen um die Neuregelung Gesetzgebung des Schwangerschaftsabbruchs in den 1990er Jahren findet sich in Kapitel 4.

[86] Vgl. Klinkhammer (2004b), S. 3074.

[87] Vgl. BVerfGE 88, 203, 269, 309–311.

[88] Vgl. Mengersen (2017).

[89] Siehe Abschnitt 7.2.

[90] Siehe Abschnitt 8.3. Vgl. auch Behren (2019), S. 19.

[91] Siehe Abschnitt 8.3.

[92] Siehe Kapitel 19.

Auftrieb könnte ein solches Vorhaben auch durch eine Entschließung des europäischen Parlaments vom 24. Juni 2021 erhalten, mit der sich die Abgeordneten deutlich für einen allgemeinen Zugang zu legaler Abtreibung aussprachen und die Rechtmäßigkeit von Schwangerschaftsabbrüchen in den EU-Mitgliedsstaaten einforderten.[93]

---

[93] Siehe Abschnitt 9.3. Vgl. auch DÄ (2021f).

Der Schwangerschaftsabbruch in Deutschland in Zahlen

3

Nicht nur der knappe historische Überblick dient einem besseren Verständnis für die Bedeutung des heutigen Diskurses um den Schwangerschaftsabbruch, auch die hohe Zahl von Abtreibungen unterstreicht das enorme Gewicht des Themas – immerhin stellen in Deutschland Schwangerschaftsabbrüche einen der häufigsten gynäkologischen Eingriffe dar.[1] Deshalb soll dieses Kapitel die Zahlen der in Deutschland erfassten Schwangerschaftsabbrüche betrachten und ebenfalls auf Kritikpunkte hinweisen, die eine mögliche Untererfassung vermuten lassen.

3.1 Die Zahlen des Statistischen Bundesamtes

Die Zahlen zu Schwangerschaftsabbrüchen wurden auf deutschem Boden erstmals in der DDR ab April 1972 erfasst, in der BRD ab dem 22. Juni 1976. Eine gemeinsame Erfassung gab es erst ab 1993; auf Grundlage des *Schwangeren- und Familienhilfeänderungsgesetzes* wurde diese aber ab dem 1. Januar 1996 neu geregelt. Das Statistische Bundesamt erfasst seither in Bezug auf den Schwangerschaftsabbruch jährlich eine Vielzahl von Erhebungsmerkmalen wie beispielsweise Alter der Frau, Familienstand, Zahl der vorherigen Lebendgeburten, Angaben zum Wohn- und Abbruchort und medizinische Aspekte wie Art, Zeitpunkt und Komplikationen des Eingriffs. Auch die Begründung für den Abbruch wird aufgeführt. Dabei wird allerdings nur die Begründung nach der jeweiligen gesetzlichen Grundlage erfasst, also ob der Schwangerschaftsabbruch aufgrund der Beratungsregel oder wegen medizinischer oder kriminologischer Indikation durchgeführt wurde. Dabei zeigt sich, dass im Verlauf der letzten 25 Jahre 96,1 % bis 97,5 % der Abbrüche aufgrund der Beratungsregelung

---

[1] Vgl. Amboss (2020).

© Der/die Autor(en), exklusiv lizenziert an Springer Fachmedien Wiesbaden GmbH, ein Teil von Springer Nature 2023
F. M. Dienerowitz, *Der Diskurs um § 218 StGB und Ursachen von Abtreibungen*, Medizin, Kultur, Gesellschaft, https://doi.org/10.1007/978-3-658-42777-1_3

durchgeführt wurden. Nur 2,5 % bis 3,9 % der Fälle fielen unter die medizinische Indikation. Noch seltener sind Abtreibungen aufgrund kriminologischer Indikation; die Zahlen bewegen sich zwischen 0,0001 % und 0,0004 %.

Das unterstreicht die enorme Bedeutsamkeit des sogenannten Beratungskonzepts, weswegen dieses als ein herausragender Aspekt des Diskurses um den Schwangerschaftsabbruch ausführlich in Teil II der vorliegenden Arbeit behandelt wird. Trotz der vielen Erhebungsmerkmale gibt die Erfassung des Statistischen Bundesamtes – außer der Kategorisierung, nach welcher gesetzlich zugelassenen Option die Schwangerschaftsabbrüche durchgeführt wurden – keine Auskunft über die eigentlichen Gründe und Ursachen der Abtreibungen. Diese wichtige Frage ist zentraler Bestandteil der Untersuchungen in Teil III der vorliegenden Arbeit.

Die Tabellen 3.1 bis 3.4 stellen die erfassten absoluten Zahlen von Schwangerschaftsabbrüchen entsprechend der oben erwähnten und auf unterschiedlichen Gesetzesgrundlagen beruhenden Erfassungsphasen von 1972 bis 2020 dar. Zur besseren Einschätzung der Größenordnung werden parallel die Anzahl von Schwangerschaften sowie der prozentuale Anteil an Abbrüchen in Bezug auf alle Schwangerschaften aufgeführt.[2] Die Betrachtung der erfassten Zahlen zeigt, dass in der DDR zwischen 1972 und 1990 etwa 30 % aller Schwangerschaften abgebrochen wurden, während es zeitgleich in der BRD und in Gesamtdeutschland von 1993 bis 1995 nur knapp über 10 % waren. Nach der gesetzlichen Neuregelung von 1995 stieg dieser Wert auf über 15 % an, ab 2005 sind jedoch sinkende und seit einigen Jahren stagnierende Zahlen zu verzeichnen, wobei der Anteil von Abbrüchen in den letzten Jahren bei etwa 11 % lag.

---

[2] Die aufgeführte Anzahl von Schwangerschaften ist als eine Annäherung zu betrachten. Das Statistische Bundesamt erfasst nicht die Anzahl der Schwangerschaften, sodass sich die hier aufgeführten Zahlen auf Empfehlung des Statistischen Bundesamtes aus der Summe von Geburten (Leben- und Totgeburten) und Schwangerschaftsabbrüchen ergeben. Nicht mit eingerechnet sind Fehlgeburten (Aborte).

Tabelle 3.1 Erfasste Schwangerschaftsabbrüche in Relation zu Schwangerschaften in der DDR von 1972 bis 1992 nach Daten des Statistischen Bundesamtes (eigene Darstellung).

Jahr	DDR (1972-1992)[a]		
	Erfasste Abbrüche	Schwangerschaften[b]	Anteil Abbrüche
1972	(91.908)		
1973	113.232	295.206	38,4%
1974	99.757	280.345	35,6%
1975	88.756	271.985	32,6%
1976	83.207	280.128	29,7%
1977	80.145	304.989	26,3%
1978	79.087	312.885	25,3%
1979	85.135	322.015	26,4%
1980	92.103	338.881	27,2%
1981	95.555	334.749	28,5%
1982	96.414	337.929	28,5%
1983	94.096	329.169	28,6%
1984	92.556	321.927	28,8%
1985	90.254	319.089	28,3%
1986	85.725	309.035	27,7%
1987	82.682	309.758	26,7%
1988	80.840	297.650	27,2%
1989	73.899	273.700	27,0%
1990	66.459	245.647	27,1%
1991	49.806	157.971	31,5%
1992	43.753	132.423	33,0%
Insgesamt	1.673.461	5.775.481	29,0%
(+Rumpfjahr)	(1.765.369)		

[a] Die Daten für das Gebiet der ehemaligen DDR wurden ab 01.04.1972 erfasst. Ab dem 01.09.1990 ohne Angaben für Berlin-Ost.

[b] Bei der Anzahl der Schwangerschaften handelt es sich um eine Annäherung. Siehe dazu Fußnote 2.

Tabelle 3.2 Erfasste Schwangerschaftsabbrüche in Relation zu Schwangerschaften in der BRD von 1976 bis 1992 nach Daten des Statistischen Bundesamtes (eigene Darstellung).

Jahr	BRD (1976-1992)[a]		
	Erfasste Abbrüche	Schwangerschaften[b]	Anteil Abbrüche
1976	(13.044)		
1977	54.309	640.447	8,5%
1978	73.548	653.666	11,3%
1979	82.788	668.097	12,4%
1980	87.702	711.667	12,3%
1981	87.535	715.296	12,2%
1982	91.064	715.233	12,7%
1983	86.529	683.496	12,7%
1984	86.298	673.022	12,8%
1985	83.538	672.107	12,4%
1986	84.274	712.743	11,8%
1987	88.540	733.035	12,1%
1988	83.784	763.441	11,0%
1989	75.297	759.202	9,9%
1990	78.808	808.497	9,7%
1991	74.571	799.166	9,3%
1992	74.856	797.960	9,4%
Insgesamt	1.293.441	11.507.075	11,2%
(+Rumpfjahr)	(1.306.485)		

[a] Die Daten für das Gebiet der BRD wurden ab 22.06.1976 erfasst.

[b] Bei der Anzahl der Schwangerschaften handelt es sich um eine Annäherung. Siehe dazu Fußnote 2.

Tabelle 3.3 Erfasste Schwangerschaftsabbrüche in Relation zu Schwangerschaften in Deutschland von 1993 bis 1995 nach Daten des Statistischen Bundesamtes (eigene Darstellung).

Jahr	Gesamtdeutschland (1993-1995)		
	Erfasste Abbrüche	Schwangerschaften[a]	Anteil Abbrüche
1993	111.236	912.150	12,2%
1994	103.586	876.302	11,8%
1995	97.937	866.563	11,3%
Insgesamt	312.759	2.655.015	11,8%

[a] Bei der Anzahl der Schwangerschaften handelt es sich um eine Annäherung. Siehe dazu Fußnote 2.

Tabelle 3.4 Erfasste Schwangerschaftsabbrüche in Relation zu Schwangerschaften in Deutschland von 1996 bis 2020 nach Daten des Statistischen Bundesamtes (eigene Darstellung).

Jahr	Gesamtdeutschland (1996-2020)		
	Erfasste Abbrüche	Schwangerschaften[a]	Anteil Abbrüche
1996	130.899	930.485	14,1%
1997	130.890	946.573	13,8%
1998	131.795	920.019	14,3%
1999	130.471	904.333	14,4%
2000	134.609	904.692	14,9%
2001	134.964	872.320	15,5%
2002	130.387	852.337	15,3%
2003	128.030	837.450	15,3%
2004	129.650	838.000	15,5%
2005	124.023	812.305	15,3%

(Fortsetzung)

Tabelle 3.4 (Fortsetzung)

2006	119.710	794.854	15,1%
2007	116.871	804.104	14,5%
2008	114.484	799.410	14,3%
2009	110.694	778.158	14,2%
2010	110.431	790.844	14,0%
2011	108.867	773.939	14,1%
2012	106.815	782.759	13,6%
2013	102.802	787.427	13,1%
2014	99.715	817.239	12,2%
2015	99.237	839.599	11,8%
2016	98.721	893.776	11,0%
2017	101.209	889.113	11,4%
2018	100.986	891.539	11,3%
2019	100.893	882.163	11,4%
2020	99.948	876.254	11,4%
Insgesamt	2.897.101	21.219.692	13,7%

[a] Bei der Anzahl der Schwangerschaften handelt es sich um eine Annäherung.
Siehe dazu Fußnote 2.

3.2   Hinweise auf eine mögliche Untererfassung

Seit Beginn der ersten statistischen Erfassungen von Schwangerschaftsabbrüchen im Jahr 1972 wurden bis einschließlich 2020 auf deutschem Gebiet 6.281.714 Abtreibungen gezählt. Natürlich ist dies eine untererfasste Zahl, da die BRD erst 1976 anfing die Abbruchzahlen zu dokumentieren. Auch gibt es immer wieder Zweifel, ob die Erfassungen akkurat die reale Anzahl von Abtreibungen widerspiegeln. So betonte beispielsweise das Statistische Bundesamt, dass aufgrund der unterschiedlichen gesetzlichen Regelungen die statistischen Ergebnisse der DDR anders zu werten seien als die des früheren Bundesgebietes, und auch bei der gemeinsamen Erfassung von 1993 bis 1995 sei von einer nicht unerheblichen Untererfassung der Schwangerschaftsabbrüche auszugehen.[3] Die Neuregelung der Bundesstatistik über Schwangerschaftsabbrüche sollte diese unklare Situation ab 1996 unter anderem durch Kontrollmöglichkeiten zur Einhaltung der Auskunftspflicht abtreibender Einrichtungen verbessern, jedoch wurde auch hier seitens des Statistischen Bundesamts in den ersten Jahren seiner jährlichen Berichte zum Schwangerschaftsabbruch angemerkt, dass „weiterhin Einschränkungen hinsichtlich der Vollständigkeit der erhobenen Daten" gelten würden.[4] Unklarheit bestünde beispielsweise hinsichtlich der Schwangerschaftsabbrüche, die unter einer anderen Diagnose vorgenommen wurden.[5]

Als eine grundlegende Ursache für die Unzuverlässigkeit der Daten betrachten Kritiker die unzureichenden gesetzlichen Voraussetzungen bei der Datenerhebung. Das Statistische Bundesamt erhält die für die Erhebung notwendigen Anschriften der abtreibenden niedergelassenen Ärzte und Krankenhäuser von den Ärztekammern und Gesundheitsbehörden der Länder, die in unterschiedlicher Weise und unter Beachtung verschiedener Landesregelungen ihre Informationen zu dem Vorhandensein von Abtreibungseinrichtungen sammeln. Dadurch entstünde – so die Kritik – ein uneinheitlicher Flickenteppich an Informationen, was jedoch der Grundvoraussetzung jeder aussagekräftigen Statistik entgegenstehe, nämlich einer einheitlichen Gewinnung der Daten.[6] Der ehemalige im

---

[3] Vgl. Statistisches Bundesamt (1997).

[4] Die genannte Anmerkung finden sich in den jährlichen Berichten des Statistischen Bundesamtes zum Schwangerschaftsabbruch bis zum Jahr 2000, ab 2001 wurde auf diesen Zusatz verzichtet, vgl. Statistisches Bundesamt (2000) und Statistisches Bundesamt (2001).

[5] Vgl. Büchner (2011), S. 121.

[6] Nach Thomas Giesen offenbart ein Blick auf Regelungen der einzelnen Bundesländer die lückenhafte und unterschiedliche Erkenntnisgewinnung in Bezug auf die Frage, wer alles Schwangerschaftsabbrüche durchführt: Von der Erlaubnispflicht, eine Abtreibung durchführen zu dürfen (Bayern), über freiwillige Meldungen (Mecklenburg-Vorpommern) bis hin zu

Bundesamt für Statistik zuständige Abteilungsleiter Gerhard Heske zeigte sich über diesen lückenhaften und unübersichtlichen Zustand nicht glücklich und sah keinerlei Sicherheit für die Richtigkeit der Statistik, weswegen er von einer hohen Dunkelziffer ausging.[7] Der Sozialwissenschaftler Manfred Spieker bestätigte dies in einer Berechnung der Abtreibungszahlen anhand der Abrechnungsstatistik der Kassenärztlichen Bundesvereinigung und kam dabei für die Jahre 1996 und 1997 auf über 250.000 anstatt der ca. 131.000 erfassten Schwangerschaftsabbrüche.[8] Dies deckt sich mit den Zahlen, von welchen die *Bundesärztekammer (BÄK)* bereits vor der Gesetzesnovelle ausgegangen war: Einem Bundestagsausschuss hatte sie 1991 mitgeteilt, dass entgegen offizieller Statistiken mit jährlich 200.000 bis 330.000 Schwangerschaftsabbrüchen zu rechnen sei.[9]

In jüngerer Zeit geht das Statistische Bundesamt jedoch trotz der seit 2005 fallenden und seit 2014 stagnierenden Abtreibungszahlen von einer sehr guten Abdeckung der Statistik hinsichtlich der meldepflichtigen Stellen und erfassten Schwangerschaftsabbrüche aus, räumt aber aufgrund mangelnder Vergleichs-möglichkeiten das Fehlen von nicht genauer zu beziffernden Einzelfällen von Auskunftspflichtigen wie auch die fragliche, weil faktisch nicht zu überprü-fende Vollständigkeit der angegebenen Schwangerschaftsabbrüche ein.[10] Einer der bedeutendsten Beratungsträger für Familienplanung und Sexualberatung, *Pro Familia*, hält die deutsche Abbruchstatistik dennoch für weitestgehend vollständig und zuverlässig.[11] Die seit 2005 fallenden Zahlen an Abtreibungen wertete die *Pro Familia*-Sprecherin Regine Wlassitschau im Jahr 2015 als ein Zeichen dafür,

---

keinerlei Meldung (Sachsen) sei alles vorhanden, so der Jurist und ehemalige Sächsische Datenschutzbeauftragte, vgl. Giesen (1997), S. 59-60.

[7] Vgl. Giesen (1997), S. 60. Auf persönliche Anfrage bestätigte *Heske* seine damalige Ein-schätzung.

[8] Vgl. Spieker (2001), S. 59-61. Ähnliche Überlegungen wie die von *Spieker* stellten auch andere an: Beispielsweise erwähnte der ehemalige CDU-Bundestagsabgeordnete Horst Eyl-mann (1933-2014) bei einer Rede im Deutschen Bundestag am 25. Juni 1992, dass der Ärz-tetag für das Jahr 1990 von 200.000 bis 250.000 Abtreibungen in den alten Bundesländern ausging, wovon nur 78.000 gemeldet wurden, obgleich 88.000 mit der Kassenärztlichen Ver-einigung abgerechnet wurden, vgl. Deutscher Bundestag (1992), S. 8260 und DÄ (1991a), S. 1779.

[9] Vgl. Schmid-Tannwald (1998), S. 37 und Schmid-Tannwald (2000), S. 1.

[10] Dies teilte das Statistische Bundesamt auf Anfrage am 6. Oktober 2020 mit. Ebenfalls heißt es im Qualitätsbericht des Statistischen Bundesamtes zur Schwangerschaftsabbruchsta-tistik von 2017, dass trotz intensiver Recherchen seitens der Fachabteilung Fehler, die durch eine falsche oder unvollständige Erfassungsgrundlage bedingt sind, nicht völlig ausgeschlos-sen werden könnten, vgl. Statistisches Bundesamt (2017).

[11] Vgl. Helfferich (2012), S. 12 und Pro Familia (2018), S. 1.

dass das Gesamtkonzept von Sexualaufklärung und der Möglichkeit, Schwangerschaftsabbrüche durchführen zu können, aufgehe.[12] Ebenso wird in der Presse
vielfach das Bild einer vertrauenswürdigen Statistik gezeichnet: So bezeichnete
der *Spiegel* in einem sogenannten Faktencheck die Behauptung einer hohen
Dunkelziffer als ein falsches Argument von Abtreibungsgegnern.[13]

Doch die Kritik an mutmaßlich falschen Zahlen kommt auch in neuerer Zeit
nicht nur von konservativen Vertretern: So hält beispielsweise der österreichi-
sche Gynäkologe und Abtreibungsbefürworter Christian Fiala[14] die deutschen
Zahlen aus verschiedenen Gründen für falsch und kommt durch die auf Deutschland hochgerechnete französische Statistik, die wegen ihrer grundlegend anderen
Art der Datenerhebung als sehr zuverlässig gelte, auf bis zu 300.000 Abtreibungen pro Jahr. Hinter den mutmaßlich zu geringen Abtreibungszahlen und der
seit 2005 fallenden Tendenz von Abbrüchen vermutete *Fiala* in einem Interview
im Jahr 2017 politische Motive, um der vom Bundesverfassungsgericht im Jahr
1993 geforderten Nachbesserungspflicht nicht nachkommen zu müssen.[15] Auch
der liberale Rechtsphilosoph Reinhard Merkel, der als Medizinstrafrechtsexperte
gilt und von 2012 bis 2020 Mitglied im Deutschen Ethikrat war, schrieb in seinem
Kommentar zum Abtreibungsstrafrecht im Jahr 2013, dass das Ziel des pränatalen Lebensschutz wohl verfehlt worden sei und die Abtreibungszahlen mit hoher
Wahrscheinlichkeit nicht gesunken, sondern eher angestiegen seien. Ferner geht
auch er von einer „vermutlich nicht absichtslosen Ineffizienz der Regelungen über
die statistische Erfassung der Abtreibungszahlen" aus.[16]

Unabhängig davon, ob und in welchem Maß die Vermutungen zutreffen, dass
eine deutliche Untererfassung von Schwangerschaftsabbrüchen besteht, ist es ein
Faktum, dass die Zahl der in Deutschland abgetriebenen ungeborenen Kinder
trotz des Wohlstandes der letzten Jahrzehnte mehrere Millionen sind – allein
in den 25 Jahren nach der Gesetzesreform von 1995 waren es nach offizieller Statistik mindestens 2.897.101.[17] Es ist also nicht verwunderlich, dass der

---

[12] Vgl. Die Zeit (2015).

[13] Vgl. Berres (2019).

[14] *Fiala* ist Leiter zweier Abtreibungsambulanzen in Wien und Salzburg, Gründer des Muse-
ums für Verhütung und Schwangerschaftsabbruch in Wien und ehemaliger Vorsitzender der
*Internationalen Vereinigung von Fachkräften und Verbänden zu Schwangerschaftsabbruch
und Kontrazeption (FIAPAC)*.

[15] Vgl. Mengersen (2017). Zur Nachbesserungspflicht siehe Abschnitt 2.5.

[16] Vgl. Merkel (2013), S. 1776.

[17] Geht man – wie manche Fachleute – von durchschnittlich 250.000 Abbrüchen pro Jahr
aus, so sind es mit 6.250.000 Abtreibungen mehr als doppelt so viele Schwangerschaftsabbrüche als es die offizielle Statistik angibt.

Schwangerschaftsabbruch – auch wenn er über die Jahre eine breite politische und gesellschaftliche Akzeptanz oder sogar Zustimmung erfahren hat – in Anbetracht dieser als Untergrenze zu betrachtenden Zahl ein kontrovers diskutiertes Thema bleibt.

Teil II
Der Diskurs um den
Schwangerschaftsabbruch in Deutschland
von 1995 bis 2021

Der einleitende Teil der vorliegenden Arbeit bot nicht nur einen geschichtlichen Überblick und eine Darstellung der Häufigkeit von Schwangerschaftsabbrüchen in Deutschland, sondern hat bereits einige der kontrovers diskutierten Aspekte des Themas angeschnitten.

Der folgende Teil soll die Inhalte des Diskurses um die Neuregelung von 1995 und in den Folgejahren bis ins Jahr 2021 weiter vertiefen. Dazu wird zunächst detailliert die schwierige, rechtsgeschichtliche Entwicklung der Gesetzgebung von 1995 nachgezeichnet. Im Anschluss werden juristische Herausforderungen dargestellt, die die Gesetzgebung mit sich bringt. In den weiteren Kapiteln werden das Beratungskonzept, die medizinische Indikation und die Rolle des Arztes beim Schwangerschaftsabbruch genauer beleuchtet. Abschließend folgt ein Kapitel, das die rechtlichen und ethischen Entwicklungen um den Schwangerschaftsabbruch aus einem erweiterten und teilweise globalen Blickwinkel perspektivisch und kritisch betrachtet.

Der schwierige Weg zu einer einheitlichen Regelung des Schwangerschaftsabbruchs

4

Das *Schwangeren- und Familienhilfeänderungsgesetz (SFHÄndG)*, das für den Schwangerschaftsabbruch in Deutschland seit nunmehr 25 Jahren strafrechtlich bestimmend ist, wurde am 29. Juni 1995 vom Deutschen Bundestag verabschiedet und trat am 1. Oktober 1995 in Kraft. Der Weg dorthin gestaltete sich schwierig und soll in diesem Kapitel detailliert dargestellt werden. Wie bereits in Abschnitt 2.5 erwähnt, hatte die Wiedervereinigung Deutschlands eine Novellierung der Gesetzgebung notwendig gemacht, da in den beiden deutschen Staaten sehr unterschiedliche Regelungen in Bezug auf den Schwangerschaftsabbruch gegolten hatten: In der DDR bestand seit 1972 eine liberale Fristenregelung, während eine solche im 1. Fristenregelungsurteil des Bundesverfassungsgerichts im Jahr 1975 in der BRD untersagt worden war und stattdessen 1976 eine Indikationslösung gesetzlich umgesetzt wurde. Der *Einigungsvertrag (EV)* aus dem Jahr 1990 schrieb vor, auf dem Gebiet des Schwangerschaftsabbruchs bis Ende des Jahres 1992 eine gemeinsame Regelung zu finden, die „den Schutz vorgeburtlichen Lebens und die verfassungskonforme Bewältigung von Konfliktsituationen schwangerer Frauen vor allem durch rechtlich gesicherte Ansprüche für Frauen, insbesondere auf Beratung und soziale Hilfen, besser gewährleistet, als dies in beiden Teilen Deutschlands derzeit der Fall ist."[1]

---

[1] Art. 31 Abs. 4 EV.

© Der/die Autor(en), exklusiv lizenziert an Springer Fachmedien Wiesbaden GmbH, ein Teil von Springer Nature 2023
F. M. Dienerowitz, *Der Diskurs um § 218 StGB und Ursachen von Abtreibungen*, Medizin, Kultur, Gesellschaft, https://doi.org/10.1007/978-3-658-42777-1_4

4.1   Das Schwangeren- und Familienhilfegesetz von 1992

Mit dem *Schwangeren- und Familienhilfegesetz es (SFHG)* vom 27. Juli 1992 versuchte der Gesetzgeber der Forderung des *Einigungsvertrages* durch eine Fristenregelung mit vorgeschalteter Beratung sowie einer medizinischen und eugenischen Indikation nachzukommen. Grundlegende Argumentation für den fraktionsübergreifenden Kompromiss war die Ansicht, die Geschichte habe gezeigt, dass sich Strafandrohungen für den Schutz des ungeborenen Lebens als ungeeignet erwiesen hätten. Als Alternative wiesen die Befürworter der Fristen-lösung auf das Konzept „Hilfe statt Strafe" hin; die Schwangere solle also eher mit Hilfen zum Austragen der Schwangerschaft ermuntert werden, anstatt sie mit Strafen vor einem Abbruch abzuschrecken.[2] Auch wenn die neue Fassung über die Regelung des Schwangerschaftsabbruchs weiterhin im Strafgesetzbuch unter den §§ 218 und 219 verankert sein sollte, war sie stark von diesem Gedankengang geprägt, wie man an den im Folgenden dargestellten Grundzügen des Gesetzes erkennen kann:[3]

- § 218 StGB stellte, der strafrechtlichen Tradition folgend, die Durchführung eines Schwangerschaftsabbruchs sowohl für Dritte als auch für die Schwangere selbst unter Strafe. Davon erstmalig ausdrücklich ausgenommen wurden Handlungen, deren Wirkung vor Abschluss der Einnistung des befruchteten Eies in der Gebärmutter eintreten.[4]
- § 218a StGB beschrieb die Ausnahmen von den Grundsätzen des § 218 StGB und wurde mit „Straflosigkeit des Schwangerschaftsabbruchs" betitelt. So sollte bis zur 22. Woche nach Empfängnis ein ärztlich durchgeführter Abbruch für die Frau straffrei bleiben, nicht jedoch für den Arzt. Nicht nur straffrei, sondern sogar *nicht* rechtswidrig für die Frau und den Arzt sollten nach Einwilligung der Schwangeren Abbrüche nach Beratung, embryopathi-scher Indikation und medizinischer Indikation werden. Für einen Abbruch nach Beratung waren eine Bedenkfrist von drei Tagen und eine zeitliche Begrenzung von zwölf Wochen nach Empfängnis vorgesehen. Auch für den

---

[2] Vgl. Otto (1992), S. 3, 8.

[3] Vgl. BGBl. I 1992, S. 1398.

[4] Damit schuf der Gesetzgeber die rechtliche Legitimation für Verhütungsmittel, deren Wir-kung auf eine Verhinderung der Einnistung einer befruchteten Eizelle in die Gebärmutter abzielt und die somit eine frühabtreibende Wirkung entfalten. Eine solche Wirkung wird bei-spielsweise bei hormonellen Nidationshemmern, wie bei der „Pille danach", oder auch beim Intrauterinpessar diskutiert, vgl. Wiesing (1999), S. 3163.

Schwangerschaftsabbruch aufgrund einer vom Arzt angenommenen Behinderung war eine Beratung und nachfolgende dreitägige Bedenkfrist vorgesehen. Eine solche embryopathische Indikation sollte bis 22 Wochen nach der Befruchtung möglich sein. Die medizinische Indikation kannte keine zeitliche Einschränkung, war aber an die Bedingung geknüpft, dass nach ärztlicher Erkenntnis der Abbruch notwendig sei, um eine Gefahr für das Leben der Schwangeren oder die Gefahr einer schwerwiegenden Beeinträchtigung des körperlichen oder seelischen Gesundheitszustandes abzuwenden.

- § 218b StGB enthielt Regelungen über das Strafmaß für Fälle, in denen ein Abbruch nach medizinischer oder embryopathischer Indikation mit unrichtiger oder ohne ärztliche Feststellung vorgenommen wurde.
- § 219 StGB sollte die Beratung der Schwangeren in einer Not- und Konfliktlage regeln. Erwähnt wurde in dem Gesetzestext einerseits die Zielsetzung des Lebensschutzes und die Anerkennung des hohen Wertes des vorgeburtlichen Lebens, andererseits wurde die Eigenverantwortung und die verantwortungsbewusste eigene Gewissensentscheidung der Schwangeren betont. Bestandteil der Beratung sollte eine umfassende medizinische, soziale und juristische Information und die Darstellung von möglichen praktischen Hilfen sein. Vorgesehen war, dass die Beratungsstelle eine Bescheinigung über eine solche Beratung unverzüglich auszustellen habe und die Beratung ohne Protokoll, auf Wunsch auch anonym, durchzuführen sei. Die Beratungsstelle bedurfte einer staatlichen Anerkennung, außerdem war der abtreibende Arzt als Berater ausgeschlossen.
- §§ 219a und 219b StGB waren für strafrechtliche Regelungen in Bezug auf Werbung für Schwangerschaftsabbrüche und das Inverkehrbringen von Mitteln zum Abbruch einer Schwangerschaft vorgesehen.

Mit dem *Schwangeren- und Familienhilfegesetz* wurde die Gesetzgebung einer reinen Fristenregelung der DDR zwar nicht übernommen; dennoch entschied man sich, von dem bisherigen Indikationsmodell der alten BRD Abschied zu nehmen und neben embryopathischer und medizinischer Indikation eine Fristenlösung mit vorgeschalteter Beratung einzuführen. Die als „verkappte Fristenregelung" viel kritisierte soziale Indikation der alten BRD-Regelung fiel infolgedessen weg beziehungsweise wurde durch die Beratungsregelung aufgefangen und weiter liberalisiert. Ein derartiges Gesetz, wie es nun in Form von jenem *Schwangeren- und Familienhilfegesetz* realisiert werden sollte, hatte das Bundesverfassungsgericht im Jahr 1975 noch für verfassungswidrig erklärt. Begründet wurde die Ablehnung damals dadurch, dass eine solche Fristenregelung der vom Grundgesetz geforderten Verpflichtung, das werdende Leben wirksam zu schützen, nicht in dem gebotenen Umfang gerecht würde[5] und die vorgesehene Beratung der Schwangeren nicht als geeignet angesehen werden könne, um auf eine Fortsetzung der Schwangerschaft hinzuwirken.[6] Weil sich das neue Gesetz ganz offensichtlich jener Entscheidung des höchsten deutschen Gerichts von 1975 widersetzte, sprach der Rechtswissenschaftler Wolfgang Rüfner davon, dass es sich dabei um den „wahrscheinlich gravierendsten Angriff auf ein Urteil des Bundesverfassungsgerichts" seit Bestehen der Bundesrepublik gehandelt habe.[7]

Kritik wurde auch an der dem Gesetz zugrunde liegenden Prämisse „Hilfe statt Strafe" laut: Strafe und Hilfe zum Schutz des ungeborenen Kindes schlössen sich nicht aus. Dem Argument der Wirkungslosigkeit von Strafe hielt der Bayreuther Rechtswissenschaftler Harro Otto entgegen, dass das Strafrecht auch andere Straftaten nicht hundertprozentig verhindern könne und man dennoch bei diesen am strafrechtlichen Schutz festhalte. Es habe sich gar gezeigt, dass beispielsweise bei Nichtahndung von Diebstählen geringer Summen die Diebstähle höherer Beträge ansteigen würden.[8] Durch den Wegfall der Strafe und Einführung einer Fristenregelung könne der Schwangerschaftsabbruch leicht als Verhütungsmethode missverstanden werden; insbesondere da die Beratung de facto allein der Information der Schwangeren diene und somit keinerlei Schutzfunktion für das Ungeborene entfalte.[9] Nach dem Gesetz sollte nämlich letztlich das Gewissen der Schwangeren über das Leben oder den Tod des Kindes entscheiden dürfen.[10] An einer solchen Gewissensentscheidung stießen sich Kritiker auf juristisch-philosophischer Ebene und betonten die Grenzen des Gewissens: Die Rechtsordnung könne den persönlichen Gewissensspruch nur soweit akzeptieren, wie er die Rechte Dritter wahrt. Dementsprechend sei es unsinnig, das Gewissen einer Frau über einen Schwangerschaftsabbruch entscheiden zu lassen, es sei denn, es gäbe gar kein Lebensrecht von Ungeborenen.[11] Doch das „Hinwirken auf eine Verringerung der Schwangerschaftsabbrüche" war bereits

---

[5] Vgl. BVerfGE 39, 1, 51.

[6] Vgl. BVerfGE 39, 1, 61.

[7] Vgl. Rüfner (1993), S. 25.

[8] Vgl. Otto (1992), S. 8.

[9] Vgl. Otto (1992), S. 3–5.

[10] So forderte das SFHG in § 219 StGB die Schwangere durch die Beratung in die Lage zu versetzen „eine verantwortungsbewusste eigene Gewissensentscheidung zu treffen", BGBl. I 1992, S. 1403.

[11] Vgl. Spaemann (1991), S. 83 und Repgen (1992), S. 15. Einer ähnlichen Argumentation folgte auch das Bundesverfassungsgericht in seinem Urteil vom 28. Mai 1993, vgl. BVerfGE 88, 203, 308.

bei der Gesetzesreform in den Siebzigerjahren der parteiübergreifende Konsens[12] und der *Einigungsvertrag* betonte ebenfalls den Schutz des ungeborenen Lebens – womit sich alle Parteien zumindest ansatzweise zu einem Lebensrecht der Leibesfrucht bekannten beziehungsweise diesem verpflichtet waren.[13]

Die Bayerische Staatsregierung sowie Abgeordnete der CDU/CSU Bundestagsfraktion hatten ebenfalls verfassungsrechtliche Bedenken gegen das Gesetz, sodass es – wie schon 1974 – zu einer Klage vor dem Bundesverfassungsgericht kam. Beklagt wurde insbesondere die Neufassung der §§ 218a Absatz 1 und 219 StGB, welche die Straflosigkeit von Schwangerschaftsabbrüchen nach Beratung regeln sollten und einen Abbruch unter diesen Voraussetzungen für nicht rechtswidrig erklärten. Dies sei – wie auch der Verzicht auf eine Bundesstatistik zum Schwangerschaftsabbruch – unvereinbar mit dem Grundgesetz. Ebenso wurden die Ausführungen zur Sicherstellung von Einrichtungen zum Schwangerschaftsabbruch und die Finanzierung von diesen durch die Krankenkassen angefochten.[14] Am 4. August 1992 folgte eine einstweilige Verfügung des Bundesverfassungsgerichtes, die das Inkrafttreten des *Schwangeren- und Familienhilfegesetzes* verhinderte.[15]

4.2 Das Urteil des Bundesverfassungsgerichts vom 28. Mai 1993

Nach außergewöhnlich langer Beratung der Richter wurde am 28. Mai 1993 das zweite Urteil des Bundesverfassungsgerichts zum Thema Schwangerschaftsabbruch verkündet.[16] Über sechs Monate hatte sich der 2. Senat des höchsten deutschen Gerichts für jenes sogenannte 2. Fristenregelungsurteil Zeit gelassen und war dabei in bisher ungekanntem Maß in seiner Entscheidungsfindung gesellschaftlicher und politischer Anteilnahme ausgesetzt gewesen.[17] Das Urteil erklärte wesentliche Punkte der Neuregelung des Abtreibungsstrafrechts von 1992 für nichtig und erließ eine Übergangsregelung, bis der Gesetzgeber eine neue, verfassungskonforme Lösung finden würde.

---

[12] Siehe Abschnitt 2.5.

[13] Vgl. Art. 31 Abs. 4 EV.

[14] Vgl. BVerfGE 88, 203, 237.

[15] Vgl. BVerfGE 88, 203, 230.

[16] Vgl. Hillgruber (2003), S. 38.

[17] Vgl. Repgen (1993a), S. 18.

Die Richter bekräftigten die Grundsätze des 1. Fristenregelungsurteils von 1975 und setzten klare normative Maßstäbe in Bezug auf den Status des Ungeborenen, womit die staatliche Schutzpflicht für das Ungeborene noch deutlicher als bisher begründet wurde.[18] So präzisierte das Urteil den Richterspruch des 1. Fristenregelungsurteils von 1975 „Wo menschliches Leben existiert, kommt ihm Menschenwürde zu"[19], indem es klarstellte: „Diese Würde des Menschseins liegt auch für das ungeborene Leben im Dasein um seiner selbst willen".[20] Damit hoben die Richter hervor, dass Menschenwürde und Lebensrecht nicht erst dem menschlichen Leben nach der Geburt oder durch eine ausgebildete Personalität oder durch die Annahme der Mutter zustünden, sondern dass sie dem Ungeborenen aufgrund seiner Existenz unabhängig von bestimmten religiösen oder philosophischen Überzeugungen gegeben seien und der Staat für einen ausreichenden Schutz dieser Grundrechte zu sorgen habe.[21] Daraus folgerte das Gericht auch, dass sich eine Differenzierung der Schutzverpflichtung im Hinblick auf Alter und Entwicklungsstand des Ungeborenen verbiete.[22] In Anbetracht von alldem sei der Schwangerschaftsabbruch grundsätzlich als Unrecht anzusehen – die schwangere Frau habe damit prinzipiell die Rechtspflicht, das Kind auszutragen.[23]

Allerdings gebe es Ausnahmelagen aufgrund kollidierender Grundrechtspositionen der Frau wie zum Beispiel das Grundrecht auf Leben und körperliche Unversehrtheit (Artikel 2 Absatz 2 GG) sowie das Persönlichkeitsrecht (Artikel 2 Absatz 1 GG), in denen der Staat von der Frau nicht mehr legitimerweise verlangen könne, ein solch hohes Maß an Aufopferung eigener Lebenswerte zu erbringen. In solchen Fällen trete der prinzipielle Vorrang des Lebensrechts des Ungeborenen zurück und es bestehe keine Rechtspflicht zum Austragen des Kindes.[24] Damit legitimierte das Bundesverfassungsgericht wie schon 1975 die Nennung von Indikationen durch den Gesetzgeber für einen Schwangerschaftsabbruch und legte den Grundstein dafür, einen Abbruch unter Vorliegen solcher

---

[18] Vgl. Hillgruber (2003), S. 38.

[19] Vgl. BVerfGE 39, 1, 41. Diese Aussage des Gerichts wurde vielfach kritisiert, weil es keine weiterführende Begründung dafür geliefert hatte.

[20] BVerfGE 88, 203, 252.

[21] Vgl. BVerfGE 88, 203, 251–252.

[22] Vgl. BVerfGE 88, 203, 267.

[23] Vgl. BVerfGE 88, 203, 253.

[24] Vgl. BVerfGE 88, 203, 255–257.

Indikationen nicht nur als straffrei, sondern sogar als gerechtfertigt und somit als rechtmäßig anzusehen.[25]

Allen anderen Schwangerschaftsabbrüchen, also den rechtswidrigen beziehungsweise nicht gerechtfertigten Abtreibungen, habe der Staat aufgrund der grundrechtlichen Schutzpflicht entgegenzutreten. Dieser Schutzpflicht könne er zwar durch strafrechtliche Sanktionen nachkommen[26], jedoch seien auch andere (präventive) Schutzmaßnahmen denkbar, sodass von einer Strafandrohung für nicht gerechtfertigte Abbrüche in begrenztem Umfang abgesehen werden könne.[27] Und so zog der 2. Senat in Betracht, dass eine Beratungsregelung besser geeignet sein könne, „die bisher von einer Fristenregelung einerseits [DDR] und von einer Indikationsregelung andererseits [BRD] gekennzeichneten deutschen Teilrechtsordnungen und das durch sie in unterschiedlicher Weise geprägte Rechtsbewusstsein der Bevölkerung zusammenzuführen".[28] Damit erklärte das Bundesverfassungsgericht den „Wechsel des Schutzkonzeptes" von einer Indikationsregelung hin zu einer Beratungsregelung, in welcher innerhalb einer gewissen Frist und nach Beratung einer Abtreibung trotz Rechtswidrigkeit keine strafrechtlichen Konsequenzen folgen, für verfassungskonform. Dieser Paradigmenwechsel stellte das grundlegend Neue an dieser zweiten Entscheidung des Bundesverfassungsgerichts zum Abtreibungsstrafrecht im Vergleich zu seiner vorausgegangenen ersten Entscheidung im Jahr 1975 dar.[29]

Anhand dieser – hier nur grob dargestellten – Grundsätze des 2. Fristenregelungsurteils entwickelte das Bundesverfassungsgericht Anordnungen für eine Übergangslösung, deren detailreiche Anweisungen die Frage aufwarfen, ob ein Verfassungsgericht derart Einzelheiten einer gesetzlichen Regelung dem Gesetzgeber vorgreifen dürfe.[30] Am 16. Juni 1993 trat jene Übergangsregelung in Kraft und stellte somit den eigentlichen Startpunkt für die Realisierung der Beratungsregelung in Deutschland dar.[31]

---

[25] Vgl. BVerfGE 88, 257, 272, 318. Nach alter Regelung war umstritten, ob solche „indizierten Abtreibungen" rechtswidrig waren, der Gesetzeswortlaut ließ keinen eindeutigen Schluss zu, vgl. Repgen (1993b), S. 18. Unabhängig davon betrachtete das Gericht aufgrund der unbefriedigenden Erfahrungen die Indikationstatbestände von 1976 hinsichtlich des Lebensschutzes für ungenügend und hielt eine deutlichere und engere Fassung für eine strengere Feststellung der Indikationen für notwendig, vgl. BVerfGE 88, 203, 264.

[26] Vgl. BVerfGE 88, 203, 253.

[27] Vgl. BVerfGE 88, 203, 258.

[28] BVerfGE 88, 203, 264–265.

[29] Vgl. Repgen (1993b), S. 18.

[30] Vgl. Rüfner (1993), S. 22.

[31] Vgl. JVL (2003), S. 71.

Das Bundesverfassungsgericht war in seiner Entscheidung um die Neuregelung des Schwangerschaftsabbruchs für Gesamtdeutschland in einer schwierigen Lage.[32] Einerseits tendierte die öffentliche Meinung zu einer liberalen Neuregelung, so wie das der Gesetzgeber in seinem *Schwangeren- und Familienhilfegesetz* von 1992 umgesetzt hatte[33], andererseits sah es sich durch sein erstes Urteil aus dem Jahr 1975 dem Lebensschutz verpflichtet. Im Ergebnis bemühte sich das Gericht um einen Kompromiss, der zwar weiterhin eine klare rechtliche Missbilligung der Abtreibung postulierte, der aber gleichzeitig ein rechtlich geordnetes und geduldetes Verfahren im Fall einer rechtswidrigen Abtreibung ermöglichen sollte.[34] Die am Urteil beteiligte Verfassungsrichterin Karin Graßhof bestätigte diese Einschätzung. Ihrer Ansicht nach versuchte das Urteil eine Kluft zu überwinden, da das Gericht die Geltung und Wirkung eines Verfassungsgebotes erhalten musste, das „in großem Umfang nicht mehr von den Denk- und Bewusstseinsprozessen der öffentlichen Meinung getragen wird".[35] Weil das Urteil des Bundesverfassungsgerichtes für derart viel Unverständnis gesorgt habe, dass der Rechtsfrieden in diesem Bereich in weite Ferne gerückt sei, brach die Richterin sogar mit der Tradition, dass Verfassungsrichter ihre eigenen Urteile in der Öffentlichkeit normalerweise nicht erläutern und verfasste einen Kommentar zum Urteil um „ein Stück weit zu versuchen, zur Nachvollziehbarkeit des Urteils beizutragen."[36]

Tatsächlich stieß das Urteil auf breite Kritik aus den verschiedenen Lagern. Die politischen Kräfte, die hinter dem teilweise für verfassungswidrig erklärten *Schwangeren- und Familienhilfegesetz* standen und eine Fristenregelung ähnlich wie jene der DDR als ein „Geschenk des Ostens an den Westen"[37] bevorzugten, griffen das Urteil über die Parteigrenzen hinweg scharf an. So nannte es die ehemalige brandenburgische Sozialministerin und SPD-Politikerin Regine Hildebrandt (1941–2001) eine „Katastrophe", und die damalige Bundestagspräsidentin und CDU-Politikerin Rita Süßmuth kritisierte das ihrer Ansicht nach negative Frauenbild des Urteils. Für die Frauen sei es ein fürchterliches Dilemma und sie

---

[32] Vgl. Rüfner (1993), S. 25.

[33] Linksorientierte Stimmen in Politik und Gesellschaft sprachen sich sogar für eine weitaus liberalere Lösungen aus, Gregor Gysi (Die Linke, ehemals PDS) behauptete gar, dass bei einem Volksentscheid über den § 218 StGB nichts davon übrig bliebe, vgl. Borgs-Maciejewski (1994). S. 28.

[34] Vgl. Rüfner (1993), S. 26.

[35] Graßhof (1993), S. 289.

[36] Graßhof (1993), S. 290.

[37] So der Pfarrer und ehemalige SPD-Bundestagsabgeordnete Konrad Elmer bei einer Rede im Deutschen Bundestag am 25. Juni 1992, vgl. Deutscher Bundestag (1992), S. 8329.

könnten sich nun nicht mehr vertrauensvoll in ein Beratungsgespräch begeben.[38]
Im Einklang mit dieser Position bezeichneten liberale Gruppierungen die Forderung des Gerichts, die Schwangeren zum Austragen des Kindes zu ermutigen als
„unverantwortlich". Zudem stießen sie sich an der Wortwahl der obersten Richter und unterstellten ihnen einen „demagogischen Sprachgebrauch", weil sie in
ihrem Urteil unter anderem von „Tötung menschlichen Lebens" sprachen.[39]

Konservative und Lebensrechtsgruppierungen begrüßten hingegen die den
Lebensschutz betreffenden Aussagen des Bundesverfassungsgerichts, die normative Maßstäbe von dauerhafter Gültigkeit setzten und somit auch in Zukunft nicht
leicht beiseitegeschoben werden könnten. Insbesondere wurde die Klarstellung
gelobt, dass sich das ungeborene Kind *als* Mensch und nicht *zum* Menschen ent-
wickle und ihm somit die Würde des Menschseins zukomme.[40] Dennoch wurde
auch von dieser Seite nicht an Kritik gespart: Wie schon bei dem Gesetz von
1992 wurde das Konzept „Hilfe statt Strafe", das in einem gewissen Zeitrahmen
zu Beginn der Schwangerschaft auf Strafe verzichtet und stattdessen allein auf
Beratung und Hilfen setzt, weiterhin in vielerlei Hinsicht als ungeeignetes Mittel
für einen effektiven Schutz für das Ungeborene gerügt. Dass jenes Konzept in
der Hoffnung, dass es Abtreibungen besser verhindern könne als das bisherige
Indikationsmodell[41], nun vom Bundesverfassungsgericht als „Schutzkonzept für
das ungeborene Leben" geduldet wurde, stieß insbesondere deswegen auf Unverständnis, weil eine solche Fristenlösung im Urteil von 1975 noch klar abgelehnt
worden war[42] und das oberste Gericht in seinem neuen Urteil selbst feststellen
musste, dass die in jenem ersten Urteil gestellten Anforderungen an die Indikationslösung nur unzureichend Umsetzung erfahren hatten.[43] Somit habe es seit dem
Urteil von 1975 keine legitime strafrechtliche Regelung gegen Abtreibung gegeben, deren mutmaßliches Versagen diesen Sinneswandel hin zu einem anderen
Schutzkonzept ausreichend begründen könne – so die Kritik.[44]

Auch der Gedanke des Gerichts, durch seine Kompromissformel „Beratungsregelung" das „in unterschiedlicher Weise geprägte Rechtsbewusstsein der
Bevölkerung zusammenzuführen"[45] wurde hinterfragt. Der Kirchenrechtler und

---

[38] Vgl. Hillgruber (2003), S. 44.
[39] Vgl. Büchner (1995) und BVerfGE 88, 203, 256.
[40] Vgl. JVL (1993), S. 27–28 und Hillgruber (2003), S. 38.
[41] Vgl. BVerfGE 88, 203, 264–266.
[42] Vgl. BVerfGE 39, 1, 51, 61.
[43] Vgl. BVerfGE 88, 203, 264.
[44] Vgl. JVL (1993), S. 29.
[45] BVerfGE 88, 203, 265.

Rechtsphilosoph Christian Hillgruber kritisierte diese Auffassung insofern, als er die „Rücksichtnahme auf die Befindlichkeiten" der Bevölkerung der ehemaligen DDR als nicht tragbar einstufte, weil 40 Jahre kommunistische Herrschaft ein deformiertes Rechtsbewusstsein hinterlassen hätten. Ferner habe sich die DDR durch den Beitritt in die BRD der grundgesetzlichen Werteordnung angeschlossen, nach der die Fristenregelung der DDR verfassungswidrig sei. Somit sei auch die Übergangsregelung, nach welcher die ostdeutschen Ländern nach alter DDR-Regel Abtreibungen bis zur Umsetzung einer einheitlichen Regelung durchführen durften, verfassungsrechtlich schon nicht haltbar gewesen.[46]

Der Würzburger Amtsrichter und Medizinrechtsexperte Rainer Beckmann kam zu dem Schluss, dass es sich bei der Beratungsregelung lediglich um eine neue Sprachregelung für die bisher vom Verfassungsgericht und konservativen Parteien abgelehnte Fristenregelung handele. Er kritisierte, dass die Unionsparteien sich auf eine solche Regelung eingelassen hätten, wo sie dieses bisher – im Gegensatz zu liberalen und linken Parteien – abgelehnt hatten und legte nahe, dass die Union ethische Grundpositionen zugunsten der Mehrheitsverhältnisse aufgegeben habe.[47] Der Medizinjournalist Rainer Klawki pflichtete dem bei, indem er betonte, die Karlsruher Entscheidung habe „den Weg frei gemacht für eine gesetzliche Fristenlösung, die Bischöfen, CDU und nicht zuletzt Karlsruhe noch 20 Jahre zuvor gegen elementare Grundsätze des Grundgesetzes zu verstoßen schien."[48] Der Jurist Werner Esser bezeichnete dies als „Rückfall auf den rechts-politischen Tiefpunkt des Jahres 1974 [...], in dem der Bundestag erstmals die befristete Freigabe ungeborener Kinder zur Tötung beschloß".[49] Andere Stimmen gingen noch weiter und kritisierten in Andeutung auf das *Allgemeine Landrecht für Preußische Staaten*[50], dass mit einer solchen Fristenlösung das wiedervereinte Deutschland hinter einen aufgeklärten Gesetzgeber vor zweihundert Jahren zurückfalle.[51]

---

[46] Vgl. Hillgruber (2003), S. 41.

[47] Vgl. Beckmann (1993), S. 39.

[48] Klawki (1993), S. 43.

[49] Esser (1994), S. 17.

[50] Siehe Abschnitt 2.1.

[51] Vgl. Maier (1994), S. 32.

4.3 Das Schwangeren- und Familienhilfeänderungsgesetz von 1995

Nach dem Urteil des Bundesverfassungsgerichts hatten die Parteien eine schnelle verfassungskonforme Neuregelung angekündigt, die Verabschiedung eines Gesetzes ließ jedoch auf sich warten.[52] Im Jahr 1994 lagen dann Gesetzentwürfe der Regierungskoalition aus CDU/CSU und FDP, der SPD-Fraktion, von der Gruppe Bündnis 90/Die Grünen sowie zwei sich ergänzende konservative Entwürfe um die CDU/CSU Abgeordneten Manfred Carstens, Norbert Geis und Herbert Werner vor.

Während der Vorschlag der Grünen Beratungserleichterungen vorsah und eine Ausweitung des geltenden Strafrechts ablehnte, bedachten die konservativen Entwürfe die Bedenken gegen eine Fristenregelung wie auch gegen eine Indikationsregelung[53] und hielten am Lebensschutz auf strafrechtlicher Basis fest.[54] 1995 war die Liste der Vorschläge dann auf sieben Entwürfe angestiegen. Letztlich dauerte es nach dem Urteil des Bundesverfassungsgerichts vom 28. Mai 1993 über zwei Jahre, bis ein gemeinsamer Entwurf von CDU/CSU, FDP und SPD, das sogenannte *Schwangeren- und Familienhilfeänderungsgesetz (SFHÄndG)*, am 29. Juni 1995 mit 486 zu 145 Stimmen und 21 Enthaltungen vom Bundestag beschlossen wurde.[55] Der Prozess von der Formulierung, über die verschiedenen Beratungsinstanzen, bis zur Verabschiedung dauerte jedoch nur wenige Tage, sodass Kritiker den Vorwurf erhoben, es sollte keine Gelegenheit für eine gründliche Auseinandersetzung mit dem Entwurf geben, um somit

---

[52] Vgl. Beckmann (1993), S. 35.

[53] Gemeint ist damit folgende, kritisch zu hinterfragende Gemeinsamkeit von Fristenregelung und Indikationsregelung: Beide Wege verfolgen den Ansatz, das Leben des ungeborenen Kindes teilweise vom strafrechtlichen Schutz auszunehmen, indem durch das Gesetz Umstände festgelegt werden, die es ermöglichen, bereits vor der Tat Straflosigkeit zu kalkulieren, also der Schwangeren eine Orientierung geben, unter welchen Voraussetzungen die Tat – ohne Konsequenzen zu fürchten – begehen kann. Kritiker betonen, beide Wege würden keine befriedigende Antwort auf die Frage der Rechtmäßigkeit von Schwangerschaftsabbrüchen liefern, da mit dem Entfallen der Strafbarkeit in gewissen Fällen ein Zulassen der rechtswidrigen Tötung verbunden sei. Einzig im Falle einer vitalen medizinischen Indikation sei kein strafrechtlicher Handlungsbedarf gegeben, wenn aufgrund der ausnahmslosen Gleichwertigkeit von Leben die Mutter ihr Leben dem des Kindes vorziehen würde, vgl. Büchner (1994a), S. 7.

[54] Vgl. Büchner (1994a), S. 2.

[55] Vgl. Beckmann (1998c), S. 168.

ein unliebsames Thema ohne Kontroverse vor der parlamentarischen Sommer-
pause durchzubringen und die Wahrscheinlichkeit einer erneuten Klage vor dem
Bundesverfassungsgericht zu verringern.[56]

In seinen Grundzügen orientierte sich das neue Gesetz an den Vorgaben der
Übergangsregelung des Bundesverfassungsgerichts und soll im Folgenden grob
skizziert werden:[57]

- § 218 StGB stellt weiterhin die Durchführung eines Schwangerschaftsabbruchs sowohl für Dritte wie auch für die Schwangere selbst unter Strafe.
  Wie bereits im *Schwangeren- und Familienhilfegesetz* von 1992 ausdrücklich
  ausgenommen sind Handlungen, deren Wirkung vor Abschluss der Einnistung
  des befruchteten Eies in der Gebärmutter eintreten.
- § 218a StGB beschreibt die Ausnahmen von den Grundsätzen des § 218 StGB
  und ist mit „Straflosigkeit des Schwangerschaftsabbruchs" betitelt. Insgesamt
  kennt das Gesetz vier Ausnahmen: Erstens ein Abbruch innerhalb von zwölf
  Wochen nach Empfängnis bei vorheriger Beratung, dreitägiger Bedenkfrist
  und Einwilligung der Schwangeren. Zweitens ein Abbruch ohne zeitliche
  Befristung, „wenn der Abbruch der Schwangerschaft unter Berücksichtigung
  der gegenwärtigen und zukünftigen Lebensverhältnisse der Schwangeren nach
  ärztlicher Erkenntnis angezeigt ist, um eine Gefahr für das Leben oder
  die Gefahr einer schwerwiegenden Beeinträchtigung des körperlichen oder
  seelischen Gesundheitszustandes der Schwangeren abzuwenden", also eine
  weitgefasste medizinische Indikation. Drittens bei kriminologischer Indikation innerhalb von zwölf Wochen nach Empfängnis, und viertens ist bis
  zur 22. Woche nach Empfängnis ein ärztlich durchgeführter Abbruch für
  die Frau straffrei – jedoch nicht für den Arzt. Juristisch von Bedeutung ist,
  dass ein Abbruch nach Beratung entsprechend dem Urteil des Bundesverfassungsgerichts als straffrei, aber rechtswidrig zu werten ist, wohingegen
  Abtreibungen bei medizinischer Indikation oder kriminologischer Indikation
  als *nicht* rechtswidrig bezeichnet werden.
- § 218b StGB enthält Regelungen über das Strafmaß für Fälle, in denen ein
  Abbruch nach medizinischer oder kriminologischer Indikation mit unrichtiger
  oder ohne ärztliche Feststellung vorgenommen wurde. Bemerkenswert ist, dass
  in solchen Fällen die schriftliche Feststellung eines Arztes, der nicht selbst den
  Schwangerschaftsabbruch vornimmt, vorzuliegen hat.

---

[56] Vgl. Beckmann (1995), S. 24 und Tröndle (1995), S. 47.

[57] Vgl. §§ 218, 219 StGB.

- § 218c StGB betrifft ärztliche Pflichtverletzung bei einem Schwangerschaftsabbruch: Demnach hat der Arzt der Frau die Gelegenheit zu bieten, ihre Gründe für den Wunsch nach einer Abtreibung darzulegen. Ferner muss er die Schwangere ausführlich über den Eingriff aufklären (Ablauf, Risiken und Auswirkungen physischer und psychischer Art) und hat sich im Falle einer Abtreibung nach Beratungsregelung und bei kriminologischer Indikation über die Dauer der Schwangerschaft wegen der zeitlichen Begrenzung in diesen Fällen zu überzeugen.
- § 219 StGB regelt die Beratung der Schwangeren in einer Not- und Konfliktlage. Demnach hat die Beratung dem Schutz des ungeborenen Lebens zu dienen und soll die Frau zur Fortsetzung der Schwangerschaft ermutigen und Perspektiven mit dem Kind eröffnen, indem sie durch Rat und Hilfe dazu beiträgt, die in Zusammenhang mit der Schwangerschaft bestehende Konflikt- und Notlage zu bewältigen. Sie solle ihr helfen, eine verantwortliche und gewissenhafte Entscheidung zu treffen, wobei ihr bewusst sein müsse, dass das Ungeborene in jedem Stadium der Schwangerschaft auch ihr gegenüber ein eigenes Recht auf Leben habe. Der Schwangeren müsse des Weiteren klar sein, dass ein Abbruch der Schwangerschaft nur in Ausnahmesituationen in Betracht kommen könne, welche eine zumutbare Opfergrenze übersteigen. Außerdem wird festgelegt, dass die Beratung bei einer anerkannten Beratungsstelle stattfinden hat, eine Bescheinigung mit Datum des Gesprächs und Namen der Schwangeren auszustellen ist und der abtreibende Arzt als Berater ausgeschlossen ist. Ferner wird auf das von 1992 stammende und nun angepasste *Schwangerschaftskonfliktgesetz (SchKG)* hingewiesen, welches Näheres zur Beratung regelt.[58]
- §§ 219a und 219b StGB stellen die strafrechtlichen Regelungen in Bezug auf Werbung für Schwangerschaftsabbrüche und das Inverkehrbringen von Mitteln zum Abbruch einer Schwangerschaft dar, wobei § 219a StGB am 29. März 2019 durch eine Ergänzung der Ausnahmen vom Werbeverbot weiter liberalisiert wurde.[59]

---

[58] Der ursprüngliche Titel des Gesetzes vom 27. Juli 1992 lautete *Gesetz über Aufklärung, Verhütung, Familienplanung und Beratung (BeratungsG)*, vgl. BGBl. I 1992, S. 1398. Am 21. August 1995 wurde es in das *Gesetz zur Vermeidung und Bewältigung von Schwangerschaftskonflikten (Schwangerschaftskonfliktgesetz – SchKG)* umbenannt, vgl. BGBl. I 1995, S. 1050.

[59] Vgl. BGBl. I 2019, S. 350. Siehe auch Abschnitt 8.3.

In Ergänzung zu dieser Neuregelung im Strafgesetzbuch wurde das bereits erwähnte *Gesetz zur Vermeidung und Bewältigung von Schwangerschaftskonflikten (Schwangerschaftskonfliktgesetz – SchKG)* erlassen, das in sechs Abschnitten und 34 Paragraphen Familienplanung und Beratung, Schwangerschaftskonfliktberatung, die Vornahme von Schwangerschaftsabbrüchen, die Bundesstatistik über Schwangerschaftsabbrüche, Hilfe für Frauen bei Schwangerschaftsabbrüchen in besonderen Fällen sowie die vertrauliche Geburt regelt.

Die gefundenen Neuregelungen wurden von manchen Stimmen als die weltweit beste Rechtslage zum Schutz des ungeborenen Lebens gelobt, andere hingegen betrachteten eine Beratungslösung von Anbeginn an als einen unzureichenden Lösungsansatz, um das ungeborene Kind zu schützen.[60] Umso mehr stieß die am 29. Juni 1995 verabschiedete Regelung auf massive Kritik von letztgenannter Seite, da hiermit dem ohnehin schon fragwürdigen Beratungsmodell jegliche Kraft, ungeborenes Leben wirkungsvoll zu schützen, entzogen werde.[61] Das neue Gesetz entpuppe sich als eine „banale Fristenregelung mit unverbindlichem Beratungsangebot", in dem von den hehren Grundsätzen der beiden Fristenregelungsurteile des Bundesverfassungsgerichts so gut wie nichts übrig geblieben sei.[62] Eine Verbesserung des Schutzes des Ungeborenen scheine nicht gewollt zu sein, weil die Neuregelung bewusst hinter den Minimalanforderungen des Urteils des Bundesverfassungsgerichts und dem verfassungsgerichtlichen Übergangsmodell zurückbleibe.[63]

4.4 Der bayerische Sonderweg und das Urteil des Bundesverfassungsgerichts von 1998

Die Bayerische Staatsregierung sah ebenfalls Mängel in der gesetzgeberischen Ausgestaltung der Forderungen des Bundesverfassungsgerichts, sodass sie Kraft der Länderkompetenzen jene Defizite durch eine eigene, ergänzende Regelung ausgleichen wollte; bekannt als der bayerische Sonderweg. Die Kompetenzverteilung in Bezug auf ärztliche Pflichten liegt teilweise beim Bund, teilweise bei den Ländern: Während der Bund für das Strafrecht verantwortlich ist, hat das Land über das ärztliche Berufsrecht, das Recht der Vertragsärzte und berufsbezogene Strafvorschriften zu entscheiden. Der Freistaat Bayern argumentierte, der

---

[60] Vgl. JVL (1993), S. 28 und Spieker (1999b), S. 72.

[61] Vgl. Arbeitsgemeinschaft Lebensrecht (1995), S. 37.

[62] Vgl. Beckmann (1995), S. 32.

[63] Vgl. Tröndle (1995), S. 49–50.

Bund sei – teils wegen mangelnder Gesetzgebungskompetenz – insbesondere hinsichtlich der ärztlichen Funktion beim Schwangerschaftsabbruch den Forderungen
des Bundesverfassungsgerichts nicht umfassend nachgekommen. Infolgedessen
müsse der Landesgesetzgeber tätig werden. Und so reagierte die Bayerische
Staatsregierung am 9. August 1996 mit dem *Bayerischen Schwangerenhilfeergänzungsgesetz (BaySchwHEG)*[64], welches unter anderem die Rolle des Arztes beim
Schwangerschaftsabbruch genauer regelt: Abbrüche sollten demnach nur in Pra-
xen und Krankenhäusern durchgeführt werden dürfen, denen aufgrund gewisser
materieller und fachlicher Voraussetzungen eine Erlaubnis der Regierung erteilt
wurde. Außerdem sollten Abbrüche nur von Ärzten mit einer Facharztausbildung
in Gynäkologie und Geburtshilfe durchgeführt werden dürfen und ein Arzt habe
die Mitwirkung an einem Abbruch zu verweigern, wenn die Frau ihre Beweggründe für die Beendigung der Schwangerschaft nicht zuvor dargelegt hat. Um
Spezialkliniken entgegenzuwirken, die ihren Profit einzig aus Abtreibungen finan-
zieren, schrieb das Gesetz vor, dass die Einnahmen aus Abbrüchen ein Viertel der
Gesamteinnahmen der Einrichtung nicht übersteigen dürften.[65]

Gegen jene bayerischen Sonderregelungen formierte sich eine breite Front
aus Politik, Ärzten und Privatpersonen. So stellten sich SPD und FDP klar
gegen das Gesetz und prüften Möglichkeiten wie ein Normenkontrollverfahren
oder ein Volksbegehren, um das *Bayerische Schwangerenhilfeergänzungsgesetz*
zu kippen.[66] Eine Gruppe von Frauen reichte vor dem Verfassungsgericht Klage
gegen das Gesetz ein, indem sie sich auf einer Verletzung ihrer Menschenwürde
und ihres Rechts auf freie Entfaltung der Persönlichkeit berief. Das Verfassungsgericht wies den Vorstoß jedoch ab, weil die Voraussetzungen für eine
Verfassungsklage nicht gegeben seien.[67] Zum Erfolg der Gesetzesgegner führte
eine Verfassungsbeschwerde bayerischer Ärzte. Die fünf niedergelassenen Ärzte,
die zu jenem Zeitpunkt jährlich zwischen 300 und 4000 Abbrüche[68] vornah-
men und damit bis zu 87 % ihrer Einnahmen erzielten, klagten gegen die
oben genannten Inhalte des *Bayerischen Schwangerenhilfeergänzungsgesetzes*. Sie
sahen die Zulassungserfordernis, die Einnahmebeschränkung, den Facharztvor-
behalt und die Verpflichtung, einen Abbruch erst nach Darlegung der Gründe

---

[64] Vgl. BayGVBl. 1996, S. 328–332. Der vollständige Name des Gesetzes lautet Gesetz
über ergänzende Regelungen zum Schwangerschaftskonfliktgesetz und zur Ausführung des
Gesetzes zur Hilfe für Frauen bei Schwangerschaftsabbrüchen in besonderen Fällen.

[65] Vgl. Hillgruber (2000), S. 49–50.

[66] Vgl. ZfL (1996), S. 79 und ZfL (1997a), S. 15.

[67] Vgl. ZfL (1997c), S. 41.

[68] Einer der Kläger hatte zum Zeitpunkt der Klage bis zu 50.000 Abtreibungen durchgeführt,
vgl. Beckmann (1998b), S. 39.

durchführen zu dürfen als Verstoß gegen ihre grundrechtliche Berufsfreiheit an.[69] Über einen Etappensieg konnten sich die Kläger am 24. Juni 1997 freuen, als das Bundesverfassungsgericht durch eine Anordnung Teile des Bayerischen Schwangerenhilfeergänzungsgesetzes einstweilen außer Kraft setzte.[70]

Trotzdem sollte das endgültige Urteil durch den 1. Senat des Bundesverfassungsgerichts bis zum 27. Oktober 1998 auf sich warten lassen. Darin erklärte das Bundesverfassungsgericht fast alle Bestimmungen des bayerischen Sonderweges für nichtig.[71] Zwar wurde dem Landesgesetzgeber die Kompetenz zur Regelung eines Erlaubnisvorbehalts für Einrichtungen von Schwangerschaftsabbrüchen und zum Vorbehalt einer Facharztqualifikation zugestanden[72], aufgrund des Sicherstellungsauftrags zur Gewährleistung flächendeckender Abtreibungsmöglichkeiten[73] wurde eine Quotierung der Einnahmen aus Schwangerschaftsabbrüchen jedoch untersagt[74], und auch ein Zwang, die Gründe für eine Abtreibung darzulegen, wurde gekippt: § 218c Absatz 1 Nummer 1 StGB regle kompetenzrechtlich abschließend die berufsrechtlichen Anforderungen, die für die Beratung der abtreibungswilligen Frau gelten sollten: Der Arzt muss demnach der Frau lediglich Gelegenheit bieten, die Gründe für ihr Verlangen nach Abbruch der Schwangerschaft darzulegen, dieses darf nicht erzwungen werden.[75]

In jener Entscheidung des 1. Senats – inzwischen das dritte Urteil des Bundesverfassungsgerichts zur Abtreibungsfrage – wurde einmal mehr der Dissens innerhalb des höchsten deutschen Gerichtes deutlich. Zum einen in der gegensätzlichen Auslegung von Anforderungen, die der 2. Senat in seinem 2.

---

[69] Vgl. Hillgruber (2000), S. 50.

[70] Vgl. ZfL (1997b), S. 39–41.

[71] Vgl. Beckmann (1998b), S. 38.

[72] Vgl. BVerfGE 98, 265, 298. Der Vorbehalt einer Facharztqualifikation setze aber nach dem Urteil eine Sonder- beziehungsweise Übergangsregelung für Allgemeinärzte voraus, denen die freie Berufsausübung und Sicherung ihrer wirtschaftlichen Existenz durch Schwangerschaftsabbrüche nicht genommen werden dürfe, vgl. BVerfGE 98, 265, 310.

[73] Vgl. § 13 Abs. 2 SchKG.

[74] Vgl. BVerfGE 98, 265, 313. Damit wurde dem Freistaat Bayern untersagt, der Etablierung von Abtreibungsspezialkliniken entgegenzuwirken. Die Senatsmehrheit argumentierte, der Bundesgesetzgeber habe diesbezüglich bereits Vorkehrungen getroffen, indem er Vergütungsregelungen für den Schwangerschaftsabbruch selbst festgelegt habe, was ein geeignetes Mittel sei, eine Ausweitung bestimmter ärztlicher Tätigkeiten zu verhindern, vgl. BVerfGE 98, 265, 316. Das Sondervotum der unterlegenen Verfassungsrichter kritisierte nicht nur die Herleitung dieser Argumentation, sondern auch, dass die Höhe der ausgewiesenen Gebühren keinerlei Anreiz geben könne, die berufliche Ausübung von Schwangerschaftsabbrüchen zu limitieren, vgl. BVerfGE 98, 265, 333.

[75] Vgl. BVerfGE 98, 265, 321.

Fristenregelungsurteil 1993 festgesetzt hatte, zum anderen in der Gespalten-
heit des 1. Senats bei seinem eigenen Urteil zum bayerischen Sonderweg, das
nur eine knappe Mehrheit bekam und mit ungewöhnlich scharfen Worten von
den überstimmten Richtern in ihrem Sondervotum kritisiert wurde.[76] Manchem
erscheint dieser gerichtliche Dissens als Sinnbild für den tiefen Riss, der in
der Abtreibungsfrage durch die Gesellschaft geht und als Beleg dafür, dass
die Hoffnung getrogen habe, die Rechtsordnung könne durch die Konsensent-
scheidung von 1993 Frieden zwischen den beiden Gegenpolen schaffen, die
einerseits einen verfassungsgemäßen Schutz des Ungeborenen und andererseits
eine eigenverantwortliche Entscheidung der Schwangeren fordern.[77]

Mit Inkrafttreten des *Schwangeren- und Familienhilfeänderungsgesetzes* am
1. Oktober 1995 und dem Scheitern des bayerischen Sonderwegs vor dem
Bundesverfassungsgericht am 27. Oktober 1998 hatte sich nach langem Ringen eine neue, einheitliche Regelung für Gesamtdeutschland in Bezug auf den
Schwangerschaftsabbruch etabliert und die gesetzgeberischen Weichen waren auf
unabsehbare Zeit gestellt. Eine große Etappe im Diskurs um die Abtreibung ging
damit zu Ende.[78] Große gesetzliche Korrekturen waren nach dem langwierigen
Prozess zeitnah nicht zu erwarten, obgleich der 2. Senat des Verfassungsgerichts
in seinem Urteil 1993 gefordert hatte, dass das „Beratungskonzept" auf seine
Eignung hinsichtlich der Schutzwirkung für ungeborene Kinder zu prüfen sei
und bei Bedarf Nachbesserungen oder gar ein Konzeptwechsel vorzunehmen
seien.[79] Die Mehrheit der Bevölkerung und auch die Politik schien aber mit
der gefundenen Kompromisslösung zufrieden, sodass in die Diskussion um den
Schwangerschaftsabbruch in den Folgejahren eine gewisse Ruhe einkehren sollte
und andere medizinethische Themen, wie beispielsweise embryonale Stammzellforschung und Sterbehilfe, in den Vordergrund traten.[80] Nichtsdestoweniger blieb
das Thema Abtreibung, die dazugehörige Gesetzgebung und deren Konsequenzen
in vielerlei Hinsicht lebendig, auch wenn es sich von einer breiten öffentlichen
und politischen Diskussion auf andere Schauplätze verlagerte, beispielsweise auf
die Gerichte und Ärzte, die nun mit konkreten Fällen und Folgen der neuen
Regelung konfrontiert wurden. Außerdem schafften es immer wieder punktuelle

---

[76] Vgl. Beckmann (1998b), S. 38.

[77] Vgl. Hillgruber (2000), S. 46.

[78] Büchner (1994b), S. 26.

[79] Das Bundesverfassungsgericht hinterfragte in seinem Urteil selbst, ob eine Beratungsregelung eine bessere Schutzwirkung für das ungeborene Kind entfalte als die bisherige
Regelung, vgl. BVerfGE 88, 203, 269.

[80] Vgl. Beckmann (2002c), S. 65.

Aspekte in die Schlagzeilen, so zum Beispiel das Problem der Spätabtreibungen oder die Diskussion um das Werbeverbot für Schwangerschaftsabbrüche, was in späteren Kapiteln detaillierter thematisiert wird.[81]

---

[81] Siehe Abschnitt 7.2 und Abschnitt 8.3.

Widersprüche und Inkonsequenzen in Gesetzgebung und Rechtsprechung

5

Das zweite Urteil des Bundesverfassungsgerichts zur Regelung des Schwangerschaftsabbruchs vom 28. Mai 1993, das die entscheidenden Maßstäbe für die heutige gesetzliche Regelung setzte, bestätigte in den Grundsätzen das erste Urteil zur Regelung des Schwangerschaftsabbruchs aus dem Jahr 1975 – nämlich die Aussagen in Bezug auf die menschliche Würde, das Recht auf Leben und den daraus abgeleiteten notwendigen Schutz des Ungeborenen. Gleichzeitig versuchte das Gericht aber seine Entscheidung zu legitimieren, auf das Strafrecht als Schutzmittel für das ungeborene Leben zugunsten eines Beratungsmodells zu verzichten und Schwangerschaftsabbrüche, wenngleich diese weiterhin rechtswidrig bleiben sollten, in rechtlich geordnete Bahnen zu lenken. Ungeachtet unterschiedlicher Positionierungen zum Schwangerschaftsabbruch sind sich viele Juristen und Strafrechtskommentatoren einig, dass dieses Ziel nicht widerspruchsfrei erreicht wurde.[1] Im Folgenden soll auf die Widersprüche und Inkonsequenzen des Urteils eingegangen werden und darauf, wie diese in der Gesetzgebung von 1995 und im dritten Urteil des Bundesverfassungsgerichts zur Abtreibungsfrage aus dem Jahr 1998 ihre Fortsetzung erfahren haben.

---

[1] Bei einer Rede im Deutschen Bundestag am 29. Juni 1995 fasste dies der Jurist und SPD-Bundestagsabgeordnete Jürgen Meyer folgendermaßen zusammen: „Viele Sachverständige haben die inhaltlichen Brüche und die Widersprüche des Karlsruher Urteils hart kritisiert. Ich gehöre dazu. Ich kenne auch kaum einen Strafrechtskollegen – von Tröndle über Eser bis Hassemer -, der sich nicht kritisch geäußert hätte", Deutscher Bundestag (1995), S. 3776. Vgl. auch Spieker (1999a), S. 4 und Büchner (1999), S. 60.

© Der/die Autor(en), exklusiv lizenziert an Springer Fachmedien Wiesbaden GmbH, ein Teil von Springer Nature 2023
F. M. Dienerowitz, *Der Diskurs um § 218 StGB und Ursachen von Abtreibungen*, Medizin, Kultur, Gesellschaft, https://doi.org/10.1007/978-3-658-42777-1_5

5.1   Der Ausschluss von Unrechtsfolgen einer rechtswidrigen Tat

Die Ausführungen des 2. Fristenregelungsurteils von 1993 entwickeln sich von der nahezu pathetischen Feststellung, dem Ungeborenen komme von Anfang[2] an menschliche Würde und das Recht auf Leben zu und dass deswegen ein nicht indizierter Abbruch immer rechtswidrig bleiben müsse, über die Erörterung der Grenzen der Umsetzung der Schutzpflicht hin zu der Feststellung, dass der Staat durch eine Beratungspflicht versuchen könne, das ungeborene Leben zu schützen. Daraus resultierte eines der längsten, aber – so Kritiker – auch eines der widersprüchlichsten Urteile in der Geschichte der Bundesrepublik.[3]

Der konservative Strafrechtler Herbert Tröndle (1919–2017) machte die Widersprüchlichkeit daran fest, dass die Natur des Beratungskonzepts unvereinbar mit der urteilseigenen verfassungsrechtlichen Prämisse sei: Die staatliche Schutzaufgabe, die entsprechend der Aussagen des Urteils wegen der Würde des Menschen auch dem ungeborenen Leben gelte, sei inkompatibel mit einem Beratungskonzept, aufgrund dessen der Staat das Weiterleben des Ungeborenen letztlich allein der nicht überprüfbaren Entscheidung der Schwangeren überlasse. Aus solchen inkompatiblen Voraussetzungen würden zwangsläufig Konsequenzen folgen, die sich nicht in unsere Rechtsordnung und Rechtsdogmatik integrieren ließen.[4] So legte das Bundesverfassungsgericht dem Gesetzgeber nahe, nicht indizierte und somit als rechtswidrig zu deklarierende Abtreibungen durch einen formalen Tatbestandsausschluss zu ermöglichen. Der Gesetzgeber folgte diesem Vorschlag, indem fast alle sonst typischen Rechtswidrigkeitswirkungen bei einer „beratenen Abtreibung" ausgeschlossen wurden: Wegfall der Strafe bei einer Tötungshandlung, Ausschluss der Nothilfe zugunsten des von Tötung bedrohten ungeborenen Kindes, Rechtswirksamkeit eines Vertrags zur Tötung durch den Arzt, Leistungen der Krankenkasse beispielsweise zu Voruntersuchungen und Nachbehandlungen, Finanzierung der Tötungshandlung bei Bedürftigkeit durch Sozialleistungen und deren Abwicklung durch die Krankenkassen, Anspruch auf Lohnfortzahlung bei Ausfall wegen der Tötungshandlung und staatliche

---

[2] Das Gericht verweist darauf, dass Erkenntnisse der medizinischen Anthropologie nahelegen, menschliches Leben entstünde mit der Verschmelzung von Ei und Samenzelle, betont jedoch, dass sich das Urteil auf die von Nidation bis zur Geburt definierten Schwangerschaft bezieht, in der sich das Ungeborene „nicht erst zum Menschen, sondern als Mensch entwickelt", vgl. BVerfGE 88, 203, 251–252.

[3] Vgl. Kluth (1999), S. 35.

[4] Vgl. Tröndle (1995), S. 46.

Sicherstellung von Einrichtungen zum Schwangerschaftsabbruch, die für jede Schwangere wohnortnah zu erreichen sind.[5]

Gewährung von Sozialhilfe für eine rechtswidrige Tat
Der Mannheimer Rechtsanwalt Wolfgang Philipp nannte als ersten und fundamentalen Bruch innerhalb der Argumentation des Bundesverfassungsgerichts die Gewährung von Sozialhilfe für rechtswidrige Abbrüche, weil es fundamental dem Rechtsstaatsprinzip widerspreche, wenn der Staat rechtswidriges und sogar verfassungswidriges Handeln fördere. Das Bundesverfassungsgericht begründete dieses Durchbrechen des Rechtsstaatsprinzips in der Notwendigkeit, die Wirksamkeit des Beratungskonzepts zu gewährleisten.[6] Da das Rechtsstaatsprinzip aber zu den Grundsätzen des Artikels 20 GG gehört, würde somit das Beratungskonzept über die Verfassung gestellt werden. Verfassungsdurchbrechungen durch den Gesetzgeber seien aber aufgrund der Vorerfahrungen der Weimarer Republik als Möglichkeit ausgeschlossen worden und auch dem Bundesverfassungsgericht würde dies in unserem Rechtssystem als unmöglich gelten, so *Philipp*.[7]

Außerdem knüpfen die Leistungen für Frauen bei Schwangerschaftsabbrüchen nicht an die Kriterien an, die sonst für Sozialhilfebedürftigkeit gelten: *Philipp* zeigte auf, dass eine Frau, die einen straflosen, aber rechtswidrigen Schwangerschaftsabbruch durchführen will, weit eher und unbürokratischer Zugriff auf staatliche Leistungen hat als eine Frau, die für ihren eigenen Lebensunterhalt Sozialhilfe beantragt, was abtreibungswillige Frauen gegenüber anderen in Not geratenen Frauen privilegiere.[8] *Spieker* sprach deswegen von „Sonderkonditionen bei der Gewährung von Sozialhilfe für die Finanzierung der Abtreibungskosten".[9]

Eine weitere Inkonsequenz in Bezug auf die Zahlung von Sozialhilfe für den Schwangerschaftsabbruch zeigt sich in der vermeintlichen Abschaffung des sogenannten „Reichenprivilegs". Ärzte forderten bei einer illegalen Abtreibung oftmals Risikoprämien zum Ausgleich des Strafrisikos. Somit war es finanziell schwach aufgestellten Frauen im Vergleich zu wohlhabenderen Schwangeren schwerer möglich gewesen, eine (ärztliche) Abtreibung durchführen zu lassen.

---

[5] Vgl. Beckmann (1995), S. 32.

[6] Vgl. BVerfGE 88, 203, 270, 279–280.

[7] Vgl. Philipp (1996), S. 51–52.

[8] Beispielsweise darf die Frau – im Gegensatz zur regulären Sozialhilfe – bei einem Schwangerschaftsabbruch nicht auf Unterhaltsverpflichtungen des Ehemanns beziehungsweise des Erzeugers des Kindes verwiesen werden und auch die Einkommensgrenze für die Gewährung der Sozialleistung ist eine andere, vgl. Philipp (1996), S 53; BVerfGE 88, 203, 317, 322 und §§ 19–24 SchKG.

[9] Spieker (1997), S. 26.

Ein wichtiges Argument für eine Liberalisierung des Schwangerschaftsabbruchs und die Zahlung von Sozialhilfe für Schwangere in finanzieller Not war folglich die Beseitigung dieser Privilegierung wohlhabender Frauen. Zwar ermöglicht nun die Zahlung von Sozialhilfe jeder Frau die finanzielle Möglichkeit einer Abtreibung bis zu zwölf Wochen nach Befruchtung, jedoch schaffte bereits die Gesetzeslage von 1976 ein neues Reichenprivileg, welches im *Schwangeren- und Familienhilfeänderungsgesetz* von 1995 Fortsetzung erfuhr[10]: Die Schwangere ist bis zu der 22. Schwangerschaftswoche wegen eines Abbruchs nicht strafbar, der Arzt schon. Nach Auffassung der Staatsrechtlerin Ruth Esser liegt es nahe, dass ein Arzt in einem solchen Fall häufig nur durch finanzielle Anreize zu einer Abtreibung bewegt werden kann[11] – oder die Frau unter erhöhtem Kostenaufwand ins Ausland fahren muss.[12] *Rüfner* wies ferner darauf hin, dass durch den Versuch, wohlhabenden wie auch finanziell schwach aufgestellten Frauen in gleicher Weise einen Schwangerschaftsabbruch zu ermöglichen, eine sonst gemeinhin abgelehnte Gleichheit im Unrecht geschaffen werde.[13] Aufgrund von Armut sollte der Staat einer Person jedoch nicht zu einer rechtswidrigen Tat verhelfen, nur weil ein Reicher diese ohne Hilfe des Staates aufgrund seiner finanziellen Ressourcen aus eigener Kraft begehen kann.

Lohnfortzahlung bei Schwangerschaftsabbruch

Das Bundesverfassungsgericht betrachtete in seinem Urteil von 1993 die Fortzahlung des Arbeitsentgeltes einer schwangeren Arbeitnehmerin in allen Fällen von nicht mit Strafe bedrohten Schwangerschaftsabbrüchen als verfassungsrechtlich nicht zu beanstanden. Der Arbeitgeber hat somit der Schwangeren auch in der Zeit, in der sie wegen Begehen einer rechtswidrigen Tat ausfällt, Lohn zu zahlen.[14] *Philipp* kritisierte daran, dass damit das Verfassungsgericht die Lohnfortzahlung bei Ausfall wegen eines Schwangerschaftsabbruchs nach gleichem

---

[10] Vgl. § 218a Abs. 4 StGB.

[11] Mit den Konsequenzen eines derartigen, tragischen Falls beschäftigte sich beispielsweise am 30. Juli 2003 das Landgericht Essen: Eine Schwangere vereinbarte im Jahr 2001 mit einem niedergelassenen Gynäkologen einen illegalen Schwangerschaftsabbruch um die 20.Schwangerschaftswoche für eine Zahlung von 1.000 DM. Nach Komplikationen brach der Arzt die Interruptio ab und veranlasste, die Frau in ein Krankenhaus einliefern zu lassen, wo sie notfallmäßig versorgt wurde. Das Gericht hielt den Arzt entsprechend § 218 Abs. 2 Satz 2 Nr. 2 StGB für schuldig und ordnete ferner ein lebenslanges Berufsverbot nach § 70 StGB an, vgl. ZfL (2003b), S. 140–141.

[12] Vgl. Esser (1993), S. 4.

[13] Vgl. Rüfner (1993), S. 24.

[14] Vgl. BVerfGE 88, 203, 205.

Muster etabliere, wie auch schon die Sozialhilfe für Abtreibungen: Die Unrechts-konsequenzen einer rechtswidrigen Tat blieben nicht nur aus, die Tat werde sogar subventioniert. Dabei gehe das Bundesverfassungsgericht noch einen Schritt wei-ter als bei der Sozialhilfe, indem bei der Lohnfortzahlung nicht einmal eine wirtschaftliche Bedürftigkeit verlangt werde. Besonders kritisch sah er außerdem die Ausdehnung der Förderung einer Unrechtshandlung auf den Arbeitgeber und somit auf eine unbeteiligte Privatperson. Im Gegensatz dazu bleibe der Erzeuger des Kindes von jeglicher Inpflichtnahme verschont, obgleich dieser im Gegensatz zum Arbeitgeber eine direkte Mitverantwortung trage.[15]

Leistungen von Krankenkassen für den Schwangerschaftsabbruch
In Bezug auf die Finanzierung von Schwangerschaftsabbrüchen unterschied das Bundesverfassungsgericht in seinem Urteil von 1993 zwischen „beratenen Abbrü-chen" und „indizierten Abtreibungen". Letztere definierte das Gericht erstmals in der deutschen Rechtsgeschichte als rechtmäßige Eingriffe[16], weswegen sie von den Krankenkassen bezahlt werden. Abtreibungen aufgrund der Beratungsrege-lung wurden jedoch als rechtswidrig eingestuft und dürfen deswegen nicht als Leistung der gesetzlichen Krankenkasse erbracht werden: „Der Rechtsstaat darf eine Tötungshandlung nur zum Gegenstand seiner Finanzierung machen, wenn sie rechtmäßig ist und der Staat sich der Rechtmäßigkeit mit rechtsstaatlicher Verlässlichkeit vergewissert hat."[17] Tröndle wies darauf hin, dass dies in Anbe-tracht der sonst so zahlreichen Inkonsequenzen hinsichtlich der Unrechtsfolgen von Abtreibungen den einzigen Aspekt darstelle, bei dem in der Neuregelung des Schwangerschaftsabbruchs von 1995 aufgrund des Urteils von 1993 eine folge-richtige Konsequenz aus der rechtswidrigen Tat des Schwangerschaftsabbruchs gezogen worden sei.[18]

Doch trotz der an dieser Stelle in sich schlüssigen Argumentation und logischen Schlussfolgerung gibt es Angriffspunkte an der Begründung des Bun-desverfassungsgerichts: Die Richter hatten in ihrem Urteil vom 28. Mai 1993 sta-tuiert, dass die Rechtswidrigkeit von Schwangerschaftsabbrüchen nicht zwingend im Strafrecht zum Ausdruck kommen müsse, weil dies auch an anderer Stelle der Rechtsordnung in geeigneter Weise möglich sei.[19] Offensichtlich sahen die Rich-ter eine solche Ausdrucksmöglichkeit in Bezug auf die Krankenkassenleistungen

---

[15] Vgl. Philipp (1996), S. 54.

[16] Vgl. Klawki (1993), S. 42 und BVerfGE 88, 203, 272. Siehe auch Abschnitt 4.2.

[17] BVerfGE 88, 203, 315.

[18] Vgl. Tröndle (1995), S. 49–50.

[19] Vgl. BVerfGE 88, 203, 279.

als erforderlich an, denn sie merkten an, dass eine solche „Nichtgewährung von Sozialleistungen" immerhin „begrenzt geeignet ist, ein rechtliches Unwerturteil über einen Sachverhalt zu verdeutlichen".[20] *Beckmann* kritisierte diese Argumentation, indem er herausstellte, dass nur weil ein Verhalten nicht staatlich gefördert werde, es nicht automatisch verboten sei beziehungsweise rechtliche Missbilligung erfahre. Somit sei zu hinterfragen, ob der Unrechtscharakter rechtswidriger Abtreibungen durch den Ausschluss ihrer Finanzierung durch die Krankenkassen ausreichend zur Geltung gebracht werde.[21] Außerdem werde jene fragwürdige „Verdeutlichung des Unwerturteils" wiederum dadurch relativiert, dass nur die unmittelbaren Abtreibungsleistungen von den Krankenkassen nicht übernommen würden, Voruntersuchungen und komplikationsbedingte Nachbehandlungen aber schon.[22] *Philipp* wies ferner darauf hin, dass der Gesetzgeber die vom Bundesverfassungsgericht geforderte Nichtbeteiligung der Krankenkassen wieder aufgeweicht habe, indem er diese doch wieder zur Abwicklung der von den Ländern getragenen Abtreibungskosten einspanne[23]: Die Krankenkassen übernehmen zunächst die Abtreibungskosten und bekommen diese dann von den jeweiligen Bundesländern und deren zuständigen Behörden zurückerstattet.[24]

Der Vertrag zwischen Krankenhaus und abtreibungswilliger Frau: Ein Vertrag zu Lasten eines Dritten
Ein weiterer Widerspruch findet sich in Bezug auf den Behandlungsvertrag, der zwischen der Abtreibungswilligen und dem Arzt beziehungsweise dem Krankenhaus geschlossen wird. Verträge, die zu Lasten eines Dritten gehen oder gar eine Tötungsabrede darstellen, verbietet das Gesetz normalerweise.[25] Dem Kind wird verfassungsrechtlich zwar Menschenwürde zugestanden, allerdings werden Verträge, die durch einen rechtswidrigen, aber straffreien Schwangerschaftsabbruch sein Leben bedrohen, als legal betrachtet und die für derartige Fälle sonst geltenden Paragrafen des Bürgerlichen Gesetzbuches (BGB) insoweit nicht angewendet.[26] Der Vertrag zwischen abtreibungswilliger Frau und Arzt ist also wirksam, und der Arzt handelt nicht rechtswidrig, auch wenn die vertraglich geregelte Tat der Abtreibung als Tötungshandlung rechtswidrig ist. Nach *Rüfner*

---

[20] BVerfGE 88, 203, 319.
[21] Vgl. Beckmann (1995), S. 32.
[22] Vgl. § 24b Abs. 3, 4 SGB V.
[23] Vgl. Philipp (1996), S. 53.
[24] Vgl. §§ 19–22 SchKG.
[25] Vgl. §§ 134, 138 BGB.
[26] Vgl. BVerfGE 88, 203, 295.

nimmt das Bundesverfassungsgericht unter Preisgabe der Einheit der Rechtsordnung einen derartigen Bruch in seiner Argumentation hin, um Hindernisse, die den Erfolg des Beratungskonzepts in Frage stellen könnten, auszuräumen.[27] Auch *Philipp* kam zu der Schlussfolgerung, dass man ein solches Vorgehen nur erklären könne „wenn man dem Beratungskonzept einen Rang einräumt, der jenseits des Rechtsstaatsprinzips alles erlaubt."[28] Dass die Wirksamkeit solcher Verträge weitere, weitreichende Folgen für die Vertragsteilnehmer und das (ungeborene) Kind haben kann, beispielsweise wenn das Baby bei einer misslungenen Abtreibung überlebt, wird in Abschnitt 7.2 und Abschnitt 8.3 weiter ausgeführt.

Staatlicher Sicherstellungsauftrag der Infrastruktur einer rechtswidrigen Tat
Das *Schwangeren- und Familienhilfegesetz* von 1992 hatte die einzelnen Bundesländer verpflichtet ein ausreichendes und flächendeckendes Angebot sowohl ambulanter als auch stationärer Einrichtungen zur Vornahme von Schwangerschaftsabbrüchen sicherzustellen.[29] In seinem Urteil vom 28. Mai 1993 wertete das Bundesverfassungsgericht dieses zwar als ein unzulässiges Eingreifen in die Länderkompetenzen, inhaltlich beanstandete es die staatliche Sicherstellung der Infrastruktur einer rechtswidrigen Tat jedoch nicht. Das Gericht segnete einen solchen Sicherstellungsauftrag sogar als Staatsaufgabe ab, indem es dem Gesetzgeber vorschlug, er könne diesen „zum Inhalt der öffentlichen Fürsorge im Sinne des Art. 74 Nr. 7 GG machen".[30] Ein und dasselbe Urteil dekretiert also, dass dem Ungeborenen in gleichem Maß Menschenwürde sowie das Recht auf Leben wie dem geborenen Menschen zukomme, spricht aber zugleich davon, dass der Staat im Rahmen der öffentlichen Fürsorge ausreichend und flächendeckend Abtreibungsmöglichkeiten zur Verfügung zu stellen habe, um jeder Schwangeren die Tötung ihres Ungeborenen zu ermöglichen. Kritiker sehen darin – wie schon bei den Widersprüchlichkeiten hinsichtlich der Sozialhilfe, der Lohnfortzahlung und der Rechtmäßigkeit von Verträgen bei Schwangerschaftsabbrüchen – eine dem Grundgesetz übergeordnete Notwendigkeit, um dem Beratungskonzept zur Wirksamkeit zu verhelfen.[31]

---

[27] Vgl. Rüfner (1993), S. 23.
[28] Philipp (1996), S. 54.
[29] Vgl. BGBl. I 1992, S. 1404.
[30] BVerfGE 88, 203, 331.
[31] Vgl. Philipp (1996), S. 55.

Erlaubte Beihilfe zu einer rechtswidrigen Tat
In der deutschen Rechtsordnung verbietet es sich, jemandem bei einer rechtswidrigen Tat Hilfe zu leisten.[32] Da der Schwangerschaftsabbruch rechtswidrig ist, werden folgerichtig auch das Inverkehrbringen von Abtreibungsmitteln und die Werbung für den Schwangerschaftsabbruch verboten.[33] *Tröndle* machte darauf aufmerksam, dass im Beratungskonzept jedoch von diesem Grundsatz abgewichen werde: Voraussetzung für eine straffreie, rechtswidrige Abtreibung ist die erfolgte Beratung. Dabei wird ein Beratungsschein ausgestellt, mit dem die rechtswidrige Abtreibung straffrei durchgeführt werden kann. *Tröndle* folgerte, dass somit die Scheinausstellung Beihilfecharakter für eine rechtswidrige Tat habe und dementsprechend ebenso rechtswidrig sein müsse. Der Scheinaussteller müsse sich bewusst sein, dass er dem Täter das entscheidende Tatmittel an die Hand gebe, also Beihilfe für eine rechtswidrige Tat leiste. Auf jedem anderen Rechtsgebiet läge die Strafbarkeit der Beihilfe auf der Hand. *Tröndle* verglich diese rechtliche Inkonsequenz mit einem Pförtner, der den Einbrecher zwar dahingehend berate, nicht einzubrechen, ihm dann aber doch die Schlüssel aushändige.[34]

Verhinderung von Nothilfe zugunsten des Kindes
Notwehr ist nach § 32 StGB jene Verteidigung, die erforderlich ist, um einen gegenwärtigen rechtswidrigen Angriff von sich abzuwehren. Nothilfe ist eine Notwehrhandlung, bei der der Angegriffene nicht der Handelnde selbst, sondern ein Dritter ist. Um im Sinne der Notwehr nicht rechtswidrig zu handeln, muss eine Notwehrlage vorliegen. Diese ist dann gegeben, wenn ein gegenwärtiger und rechtswidriger Angriff auf ein Rechtsgut vorliegt, wobei Rechtsgüter alle rechtlich geschützten Interessen sind.[35] Obwohl manche Fachleute darüber uneins sind, ob das Ungeborene juristisch gesehen ein Rechtsgut ist und ob somit Nothilfe rechtlich überhaupt infrage kommt[36], sah es das Bundesverfassungsgericht und in der Folge auch der Gesetzgeber offensichtlich als Rechtsgut an oder wollte zumindest für die Möglichkeit, dass es als solches betrachtet werden könnte, sicherstellen, dass es von möglicher Nothilfe ausgeschlossen ist. So stellt das Urteil vom 28. Mai 1993 explizit klar, „dass gegen das Handeln der Frau und des Arztes

---

[32] Vgl. § 27 StGB.

[33] Vgl. §§ 219a, 219b StGB.

[34] Vgl. Tröndle (1997), S. 52–53.

[35] Vgl. Schannath (2020), S. 348. Vgl. auch § 227 BGB und § 15 OWiG.

[36] Vgl. Lesch (2001), S. 2–5.

von Dritten Nothilfe zugunsten des Ungeborenen nicht geleistet werden kann."[37] Da jedoch das Urteil deutlich davon spricht, dass auch dem Ungeborenen Menschenwürde und Recht auf Leben zukommen – die einen verfassungsrechtlichen Höchstwert haben – und der Schwangerschaftsabbruch eine rechtswidrige Tat darstellt, so wäre die Möglichkeit Nothilfe zugunsten des Ungeborenen leisten zu dürfen eigentlich die zwingende Schlussfolgerung. Der Ausschluss einer solchen Option hingegen ist widersprüchlich beziehungsweise inkonsequent, aber für die Wirksamkeit des Beratungskonzepts erforderlich. Andernfalls könnte ein Vater Maßnahmen ergreifen, um zu versuchen, sein ungeborenes Kind vor dem Tod zu retten und die Schwangere, obgleich sie sich gesetzeskonform hat beraten lassen, vom Abbruch abhalten oder die Tat durch einen Angriff auf den durchführenden Arzt oder sein Praxisinventar verhindern. Doch genau das will man im Beratungskonzept nicht sehen, da es der Schwangeren konzeptbedingt einräumt, straffrei und ungehindert abtreiben zu können.

Die bisherigen Ausführungen zeigen, dass hinsichtlich des „beratenen" Schwangerschaftsabbruchs – mit Ausnahme von Krankenkassenleistungen für die direkten Abtreibungskosten – alle Folgewirkungen von Unrecht ausgenommen wurden und der Schwangerschaftsabbruch somit zwar als rechtswidrig bezeichnet, aber weitgehend als rechtmäßig behandelt wird.[38]

5.2 Die Aufgabe des individuellen Schutzanspruchs zugunsten des Selbstbestimmungsrechts der Frau

Eine weitere rechtliche Ungereimtheit, bei der es sich zwar nicht um eine ausbleibende Unrechtsfolge handelt, die aber dennoch von tiefgreifender Bedeutung für das Verständnis der Rechtsordnung ist, liegt ebenfalls in der Natur des Beratungskonzepts begründet: Eine Fristenregelung, die mittels der vorgeschalteten Pflichtberatung versucht, Frauen auf freiwilliger Basis von einer Fortsetzung der Schwangerschaft zu überzeugen, ermöglicht zwangsläufig die Tötung einer ungewissen Anzahl ungeborener Kinder, denen nach der gescheiterten Beratung kein weiterer staatlicher Schutz mehr gewährt wird. Das Beratungskonzept, demgemäß die Schwangere innerhalb der ersten zwölf Wochen nach Befruchtung keine Sanktionen für einen Abbruch zu befürchten hat, nimmt also bewusst in Kauf, zahllose ungeborene Kinder zu opfern, um zu versuchen, dadurch andere Kinder zu retten. Dabei wird allerdings der individuelle Schutzanspruch jedes einzelnen

---

[37] BVerfGE 88, 203, 279.
[38] Vgl. Tröndle (1995), S. 49.

Kindes übergangen, und es etabliert sich das unserem Rechtsverständnis sonst fremde utilitaristische Prinzip, Leben gegen Leben aufzuwiegen.[39]

Auch *Tröndle* sah darin den Bruch mit einer Rechtskultur, in welcher der Schutz jedes einzelnen Menschen wichtig ist und nicht nur ein allgemeiner Schutz.[40] Nach *Spieker* schafft das Beratungsschutzkonzept eine Ordnung, die genau das Gegenteil ihres ursprünglich propagierten Anspruchs bewirkt: Anstatt das Leben Ungeborener besser zu schützen, stelle es lediglich die autonome Entscheidung der Schwangeren beziehungsweise den Willen des sie bedrängenden Umfeldes sicher.[41] Dies habe zur Folge, dass es nicht mehr um den Schutz des Lebens jedes einzelnen Menschen gehe, sondern um ein diesem übergeordneten Selbstbestimmungsrecht der Schwangeren. Das Selbstbestimmungsrecht habe aber dort seine Grenze, wo grundlegende Rechte Dritter darunter leiden.[42] Das Bundesverfassungsgericht stellte zwar klar, dem Ungeborenen kämen die Grundrechte der Menschenwürde und des Rechts auf Leben zu, akzeptiert jedoch, dass diese im Beratungskonzept hinter die selbstbestimmte Entscheidung der Schwangeren zurücktreten.[43] *Spieker* nannte die Selbstbestimmung ein hohes Gut, das allerdings seinen Platz zeitlich vor dem Zeugungsakt habe und nicht danach. Andernfalls zerstöre es als Recht zum Töten jeden Rechtsstaat. Dieser habe durch die Einführung einer Fristenregelung, die die besagte rechtliche Inkompatibilität zwangsläufig beinhaltet, seine Kapitulation eingeleitet, was er jedoch mittels der wohlklingenden Beratungspflicht versuche zu verbergen.[44]

5.3   Widersprüchlichkeiten im Urteil des Bundesverfassungsgerichts zum bayerischen Sonderweg

Auch das dritte Urteil des Bundesverfassungsgerichts vom 27. Oktober 1998, das sich mit dem bayerischen Sonderweg befasste, weist die bisherigen Inkonsequenzen und Widersprüche auf dem Rechtsgebiet des Schwangerschaftsabbruchs auf. Kritiker warfen dem Gericht vor, die Unstimmigkeiten sogar weiter verschärft

---

[39] Vgl. Büchner B (1994a), S. 2–3, 5.

[40] Vgl. Tröndle (1995), S. 47.

[41] Vgl. Spieker (1997), S. 27.

[42] Vgl. Weinacht (1999), S. 34.

[43] Das Bundesverfassungsgericht spricht diesbezüglich von „Überlassen einer Letztverantwortung" an die Schwangere, vgl. BVerfGE 88, 203, 268.

[44] Vgl. Spieker (1997), S. 27 und Spieker (1999), S. 4.

und neue Brüche in der Rechtsordnung geschaffen zu haben. Zu nennen ist die Legitimation einer rechtswidrigen Tat als Teil der Berufsfreiheit, die Ausweitung der Bundeskompetenz gegenüber den Länderkompetenzen, das Ignorieren einer gebotenen Überprüfung der bundesrechtlichen Norm auf Verfassungsmäßigkeit (Inzidentkontrolle) und das Missachten des gebotenen Vorgehens bei unterschiedlichen Auffassungen der beiden Senate des Bundesverfassungsgerichts (Plenumsentscheidung).

Der Schwangerschaftsabbruch als Teil der ärztlichen Berufsfreiheit
Wie in Abschnitt 4.4 dargestellt, wollte der Freistaat Bayern die Einnahmen von Ärzten und medizinischen Einrichtungen durch Schwangerschaftsabbrüche begrenzen. Dem widersprach das Bundesverfassungsgericht, weil dies einen Eingriff in die grundgesetzliche Berufsfreiheit darstelle.[45] *Hillgruber* stellte heraus, dass infolge der verfassungsmäßigen Rechtswidrigkeit des Schwangerschaftsabbruchs auch die berufliche Durchführung von Abbrüchen als rechtswidrig zu qualifizieren sei, ansonsten ergäben sich Wertungswidersprüche. Aus der unausweichlichen Konsequenz, dass gewisse Ausnahmen von normalen Folgerungen in der Rechtsprechung gemacht werden, wie zum Beispiel privatrechtlich gültige Verträge trotz rechtswidriger Handlung, lasse sich nicht gleichfalls schließen, dass durch die Beschränkung der Einnahmen durch Schwangerschaftsabbrüche die Berufsfreiheit eingeschränkt würde. Gewisse Einschränkungen der rechtlichen Folgewirkungen bei Durchführung eines rechtswidrigen Schwangerschaftsabbruchs seien für die Funktion des Beratungskonzepts zwar notwendig, die Durchführung von rechtswidrigen Schwangerschaftsabbrüchen zum Bestreiten des Lebensunterhalts als Teil des Berufsrechts zu deklarieren, könne aber nicht damit begründet werden, für die Wirksamkeit des Beratungskonzepts notwendig zu sein.[46]
Das Gericht zog jedoch keine derartige Schlussfolgerung und legitimierte hingegen die gewerbsmäßige Abtreibung ungeborener Kinder ohne Mengenbegrenzung als notwendigen Bestandteil des Schutzkonzepts für das ungeborene Leben und im Rahmen der grundgesetzlichen Berufsfreiheit von Ärzten.[47] *Beckmann* fand für diese Inkonsequenz der Rechtsprechung drastische Worte: „Die rechtswidrige Tötung ungeborener Kinder bleibt nicht nur straflos, sondern wird

---

[45] Vgl. BVerfGE 98, 265, 297.

[46] In Fällen von Abbrüchen mit Indikation, also rechtmäßigen Abbrüchen, müsse nach *Hillgruber* jedoch folgerichtig das Berufsrecht beachtet werden und ein Gesetzesvorhaben am Maßstab des Art. 12 Abs. 1 Satz 2 GG gemessen werden, vgl. Hillgruber (2000), S. 50–51.

[47] Vgl. Rüfner (1999), S. 39 und BVerfGE 98, 265, 297.

zum Gegenstand der ärztlichen Berufsfreiheit hochstilisiert. Dadurch wird die Entscheidung von 1993 zur sogenannten Beratungsregelung deutlich in den Schatten gestellt. Hatte man damals das Unrecht der Tötung ungeborener Kinder von allen Unrechtswirkungen befreit, wird dieses Unrecht jetzt sogar zum Grundrecht."[48]

Ausweitung der Bundeskompetenz gegenüber den Länderkompetenzen
Bei der Regelung des Schwangerschaftsabbruchs handelt es sich um eine Verzahnung verschiedener Rechtsgebiete, die teilweise in den Kompetenzbereich des Bundes, teilweise in den der Länder fallen. Der Freistaat Bayern begründete seine Sonderregelung damit, von seiner Landeskompetenz Gebrauch zu machen, da das Bundesgesetz auf diesem Felde Lücken gelassen habe.[49] Diese Lücken seien vom Landesgesetzgeber zu füllen, weil sonst das Bundesgesetz nicht den verfassungsrechtlichen Maßstäben gemäß dem Urteil des Bundesverfassungsgerichts von 1993 genüge.[50]

Das Bundesverfassungsgericht beendete in seinem Urteil von 1998 dennoch den bayerischen Sonderweg mit der Begründung, das Bundesgesetz zum Schwangerschaftsabbruch von 1995 lasse keinen Spielraum, und als eine erschöpfend konzipierte Regelung des Bundes habe es eine Sperrwirkung für ergänzendes Landesrecht, auch wenn die Länder das Bundesgesetz als unzureichend betrachteten.[51] Im Sinne einer gemeinsamen Regelung habe der Bund die Kompetenz, in die Landeskompetenz einzugreifen. In Bezug auf die angeblichen Lücken der Bundesgesetzgebung urteilte das Gericht, dass auch ein erkennbarer, absichtsvoller Regelungsverzicht eine Sperrwirkung für die Ausübung der Kompetenz der Länder haben könne. Dieser absichtsvolle Regelungsverzicht sei aus der Entstehungsgeschichte des Gesetzes hinreichend deutlich erkennbar.[52]

---

[48] Beckmann (1998b), S. 38.

[49] Vgl. Hillgruber (2000), S. 49. *Hillgruber* weist darauf hin, dass der Bund in Bezug auf die Regelung zum Schwangerschaftsabbruch keine berufsrechtlichen Regelungen getroffen habe, die den Ländern konkret ihre Kompetenz auf diesem Gebiet vorweggenommen hätten. Dies nahm der bayerische Gesetzgeber als Anlass, an dieser Stelle ergänzende Regelungen zu erlassen, vgl. Hillgruber (2000), S. 51–52.

[50] Siehe Abschnitt 4.4.

[51] Vgl. Rüfner (1999), S. 40.

[52] Im Sondervotum der drei unterlegenen Richter wird diese Argumentation als Spekulation beanstandet: Es sähe vielmehr danach aus, dass der Bundesgesetzgeber Raum gelassen habe, da er sich an dieser Stelle als nicht kompetent betrachtete. Auch das 2. Fristenregelungsurteil spricht nirgendwo von einem solchen Eingriff in die Länderkompetenz, vgl. Hillgruber (2000), S. 52 und BVerfGE 98, 265, 331 ff.

Der Bundesgesetzgeber habe in seiner Regelung also vermeiden wollen, dass das Schutzkonzept für weitere Ergänzungen offenbleibe.[53]

Rüfner wies darauf hin, dass eigentlich der Umkehrschluss dieser Aussage des Bundesverfassungsgerichts verfassungsrechtlich richtig wäre: Wenn der Bundesgesetzgeber den Schutz für ein Rechtsgut zurücknehmen will, müsse der Landesgesetzgeber für adäquaten Schutz sorgen. Außerdem kritisierte er, dass das Bundesverfassungsgericht aus der Bundeskompetenz des Strafrechts die Kompetenz für die Sachregelung einer erfolgreichen Durchsetzung des Beratungskonzepts ableite. Doch rechtspolitische Entscheidungen über die Strafwürdigkeit rechtfertigen – laut *Rüfner* – allein noch keine Verschiebung der Kompetenzen.[54] Auch die drei in der Entscheidung des 1. Senats unterlegenen Verfassungsrichter kritisierten dies in ihrem Sondervotum und mahnten an, dass zugunsten anderer Konzepte der Bund auch in Zukunft die Grenzen seiner Kompetenz versetzen könne, was gegen das Bundesstaatsprinzip verstoße.[55] Ähnlich betitelte die *Frankfurter Allgemeine Zeitung* am 29. Oktober 1998 die Karlsruher Entscheidung als „Einladung zur Kompetenzausweitung"[56], und auch im *Spiegel* kamen die verfassungsrechtlichen Widersprüche des Urteils zum Ausdruck: „Reichlich dünn ist der Versuch der liberalen Richtermehrheit, die Verfassungsdogmatik gegen Bayern und seine Lebensschützer passend zu machen."[57]

Missachtung einer gebotenen Inzidentkontrolle beziehungsweise Plenumsentscheidung

Juristisch stellt sich die Frage, ob ein Bundesgesetz auch eine Sperrwirkung hat, wenn ein erweiterndes Landesgesetz die Verfassungswidrigkeit des Bundesgesetzes ausgleicht. Wie bereits oben beschrieben, lautete so die Argumentation des Freistaats Bayern, der den absichtsvollen und dem 2. Fristenregelungsurteil nicht nachkommenden Regelungsverzicht als verfassungswidrig ansah. Die bayerische Sonderregelung fülle diesen Mangel, und das Bundesgesetz könne wegen seiner Verfassungswidrigkeit keine Sperrwirkung für das bayerische Gesetz haben. Die Mehrheit des 1. Senats des Bundesverfassungsgerichts weigerte sich jedoch, die Verfassungsmäßigkeit des Regelungsverzichts seitens des Bundes zu prüfen. Es betonte, eine solche Inzidentkontrolle, also eine Prüfung auf Verfassungsmäßigkeit des dem Urteil zugrundeliegenden Gesetzes, könne nicht durchgeführt

---

[53] Vgl. Hillgruber (2000), S. 51–52.
[54] Vgl. Rüfner (1999), S. 42.
[55] Vgl. BVerfGE 98, 265, 347.
[56] Gelinsky (1998), S. 16.
[57] Der Spiegel (1998), S. 118.

werden, da es sich in diesem Fall um eine Beurteilung der Gesetzgeberkompetenzen handele. Würde man hier eine Inzidentprüfung zulassen, so wären die Länder immer im Stande, sich einer Bundesregelung mit der Behauptung, sie sei verfassungswidrig, zu entziehen und könnten so die Kompetenzverteilungsordnung missachten. Um das zugrundeliegende Gesetz verfassungsrechtlich in Frage zu stellen, müsse ein gesondertes Verfahren im Rahmen einer abstrakten oder konkreten Normenkontrolle stattfinden.[58]

Hillgruber stimmte zwar zu, dass ein Landesgesetzgeber nicht ohne eigene Kompetenz die kompetenzgemäß getroffenen Entscheidungen des Bundesgesetzgebers nachbessern dürfe, doch hält er für den Fall des bayerischen Sonderwegs entgegen, dass es hierbei keineswegs einen Kompetenzmangel gegeben habe: Die Kompetenz liege beim Berufsrecht nämlich klar auf der Seite des Freistaats Bayern, und folglich sei es fragwürdig, ob die Gesamtregelung des Bundes die Länder an dieser Stelle verdrängen dürfe. Zudem sei nicht deutlich ersichtlich, dass das Bundesgesetz dies überhaupt beabsichtigt habe.[59] *Hillgruber* vertrat die Meinung, dass das Bundesverfassungsgericht deswegen bezüglich der aufgeworfenen Frage über die Verfassungsmäßigkeit der Bundesregelung sehr wohl Rechtsklarheit hätte schaffen müssen. Dass der 1. Senat das nicht tat, sei darauf zurückzuführen, dass die Bundesregelung entsprechend dem Urteil des 2. Senats von 1993 entweder als verfassungswidrig zu erklären gewesen sei oder – wollte das Gericht von dem Urteil des 2. Senats abweichen – gemäß dem *Bundesverfassungsgerichtsgesetz* das Plenum einzuberufen gewesen sei.[60] Um das zu vermeiden, ignoriere der 1. Senat jedoch die verfassungsgerichtliche Kontrollpflicht. Wie schon bei der „Kind-als-Schaden-Entscheidung" ein knappes Jahr zuvor[61] unterlaufe der 1. Senat damit eine gebotene Plenumsentscheidung, was *Hillgruber* als eine „skandalöse Vorgehensweise" und „beispiellose Rechtsverweigerung" des Gerichts bezeichnete.[62] Auch *Rüfner* betonte, dass die Inzidentkontrolle „um der Rechtssicherheit willen zu den Grundlagen des Verfassungsrechts" gehöre und das Bundesverfassungsgericht dieses ignoriere, wenn es das Landesrecht an Bundesrecht misst, ohne dessen Gültigkeit zu prüfen.[63]

---

[58] Vgl. BVerfGE 98, 265, 318–319.

[59] Vgl. Hillgruber (2000), S. 53.

[60] Vgl. § 16 BVerfGG.

[61] Siehe Abschnitt 8.3.

[62] Vgl. Hillgruber (2000), S. 54–55.

[63] Vgl. Rüfner (1999), S. 41.

5.4 Der juristische Umgang mit dem Recht auf freie Meinungsäußerung als Folgeschwierigkeit des geltenden Abtreibungsrechts

Rüfner wies 1999 darauf hin, dass die inkonsequenten Regelungen des Abtreibungsstrafrechts zu immer weiteren Schwierigkeiten führen würden, welche die Rechtsordnung in Frage stellten und in weiterer Konsequenz tiefgreifende Auswirkungen auf das Verfassungsrecht erwarten ließen.[64] Eine dieser Schwierigkeiten, mit denen sich die Gerichte als Folgeerscheinung auf die neue Gesetzgebung zum Schwangerschaftsabbruch auseinanderzusetzen hatten, war das Thema der freien Meinungsäußerung in Bezug auf den Schwangerschaftsabbruch.

Ausgangspunkt für zahlreiche Verfahren, die sich dieser Thematik annahmen, waren insbesondere Protestaktionen von Abtreibungsgegnern, die in unmittelbarer Nähe von Abtreibungsmöglichkeiten und in konkretem Bezug auf diese Einrichtungen Passanten mit einer mal mehr, mal weniger drastischen Wortwahl in Flugblättern auf die Rechtswidrigkeit von Schwangerschaftsabbrüchen hinwiesen: Die angeklagten Abtreibungsgegner betrachteten es unter anderem als ihr Recht auf freie Meinungsäußerung, die Situation in Bezug auf Schwangerschaftsabbrüche mit dem Holocaust zu vergleichen, Abtreibungsärzte „Berufskiller" zu nennen und darüber aufzuklären, dass in der jeweiligen Einrichtung rechtswidrige Schwangerschaftsabbrüche durchgeführt würden. Die verschiedenen Gerichte und Instanzen, die hinsichtlich dieser Fragestellung angerufen wurden, urteilten unterschiedlich: Mal wurden die Angeklagten für ihre Aussagen und Protestaktionen verurteilt, an anderer Stelle befand das Gericht die Meinungsäußerung als zulässig.

Trotz der teils gegensätzlichen Urteile kristallisierte sich im Verlauf der Jahre heraus, dass auf dem Gebiet des Schwangerschaftsabbruchs nicht alles offen gesagt werden darf, wie an folgenden Beispielen verdeutlicht werden kann: Am 6. September 1999 befand das Bundesverfassungsgericht die Verurteilung eines Abtreibungsgegners wegen Schmähkritik[65] für verfassungsgemäß und bewertete die Kritik an Abtreibungen als „Kampf gegen vermeintliches Unrecht".[66] Kritiker erstaunte dies, denn das Gericht hatte selbst Abtreibungen in seinem Urteil von 1993 als Unrecht bezeichnet. Faktisch handele es sich also nicht

---

[64] Vgl. Rüfner (1999), S. 43.

[65] Der Verurteilte hatte einen Arzt in Flugblättern unter anderem als „Berufskiller" bezeichnet.

[66] BVerfG, Beschluss vom 6. September 1999 – 1 BvR 1204/99.

um vermeintliches Unrecht, sondern um wirkliches, höchstrichterlich definiertes Unrecht. Außerdem messe das Gericht mit unterschiedlichem Maß, wenn man den Beschluss mit dem Soldatenurteil vom 10. Oktober 1995 vergleiche[67]: Soldaten dürften als Mörder bezeichnet werden, Ärzte, die Abtreibungen durchführen, nicht. Dabei entstehe der Eindruck, das Bundesverfassungsgericht bewerte unterschiedlich – je nach weltanschaulichem Hintergrund: Bei Pazifisten im Soldatenurteil nehme man an, es gehe ihnen um die Sache, bei vergleichbaren Äußerungen von Lebensrechtlern werde hingegen unterstellt, es gehe um persönliche Kränkung einer Person. Diese Widersprüchlichkeit verschiedener Urteile sei für die Rechtssicherheit äußert verhängnisvoll.[68]

Ähnliche Probleme sehen Kritiker auch in anderen Urteilen: So beurteilte das Landgericht (LG) Heilbronn am 18. Dezember 2001 den Vorwurf, „rechtswidrige Abtreibungen" durchzuführen als unzulässige Meinungsäußerung und unwahr, sofern der Betroffene die gesetzlichen Bestimmungen zum Schwangerschaftsabbruch einhält.[69] Auch das Oberlandesgericht (OLG) Stuttgart bestätigte wenige Monate später, dass der Vorwurf als Tatsachenbehauptung unwahr und als Werturteil unzulässig sei, weil die in ihr liegende Verletzung des Persönlichkeitsrechts durch das Grundrecht auf Meinungsfreiheit nicht gedeckt sei.[70] Am 1. April 2003 urteilte dann auch der Bundesgerichtshof (BGH), der Vorwurf „rechtswidriger Abtreibungen" könne eine Prangerwirkung haben und könne deswegen untersagt werden. Dies stehe dem Gericht zufolge auch nicht im Gegensatz zu der Auffassung des Bundesverfassungsgerichts, dass Abbrüche aufgrund der Beratungsregelung rechtswidrig sind.[71] *Beckmann* folgert daraus, dass „wer sich die höchstrichterlich erdachte juristische Konstruktion der Beratungsregelung bei Meinungsäußerungen zu eigen macht, läuft auch noch Gefahr, wegen Beleidigung und Verleumdung strafrechtlich verfolgt oder auf Unterlassung in Anspruch genommen zu werden."[72] Der Jurist Thomas Zimmermanns ergänzt, dass das Urteil des Bundesgerichtshofs im Endergebnis jede personenbezogene Kritik an Abtreibungsärzten unmöglich mache, denn wenn schon der Begriff „rechtswidrig" – obgleich vom Bundesverfassungsgericht als solches definiert – als

---

[67] Vgl. BVerfGE 93, 266. Ähnlich urteilte das Bundesverfassungsgericht bereits am 25. März 1992 und am 25. August 1994, vgl. BVerfGE 86, 1 und BVerfG, Beschluss vom 25. August 1994 – 2 BvR 1423/92.

[68] Vgl. Zimmermanns (1999), S. 100.

[69] Vgl. LG Heilbronn, Urteil vom 18. Dezember 2001 – 3 O 2388/01 III.

[70] Vgl. OLG Stuttgart, Beschluss vom 8. Mai 2002 – 4 U 5/02.

[71] Vgl. BGH, Beschluss vom 1. April 2003 – VI ZR 366/02.

[72] Beckmann (2003a), S. 37.

Kritik untersagt wird, so würde infolge auch jedes andere Werturteil gericht-lich zu beanstanden sein.[73] Knut Wiebe, Richter am Landgericht Köln, kommt zu dem Schluss, dass der Einschränkung des Lebensrechts nun auch noch die Einschränkung der Meinungsfreiheit zu folgen scheine. Denn das als Höchst-wert betrachtete Recht auf Leben sei bereits sehr deutlich durch das geltende Abtreibungsstrafrecht beeinträchtigt und würde nun auch zivilrechtlich über die Einschränkung der Meinungsfreiheit zurückgedrängt. Wenn man jedoch das, was rechtswidrig ist, nicht mehr als rechtswidrig bezeichnen dürfe, führe sich das Recht ad absurdum.[74]

In der Zusammenschau des vorliegenden Kapitels lässt sich schlussfolgern, dass der Schwangerschaftsabbruch zwar verfassungsrechtlich verboten ist, dass dieser jedoch auf einfachgesetzlicher Ebene keine konkreten strafrechtlichen Fol-gen nach sich zieht, sondern vielmehr rechtlich geordnet und sogar sozialstaatlich gefördert wird, was für Recht und Rechtsprechung unauflösbare Probleme und Folgeprobleme schafft. Wenngleich die hier aufgeführten Kritiken vorwiegend von Seiten konservativer Vertreter kommen, wurden die rechtlichen Widersprü-che und Inkonsequenzen gleichermaßen von liberalen Beobachtern erkannt und benannt – freilich bei teilweise diametral entgegengesetzten Lösungsansätzen der generellen Abtreibungsthematik. *Merkel* drückte dies beispielsweise folgenderma-ßen aus: „Es ist irrig, die lediglich verbale, aber rechtlich folgenlose Behauptung eines Grundrechtsstatus des Embryos für eine moralisch höherwertige Position zu halten."[75] Und auch der für seine äußerst liberalen Thesen viel kritisierte Rechts-philosoph Norbert Hoerster schrieb bereits 1991: „Die gegenwärtige Diskussion um die Zulassung von Abtreibung wird von Selbsttäuschung und Heuchelei bestimmt. Aus maximalen Lippenbekenntnissen (Süssmuth: ‚Das ungeborene braucht genauso wie das geborene Kind unseren Schutz und die Achtung sei-ner Würde') werden minimale Konsequenzen gezogen"[76] und „Man beschwört das Lebensrecht der ‚ungeborenen Kinder' – und spricht sich gleichzeitig für eine Fristen- beziehungsweise Beratungsregel aus. [...] Wer den Fötus als Menschen bezeichnet, sollte ihn auch – mit allen Konsequenzen – als Mensch behandeln."[77]

---

[73] Vgl. Zimmermanns (2003), S. 81.

[74] Vgl. Wiebe (2003a), S. 82.

[75] Zit. n. Rigizahn (2006), S. 74.

[76] Hoerster (1991), S. 2

[77] Hoerster (1991), S. 161–162.

Das Beratungskonzept im Zentrum der gesetzlichen Regelung

6

Von zentraler Bedeutung für die Gesetzgebung des Schwangerschaftsabbruchs ist seit dem 2. Fristenregelungsurteil des Bundesverfassungsgerichts vom 28. Mai 1993 die Beratungsregelung. Etwa 97 % aller Abtreibungen in Deutschland werden seither nach Beratung vorgenommen[1], wobei diese im fünf- bis sechsstelligen Bereich liegende Anzahl von Schwangerschaftsabbrüchen zwar straffrei geduldet wird, jedoch nach wie vor als rechtswidrig gilt. Aufgrund seiner überragenden Bedeutung für das Abtreibungsgeschehen soll in diesem Kapitel das Beratungskonzept näher betrachtet werden. Dazu werden zunächst die Anforderungen an die Beratung knapp umrissen und anschließend verschiedene Kritikpunkte diesbezüglich dargestellt. Abschließend werden zwei Beratungsträger, die in ihrer Haltung gegenüber dem Schwangerschaftsabbruch in gewissem Sinne weltanschauliche Gegenpole einnehmen, genauer betrachtet.

6.1 Anforderungen an das Beratungskonzept und seine gesetzliche Umsetzung

Das Beratungskonzept und seine zugrunde liegende Auffassung, dass durch Hilfe und Freiwilligkeit Schwangerschaftsabbrüchen effektiver entgegenzutreten sei als durch Strafandrohungen, wurde vom Bundesverfassungsgericht unter strengen Auflagen akzeptiert. Es erhalte „mit der Verlagerung des Schwerpunktes der Schutzgewährung auf präventiven Schutz durch Beratung eine zentrale Bedeutung für den Lebensschutz".[2] Die Schutzpflicht für das ungeborene menschliche

---

[1] Siehe Abschnitt 3.1.

[2] BVerfGE 88, 203, 281.

Leben lege „dem Gesetzgeber, wenn er sich für ein Beratungskonzept entscheidet, auch Bindungen bei der normativen Ausgestaltung des Beratungsverfahrens auf"[3], sodass das Gericht in seinem Urteil von 1993 eine sehr genaue Vorstellung von dieser Beratung präsentierte, die im Folgenden grob skizziert werden soll:

- Auch wenn eine Beratung im Ergebnis offen zu sein habe[4] und die Letztverantwortung bei der Frau liege[5], habe die Beratung in ihrer Zielsetzung das Leben des ungeborenen Kindes zu schützen, indem die Frau zum Austragen der Schwangerschaft ermutigt werde.[6] Dazu sei es notwendig, dass die Frau ihre Gründe für den Wunsch nach einer Abtreibung offenlegt und dass der Beratungsschein, der eine straffreie Abtreibung ermöglicht, erst ausgestellt werden darf, wenn die Möglichkeiten der Konfliktlösung ausgeschöpft sind.[7] Maßnahmen, wie die Bereitstellungen von konkreten Hilfsangeboten und das Hinzuziehen anderer Experten, aber auch das Einbeziehen des Umfeldes der Schwangeren, insbesondere des Kindesvaters, hätten dazu beizutragen.[8]
- Die Beratung habe sicherzustellen, dass sich die Schwangere der Verantwortung, die sie durch das Beratungskonzept trägt, bewusst ist. Dabei müsse sie wissen, dass das Ungeborene bereits im Frühstadium der Schwangerschaft ein Recht auf Leben auch gegenüber ihren Interessen hat, es in der Rechtsordnung einen besonderen Schutz genießt und ein Schwangerschaftsabbruch – außer im Falle einer medizinischen oder kriminologischen Indikation – Unrecht ist.[9] An anderer Stelle nennt das Gericht jenen Sachverhalt „Tötung des Ungeborenen"[10], betont aber, dass die Erzeugung von Schuldgefühlen und belehrende Einflussnahme zu vermeiden sei, um die Öffnung der Frau gegenüber einer Beratung nicht zu behindern.[11]
- Die Beratung sei Aufgabe des Staates und so zu organisieren, dass er seine Verantwortung für die Durchführung voll wahrnehmen und eine den Vorgaben entsprechende Durchführung gewährleisten könne. Zwar könne er für

---

[3] BVerfGE 88, 203, 281.
[4] Vgl. BVerfGE 88, 203, 282, 306.
[5] Vgl. BVerfGE 88, 203, 268.
[6] Vgl. BVerfGE 88, 203, 270.
[7] Vgl. BVerfGE 88, 203, 284–286, 307.
[8] Vgl. BVerfGE 88, 203, 271, 285, 287.
[9] Vgl. BVerfGE 88, 203, 268, 283–284.
[10] BVerfGE 88, 203, 276, 308.
[11] Vgl. BVerfGE 88, 203, 283.

ein angemessenes Beratungsangebot die Beratung auf nichtstaatliche Organisationen übertragen, jedoch könne er sich damit nicht der Verantwortung entziehen, die privaten Träger unabhängig ihrer religiösen, weltanschaulichen oder politischen Zielvorstellungen auf die Einhaltung einer klar auf den Schutz des ungeborenen Lebens ausgerichteten Beratung zu kontrollieren. Folglich bräuchten Beratungsträger, die eine Bescheinigung zur Durchführung eines straffreien Schwangerschaftsabbruchs ausstellen, eine regelmäßig zu überprüfende staatliche Anerkennung und hätten ihre Beratungstätigkeit zu dokumentieren, auch wenn man durch die Beratungsprotokolle keine Rückschlüsse auf die Identität der Beratenen schließen dürfe.[12]

- Die Beratungseinrichtungen hätten sich in ihrer Grundeinstellung zum Schutz des ungeborenen Lebens zu bekennen, dieses müsse auch in ihren Handlungsmaßstäben und öffentlichen Verlautbarungen zum Ausdruck kommen. Wenn dies bei einer Einrichtung nicht gewährleistet sei, dürfe der Staat ihr keine Beratung im Sinne des Beratungskonzepts anvertrauen.[13] Beispielsweise werde eine Beratung, die sich lediglich an der im Beratungsgespräch vorgetragenen Interessenlage der schwangeren Frau orientiert dem Auftrag der Beratung nicht gerecht.[14] Zudem sei der den Schwangerschaftsabbruch Durchführende als Berater ausgeschlossen und es dürfe keine organisatorische Verbindung zwischen Beratungsstelle und Abtreibungseinrichtungen geben, um materielle Interessen auszuschließen.[15]

- Dem Arzt komme als eine weitere Beratungsinstanz eine besondere Rolle zu: So habe auch er eine Schutzfunktion für das ungeborene Leben, indem er sich für das Leben des Kindes einzusetzen und der Frau in geeigneter Weise zu vermitteln habe, dass ein Abbruch „menschliches Leben zerstört"[16] – Fehlvorstellungen diesbezüglich nicht entgegenzutreten verletze die ärztliche Aufklärungspflicht. Zudem müsse sich der abtreibende Arzt im Vorfeld die Gründe für den Abbruchswunsch darlegen lassen. Dabei solle er tieferliegende Ursachen in Erfahrung bringen, insbesondere ob eine Frau den Abbruch innerlich wirklich bejaht oder ob sie Einflüssen Dritter unterlegen ist. Auch dürfe er nicht Umstände außer Acht lassen, die „darauf hindeuten, dass der Schwangerschaftsabbruch der Frau in ihrem Konflikt nicht hilft."[17]

---

[12] Vgl. BVerfGE 88, 203, 286–288.

[13] Vgl. BVerfGE 88, 203, 287, 302.

[14] Vgl. BVerfGE 88, 203, 283.

[15] Vgl. BVerfGE 88, 203, 287.

[16] BVerfGE 88, 203, 290.

[17] BVerfGE 88, 203, 290.

Inhalt dieser obligaten, weitreichenden Beratung und Aufklärung sowie die getroffenen Maßnahmen habe er hinreichend zu dokumentieren. Schließlich müsse er sich bei anhaltendem Abbruchwunsch der Frau vergewissern, dass die formalen Voraussetzungen für einen straffreien Abbruch gegeben seien (vorausgegangene externe Beratung und Überlegungsfrist).[18]

In der aus den Vorgaben des Bundesverfassungsgerichts resultierenden Beratungsregelung des *Schwangeren- und Familienhilfeänderungsgesetzes* vom 29. Juni 1995, nach welcher eine schwangere Frau innerhalb der ersten zwölf Wochen post conceptionem nach staatlich anerkannter Beratung und einer Bedenkzeit von drei Tagen einen Schwangerschaftsabbruch straffrei durchführen kann[19], versuchte man den hohen Anforderungen an die Beratung zum einen durch die Formulierungen des § 219 StGB gerecht zu werden, zum anderen Details zu der für den Schwangerschaftsabbruch notwendigen Beratung in §§ 5 bis 10 SchKG zu präzisieren.

Während § 219 StGB sehr klare Formulierungen in Bezug auf die Ausrichtung auf den Lebensschutz aufgreift, stellt sich das Schwangerschaftskonfliktgesetz weniger scharf dar und bedient sich weicherer Formulierungen des Urteils des Bundesverfassungsgerichts. So ist in § 219 StGB zu lesen, dass sich die Beratung von dem Bemühen zu leiten lassen habe, „die Frau zur Fortsetzung der Schwangerschaft zu ermutigen und ihr Perspektiven für ein Leben mit dem Kind zu eröffnen". Der Frau müsse zudem bewusst sein, „dass das Ungeborene in jedem Stadium der Schwangerschaft auch ihr gegenüber ein eigenes Recht auf Leben hat und dass deshalb nach der Rechtsordnung ein Schwangerschaftsabbruch nur in Ausnahmesituationen in Betracht kommen kann".[20] Das Schwangerschaftskonfliktgesetz hingegen betont, dass die nach § 219 StGB notwendige Beratung von der Verantwortung der Frau ausgehe und ergebnisoffen zu führen sei, sie „soll ermutigen und Verständnis wecken, nicht belehren oder bevormunden."[21] Auch dürfe die Gesprächs- und Mitwirkungsbereitschaft der schwangeren Frau nicht erzwungen und die Bescheinigung für den straffreien Abbruch nicht verweigert werden, insbesondere wenn dies einen Abbruch innerhalb der vorgegebenen Frist unmöglich machen würde.[22]

---

[18] Vgl. BVerfGE 88, 203, 289–294.

[19] Vgl. § 218a Abs. 1 StGB.

[20] § 219 Abs. 1 StGB.

[21] § 5 Abs. 1 SchKG, vgl. auch BVerfGE 88, 203, 283.

[22] Vgl. § 5 Abs. 2 SchKG und § 7 Abs. 3 SchKG.

In diesem Spannungsverhältnis zwischen den Worten des Strafgesetzbuches und den Formulierungen des Schwangerschaftskonfliktgesetzes wird der kompromisshafte Charakter der Abtreibungsregelungen deutlich: CDU/CSU setzten eine klare Orientierung zum Schutz des Ungeborenen in § 219 StGB durch, während FDP und SPD im Schwangerschaftskonfliktgesetz die Ergebnisoffenheit der Beratung und die eigenverantwortliche Entscheidung der Frau festschreiben konnten.[23]

6.2   Kritik am Beratungskonzept

Die durch die Anforderungen des Bundesverfassungsgerichts geprägte und in § 219 StGB und im Schwangerschaftskonfliktgesetz festgeschriebene Beratungsregel ist Gegenstand zahlreicher Kritikpunkte von verschiedensten Seiten. Rechtswissenschaftler beklagen, dass die Realisierung eines derartigen Konzepts mit unauflösbaren rechtsdogmatischen Problematiken einhergehe, wie in Kapitel 5 ausführlich dargestellt wurde. Zudem hinterfragen konservative wie auch liberale Vertreter von unterschiedlichen Standpunkten die prinzipielle Sinnhaftigkeit und Effizienz der Pflichtberatung. Auch die Umsetzung der Anforderungen des Bundesverfassungsgerichts in die Gesetzesform sowie vom Gesetz in die Realität der Beratung steht in der Kritik.

So merkten konservative Kritiker bereits nach dem Urteil des Bundesverfassungsgerichts von 1993 an, dass die auf den Lebensschutz ausgerichtete Ausgestaltung der Beratung, wie vom Bundesverfassungsgericht gefordert, sich nicht kontrollieren lasse, insbesondere wenn freie Träger unterschiedlicher Weltauffassungen, die teilweise die Anerkennung eines Lebensrechts Ungeborener zugunsten eines vermeintlichen Rechts auf Abtreibung hintanstellen oder gar verneinen, die Beratung übernehmen und Politiker die Aufsicht über diese ausüben würden, die selbst einer liberaleren Gesetzgebung zustimmen.[24] Abgesehen von äußeren Umständen, wie beispielsweise die organisatorische Trennung zwischen Beratung und Abtreibung oder die Einhaltung der Protokollführung, sei es aufgrund der Verschwiegenheitspflicht nicht möglich zu überprüfen, ob die Forderungen des Bundesverfassungsgerichts in den Gesprächen tatsächlich Umsetzung erfahren.[25] Somit drohe ein nicht durchsetzbares Gesetz.[26]

---

[23] Vgl. Spieker (1997), S. 24.

[24] Vgl. Rüfner (1993), S. 22–23 und Büchner (1993), S. 34.

[25] Vgl. Beckmann (1993), S. 38.

[26] Vgl. Rüfner (1993), S. 22.

Neben diesen praktischen Grenzen in der Umsetzung gesetzlicher Anforderungen in die Realität der Beratung weisen konservative Kritiker auf eine Diskrepanz bereits auf theoretischer Ebene hin, nämlich zwischen den Auflagen der Verfassungsrichter und der gesetzlichen Gestaltung und sprechen von einer „Verwässerung" der Ansprüche des Bundesverfassungsgerichts.[27] Eine Abweichung vom Urteil des Verfassungsgerichts sei beispielsweise, dass im neuen Gesetz auf die zusätzlich zur Konfliktberatung geforderte lebensbefürwortende Beratung durch einen Arzt als doppelter Beratungsschutz verzichtet wurde und der abtreibende Arzt sich nicht die Gründe für den Abbruch darlegen lassen müsse, sondern der Schwangeren lediglich dafür die Gelegenheit zu geben habe.[28] Somit würden auch Ärzte toleriert, die „nur noch als Erfüllungsgehilfen Abtreibungswilliger oder zur Abtreibung genötigter Schwangerer fungieren wollen."[29]

Doch selbst bei einer präzisen Umsetzung der Vorgaben des Bundesverfassungsgerichts seien Beratungskonzepte prinzipiell für einen effektiven Schutz des individuellen Ungeborenen ungeeignet, da bei einer Beratung der vermeintliche Schutz lediglich in der Hoffnung eines positiven Ausgangs gegründet sei, nicht aber, „dass einem Recht trotz konkreter Gefährdung zum Durchbruch verholfen wird"[30], wie es das Wort „Schutz" eigentlich verlangt. Ein gravierender Mangel sei diesbezüglich der Widerspruch, dass die Regelung zwar von der Schwangeren erwarte, dass sie die Gründe für den Wunsch nach einer Abtreibung darlege, die Gesprächs- und Mitwirkungsbereitschaft jedoch nicht erzwungen werden dürfe und der Beratungsschein, der letztlich eine Abtreibung ermöglicht, nicht verweigert werden dürfe.[31] Das Beratungskonzept sei also vielmehr eine Mischung aus Vorstellungspflicht und Beratungsangebot und verschleiere, dass es verfassungswidrig dem Selbstbestimmungsrecht der Frau den Vorrang vor dem Lebensrecht des Kindes einräume.[32] Eine strafrechtlich erzwungene Pflichtberatung sei ohnehin fragwürdig, da jede Beratung Vertrauen und Offenheit voraussetze, was aber nur auf freiwilliger Basis da sein könne – es sei deswegen mit dem gegenteiligen Effekt zu rechnen, dass nämlich die Frauen bereits entschieden zur Beratung kämen.[33]

---

[27] Vgl. Pechstein (1995), S. 22.

[28] Vgl. Beckmann (1995), S. 25 und BVerfGE 88, 203, 289–292.

[29] Vgl. Tröndle (1995), S. 47.

[30] Beckmann (1995), S. 26.

[31] Vgl. Beckmann (1995), S. 25.

[32] Vgl. Spieker (1999a), S. 4.

[33] Vgl. JVL (1993), S. 29.

In diesem Punkt überschneidet sich die Kritik konservativer Vertreter mit der von liberalen Stimmen: Die überwiegende Zahl der Schwangeren sei bereits vor der Beratung klar entschieden und die Frauen würden sich in der Beratung oft strategisch verhalten, indem sie ihre Notlage dramatischer schilderten, als sie sie empfänden.[34] Eine Beratung habe jedoch nur Aussicht auf Erfolg, wenn die Ratsuchenden freiwillig, das heißt aus persönlichen Beweggründen, die Beratung aufsuchen würden. Anders als die konservative Seite wird diese Kritik an der Pflichtberatung jedoch nicht in der Forderung nach einem effektiven Schutz des Ungeborenen begründet, sondern mit einem mangelnden Selbstbestimmungsrecht der Frau. Eine Pflicht zur Beratung drücke eine Entmündigung von Frauen und eine Missachtung ihrer Entscheidungskompetenz aus, da man damit annehme, „Frauen würden sich ohne diese Beratung weniger verantwortungsvoll oder gewissenhaft für oder gegen das Austragen ihrer Schwangerschaft entscheiden." In allen anderen wichtigen Lebensfragen würde sie ebenfalls frei von Bevormundung entscheiden können und dabei selbst wählen, wen sie ins Vertrauen ziehen und ob sie Beratung in Anspruch nehmen wollen. Die Beratungsauflage im Zusammenhang mit einem Schwangerschaftsabbruch sei folglich beispiellos und einmalig, „weil hier eine Beratung unter Strafandrohung erzwungen wird, bevor die betroffene Frau überhaupt mit dem Strafgesetz in Berührung gekommen ist."[35] Außerdem führe die Beratungspflicht dazu, dass Frauen für einen Schwangerschaftsabbruch eine zeitliche Verzögerung hinnehmen müssten, was eine unnötige Belastung für die Frau darstelle, unter anderem weil es eine Gefährdung der psychischen und körperlichen Bewältigung eines Abbruchs darstelle und dazu führen könne, dass der aus medizinischen Gründen zeitliche begrenzte medikamentöse Schwangerschaftsabbruch nicht mehr durchgeführt werden kann.[36] Die Erschwerung des Zugangs zum Schwangerschaftsabbruch bedeute also eine Diskriminierung betroffener Frauen und einen erheblichen Eingriff in ihre Rechte.[37]

---

[34] So die Sozialpädagogin und Geschäftsführerin zweier *Pro Familia* Beratungsstellen Heike Pinne. Gleichermaßen räumt sie ein, dass sich Frauen oft entschlossener zeigen würden, als sie es eigentlich seien, vgl. Jochum (2019) und Jeschke (2021).

[35] Pro Familia (2006), S. 18.

[36] Vgl. Pro Familia (2006), S. 8.

[37] Vgl. Pro Familia (2012), S. 3.

6.3   Die Beratungsträger am Beispiel von Pro Familia und der katholischen Kirche

Von grundlegender Bedeutung für die Umsetzung des Beratungssystems und seiner gesetzlichen Rahmenbedingungen und Anforderungen sind die verschiedenen Beratungsstellen und ihre Träger. Die Anteile der verschiedenen Träger von Beratungsstellen an der Gesamtberatungstätigkeit gemäß §§ 5 bis 10 SchKG sind schwer zu eruieren. Die Verteilung auf die Vielzahl verschiedener Organisationen unterscheidet sich in den jeweiligen Bundesländern und mancherorts bieten neben den freien Trägern auch Ärzte und Gesundheitsämter eine Beratung an. Ferner lässt sich kaum nachvollziehen, wie neben der Standortverteilung der tatsächliche Marktanteil ist, das heißt, wie hoch das tatsächliche Beratungsaufkommen der jeweiligen Beratungsstelle ist.[38]

Nichtsdestoweniger ist es naheliegend, dass dem freien Träger *Pro Familia* hinsichtlich der Beratungstätigkeit und der Beratungsanteile eine herausragende Stellung zukommt. Schon Anfang der neunziger Jahre war – noch nach alter gesetzlicher Regelung – davon auszugehen, dass *Pro Familia* mit 55 bis 75 % an der Gesamtzahl der Schwangerschaftskonfliktberatungen die mit Abstand größte

---

[38] Eine Anfrage vom 12. Oktober 2020 an die entsprechenden Stellen der 16 deutschen Bundesländer und das Statistische Bundesamt war diesbezüglich wenig ergiebig: Das Statistische Bundesamt konnte keine Angaben zu dem Marktanteil der jeweiligen Beratungsträger machen. Auch Baden-Württemberg, Nordrhein-Westfalen und das Saarland antworteten, dass ihnen keine Daten vorliegen würden. Niedersachsen und Hamburg gingen zwar auf die Frage ein, ohne jedoch konkrete Zahlen zu nennen. Bremen leitete die Anfrage an *Pro Familia* weiter. In einem darauffolgenden Telefonat am 27. Oktober 2020 mit der Geschäftsführerin des *Pro Familia* Landesverbands Bremen, Monika Börding, gab diese an, *Pro Familia* besetze 68 % des Stellenanteils in der staatlich anerkannten Konfliktberatung in Bremen. Schleswig-Holstein und Hessen gaben die Anzahl der Beratungsstellen in Bezug auf freie Träger, öffentliche Träger und beratende Ärzte an. In den Antworten der beiden Länder wurde jedoch nicht nach einzelnen Organisationen differenziert, wobei Hessen die Angabe machte, dass zu den größten und verbreitetsten Trägerverbänden *Pro Familia*, *Diakonie* und *Donum Vitae* zählen würden. Bayern, Rheinland-Pfalz und Sachsen machten Angaben zur Anzahl der Beratungsstellen nach Trägern beziehungsweise verwiesen auf entsprechende Auflistungen im Internet. Hierbei zeigte sich, dass auch in Bayern und Rheinland-Pfalz *Pro Familia*, *Donum Vitae* und evangelische Träger in der Häufigkeit an Beratungsstellen dominieren, in Sachsen zudem das *Deutsche Rote Kreuz* und die *Arbeiterwohlfahrt* viele Beratungsstellen betreiben. Über den tatsächlichen Marktanteil, das heißt die Anzahl der durchgeführten Schwangerschaftskonfliktberatungen bei den jeweiligen Beratungsträgern, konnten lediglich Berlin und Brandenburg mit konkreten Zahlen Auskunft geben, wobei dort *Pro Familia* im Vergleich zu anderen Trägern deutlicher Marktführer ist. Von allen anderen Bundesländern ging bis zum Abschluss der vorliegenden Arbeit keine inhaltliche Antwort ein.

Trägerorganisation darstellte.[39] Nach Angaben des *Pro Familia* Bundesverbandes führte die Organisation von 2011 bis 2018 jedes Jahr zwischen 50.000 und 60.000 Schwangerschaftskonfliktberatungen durch.[40] Weniger einflussreich hinsichtlich der Beratungszahlen, dafür umso medienwirksamer hinsichtlich der moralischen Frage von Schwangerschaftsabbrüchen rückte die katholische Kirche und ihre Beratungsstellen in den Fokus der Öffentlichkeit. Wie in Abschnitt 2.1 dargestellt, hatte die Kirche jahrhundertelang Moral und Gesetz geprägt und sah sich nun mit zunehmend liberalen Regelungen konfrontiert, die sie bis dato immer abgelehnt hatte. Nach langem Ringen stieg die Kirche schließlich 2002 vollständig aus der für einen Abbruch notwendigen Konfliktberatung nach §§ 5 bis 10 SchKG aus.

Die beiden genannten Beratungsanbieter, *Pro Familia* und die katholische Kirche, sind beziehungsweise waren also aus unterschiedlicher Perspektive von großer Bedeutung: *Pro Familia* aufgrund ihrer hohen Beratungszahlen und die katholische Kirche wegen ihrer zu Beginn der neunziger Jahre in der Gesellschaft nach wie vor gewichtigen Moralvorstellungen.[41] Beide vertreten zudem eine in vielen Punkten gegensätzliche Auffassung hinsichtlich des Schwangerschaftsabbruchs, sodass eine genauere Betrachtung beider Institutionen notwendig ist, um das Spektrum der Beratungsangebote in Bezug auf die vom Gesetz geforderte unterschiedliche weltanschauliche Ausrichtung vollständig darzustellen.[42]

Pro Familia und ihre Überorganisation International Planned Parenthood
Pro Familia wurde 1952 im Kontrast zu der damaligen Rückbesinnung auf eine konservative Sexualmoral mit dem Ziel gegründet, an die Sexualreformbewegung der zwanziger Jahre anzuknüpfen, unter anderem um Zugang zu Verhütungsmitteln zu schaffen, Sexualaufklärung anzubieten und politisch wie auch fachlich Einfluss auf das Thema Geburtenregelung und Schwangerschaftsabbruch zu nehmen. Führende Persönlichkeiten der Gründung waren neben anderen die US-Amerikanerin Margaret Sanger (1879–1966), die 1921 die Vorläuferorganisation der amerikanischen *Planned Parenthood Federation of America* mitbegründete, und der deutsche Arzt Hans Harmsen (1899–1989). Mit beiden fand später – auch seitens *Pro Familia* beziehungsweise deren amerikanischen Schwesterorganisation – eine kritische Auseinandersetzung aufgrund

---

[39] Vgl. Holzhauer (1989), S. 265 und Kriele (1992), S. 67.

[40] Die Zahlen beziehen sich auf Angaben, die der *Pro Familia* Bundesverband auf eine Anfrage vom 10. August 2020 aus internen Dokumenten aus der „Bundesstatistik der familia" rückmeldete.

[41] Vgl. Esser (1993), S. 5.

[42] Vgl. § 3 SchKG.

ihres eugenischen Gedankenguts und rassenhygienischen Erbes statt.[43] Wichtiger Arbeitsbereich von *Pro Familia* war von Anfang an eine zunehmende Anzahl an Beratungsstellen für Sexualfragen; 60 Jahre nach Gründung waren es bereits über 180 deutschlandweit. Der rasche Aufstieg zu einer solch einflussreichen Organisation ist nicht zuletzt auf die Reformen um die Regelungen des Schwangerschaftsabbruchs in den 1970er Jahren zurückzuführen, wodurch sich der Verein zu einer sozialstaatlich eingebundenen und geförderten, aber dennoch freien Dienstleistungsinstitution mit einem breiten Angebot entwickeln konnte. Zu den Leistungen zählt neben der Schwangerschaftskonfliktberatung unter anderem Sexualberatung, Sexualpädagogik und Familienplanung inklusive bedarfsgerechte Beratung zu speziellen Themen wie künstliche Befruchtung und Präimplantationsdiagnostik.[44]

Eingebettet ist *Pro Familia* neben seiner Mitgliedschaft im Deutschen Paritätischen Wohlfahrtsverband insbesondere in der *International Planned Parenthood Federation (IPPF)*, unter deren sechs Gründungsmitgliedern – allesamt Vereinigungen für Familienplanung – der Verein 1952 kurz nach seiner eigenen Gründung war.[45] Dadurch soll es gelingen, gemeinsame Anliegen nicht nur auf lokaler oder nationaler Ebene zu vertreten, sondern international voranzutreiben. Entscheidungen im internationalen Kontext würden angesichts nationaler Auseinandersetzungen unterschätzt, aber „wirken über längere Zeiträume und für kleinere und wirtschaftlich schwächere Länder unmittelbarer", da immer häufiger internationale Vereinbarungen nationale Regierungen binden würden und es sich insofern lohne, „bei der Suche nach Lösungen über den nationalen Tellerrand zu schauen".[46] Ziele sind unter anderem die weltweite Anerkennung von Rechten sexueller und reproduktiver Gesundheit, worunter die Organisation auch den ungehinderten Zugang zu sicheren Abtreibungsmöglichkeiten versteht.[47] In Ländern wie in den USA wird ein solcher von der *Planned Parenthood Federation of America* in großem Maße selbst angeboten: Sie betreibt zahlreiche über die

---

[43] Hans Harmsen trat 1984 als Ehrenvorsitzender von *Pro Familia* zurück und im Juli 2020 kündigte *Planned Parenthood of Greater New York* an, den Namen ihrer Gründerin Sanger von einer Klinik der Organisation in Manhattan zu entfernen, vgl. Rehder (2020) und Kambhampaty (2020).

[44] Vgl. Altmann (2012), S. 29.

[45] Vgl. Soemer (2012), S. 35. Andere Quellen sprechen von insgesamt acht Gründungsmitgliedern aus folgenden Ländern: USA, Großbritannien, Indien, Hongkong, Singapur, Deutschland, Holland und Schweden.

[46] Soemer (2012), S. 35.

[47] Vgl. Pro Familia (2012), S. 2.

USA verteilte „abortion clinics", in denen trotz landesweit fallender Abtreibungszahlen eine steigende Anzahl an Schwangerschaftsabbrüchen vermeldet wird, im Geschäftsjahr 2017/2018 waren es nach eigenen Angaben 345.672 Abtreibungen.[48] Damit stellt die *Planned Parenthood Federation of America* den größten Anbieter von Schwangerschaftsabbrüchen in den USA dar.[49]

Auch die deutsche Schwesterorganisation führt mancherorts in sogenannten „Medizinischen Zentren" neben der vor einem Schwangerschaftsabbruch obligatorischen Konfliktberatungen selbst Abbrüche durch – wenn auch nicht in der Größenordnung ihrer amerikanischen Partner.[50] Die in diesen Fällen fehlende klare Trennung von beratender und abtreibender Einrichtung, wie sie vom Bundesverfassungsgericht gefordert wurde, wird von *Pro Familia* selbst thematisiert und die Vorgabe des höchsten deutschen Gerichts zugunsten einer ergebnisoffenen Beratung zwar gelobt, allerdings dürfe dies keine organisatorische Behinderung für abtreibungswillige Frauen sein. Somit sei ein derartig „integrales Dienstleistungsangebot" weiterhin Anspruch der *Pro Familia* und als Modell für eine „personenzentrierte, frauenfreundliche Versorgung" zu sehen.[51]

Diese Überzeugungen spiegeln sich auch in den politischen Forderungen der Organisation wieder: So setzt sie sich konsequent für die Streichung der §§ 218 und 219 StGB ein, weil eine strafrechtliche Verankerung des Schwangerschaftsabbruchs nicht dem Menschenrecht auf Familienplanung entspreche und dem Selbstbestimmungsrecht der Frau entgegenstehe. Entscheidungen zur Familienplanung müssten für Frauen und Paare frei von staatlicher Kontrolle und Strafandrohungen zu treffen sein. Deswegen sei eine Pflichtberatung abzulehnen und Abtreibungen als gleichwertiger, integraler Bestandteil gynäkologischer Versorgung von den Krankenkassen zu übernehmen. Der Schwangerschaftsabbruch stelle zwar keine Methode der Empfängnisverhütung dar, da diese aber niemals absolut sicher und nicht immer angemessen oder verfügbar seien, sei der Schwangerschaftsabbruch „eine Variante reproduktiven Verhaltens und deshalb auch unter dem Aspekt von Familienplanung zu beachten."[52] Zusammenfassend hält *Pro Familia* den Schwangerschaftsabbruch für ein Recht der Frau, dass sich aus

---

[48] Die Zahlen beziehen sich auf den Annual Report 2018–2019 der *Planned Parenthood Federation of America*, welcher die Daten vom 1. Oktober 2017 bis 30. September 2018 abbildet.

[49] Vgl. Israel (2020), S. 7.

[50] Derartige Medizinische Zentren finden sich in Bremen, Mainz, Rüsselsheim am Main und Saarbrücken, vgl. Pro Familia (2021).

[51] Vgl. Pro Familia (2006), S. 17.

[52] Pro Familia (2006), S. 3.

den Menschenrechten herleiten lasse.[53] Die offensichtlichen Gegensätze dieser Positionen zu den Urteilen des Bundesverfassungsgerichts und den gesetzlichen Regelungen hält der Verein für unproblematisch, da es in einer demokratischen Gesellschaft selbstverständlich sei, Gesetze fachlich und politisch zu kritisieren, um auf Veränderungen hinzuwirken.[54]

Die katholische Kirche und ihre Beratungsstellen
Bedingt durch die christliche Glaubenslehre waren die Kirchen lange vor den modernen säkularen sozialstaatlichen Strukturen Anlaufstelle für in Not geratene Menschen. Entsprechend dieser historischen Gegebenheiten ist es als eine natürliche Entwicklung zu sehen, dass auch die katholische Kirche unter anderem mit ihrem Sozialverband *Caritas* schon vor 1990 in der Bundesrepublik Teil der Schwangerschaftskonfliktberatung entsprechend der ab 1976 geltenden Indikationsregel wurde, obgleich die Kirche Abtreibungen immer ablehnte.[55] Gegründet ist diese Jahrhunderte lang kontinuierlich aufrecht gehaltene Position im Katechismus der katholischen Kirche, wo es heißt: „Das menschliche Leben ist vom Augenblick der Empfängnis an absolut zu achten und zu schützen. Schon im ersten Augenblick seines Daseins sind dem menschlichen Wesen die Rechte der Person zuzuerkennen, darunter das unverletzliche Recht jedes unschuldigen Wesens auf das Leben".[56] Auch die verschiedenen Oberhäupter der Kirche verurteilen den Schwangerschaftsabbruch regelmäßig und mit teils drastischen Worten, so setzte beispielsweise Papst Franziskus 2018 den Schwangerschaftsabbruch mit der Inanspruchnahme eines Auftragsmörders gleich[57] und Papst Johannes Paul II. (1920–2005) verglich 1991 Abtreibung mit dem Völkermord der Nationalsozialisten.[58] Johannes Paul II. war auch die entscheidende Persönlichkeit hinsichtlich des Umgangs der Kirche mit der 1995 in Deutschland neu etablierten Beratungsregelung des Schwangerschaftsabbruchs.

In einem ersten Brief an die deutschen Bischöfe schrieb er am 21. September 1995, dass die kirchliche Beratung in jedem Fall so erfolgen müsse, dass die Kirche nicht mitschuldig werde an der Tötung unschuldiger Kinder. Ähnlich hatte

---

[53] Vgl. Pro Familia (2012), S. 2.

[54] Vgl. Pro Familia (2006), S. 8.

[55] Schon unter der Indikationsregel von 1976 gab es innerkirchliche Debatten darüber, inwieweit die Schwangerschaftskonfliktberatung unter jenen gesetzlichen Voraussetzungen eine Mitbeteiligung an Schwangerschaftsabbrüchen sei und von der Kirche mitgetragen werden könne, vgl. Spieker (2001), S. 132.

[56] Katechismus der katholischen Kirche, Dritter Teil, Zweiter Abschnitt, Artikel 5 I, 2270.

[57] Vgl. DÄ (2018d).

[58] Vgl. DÄ (1991b), S. 2236.

sich 1992 der Vorsitzende der *Deutschen Bischofskonferenz (DBK)*, der Mainzer
Bischof und spätere Kardinal Karl Lehmann (1936–2018), geäußert: Die Kirche
könne sich nicht in ein System einbinden lassen, das die Beratungsbescheinigung
zu einer wesentlichen Voraussetzung für die straffreie Tötung eines ungeborenen
Menschen mache.[59] Obwohl – so Kritiker – dies de facto in der Regelung des
Schwangeren- und Familienhilfeänderungsgesetzes von 1995 der Fall sei, zog nur
der Erzbischof Johannes Dyba (1929–2000) im Bistum Fulda die entsprechende
Konsequenz und verfügte dort den Ausstieg aus der staatlichen Beratung. Die
übrigen Bistümer verblieben trotz ihrer anhaltend kritischen Haltung gegenüber
den zwiespältigen Anforderungen der Beratungsregelung im staatlichen System.[60]

Der erste Papstbrief markierte eine jahrelang anhaltende innerkirchliche Auseinandersetzung darüber, ob und inwieweit sich die Kirche unter den gegebenen
gesetzlichen Voraussetzungen an der Schwangerschaftskonfliktberatung beteiligen könne. Streitpunkt waren vor allem moraltheologische Fragen, insbesondere
ob die Ausstellung eines Beratungsscheins ein direktes Mitwirken am Bösen
bedeute. Die einen sahen den Schein lediglich als die Bestätigung einer erfolgten
Beratung und betonten, dass man durch die Beteilung am staatlichen Beratungssystem eine große Zahl von Menschenleben retten könne, indem sich viele
Frauen, die sonst nicht in eine katholische Beratungsstelle kommen würden,
durch die auf das Leben ausgerichtete Beratung zum Austragen des Kindes ent-
schlössen. Die anderen hingegen vertraten die Ansicht, dass der obligatorische
Beratungsschein in unmittelbarer Nähe zu der Abtreibungshandlung stehe und
somit das „Ticket für die straffreie Tötung eines ungeborenen Kindes" sei[61];
auch Erzbischof Dyba sprach von einer „Lizenz zum Töten".[62] Das Aufwiegen
von Menschenleben, also dass man einige Menschen opfert, um andere zu retten,
sei zudem aufgrund des Wertes jedes einzelnen Menschen eine in der Glaubenslehre und im deutschen Rechtssystem unzulässige Güterabwägung und in
Anbetracht aller Konsequenzen ohnehin als ein zahlenmäßig erfolgreiches Mittel
zur Rettung von Menschenleben zu hinterfragen. Ferner sei es falsch, dem System
durch die Beteilung der Kirche den Anschein der moralischen Legitimation zu
geben und so dazu beizutragen, dass die Regelungen ein Dauerzustand blieben.[63]
Tatsächlich hofften Politik, Gesellschaft und sogar andere, liberale Beratungseinrichtungen auf einen Verbleib der Kirche in der staatlichen Beratung nach §§

---

[59] Vgl. Tröndle (1997), S. 54.

[60] Vgl. Poplutz (1996), S. 71 und Spieker (1997), S. 25.

[61] Spieker (1997), S. 25.

[62] Zit. n. Klinkhammer (1998), S. 259.

[63] Vgl. Tröndle (1995), S. 49; Tröndle (1997), S. 55 und Reimann (1999), S. 1.

5 bis 10 SchKG, wohl auch weil die Beteiligung der Kirche – obgleich sie nur
einen geringen Anteil an der Gesamtberatung innehatte – eine stabilisierende Wirkung für das System gehabt hätte.[64] Ein weiterer Unterschied zwischen beiden
Lagern zeigte sich in pastoraltheologischen Aspekten. Die Befürworter eines Ver-
bleibens im staatlichen Beratungssystem verwiesen auf die Pflicht, notleidenden
Schwangeren Hilfe anzubieten. Steige man aus der Beratung aus, so vernachläs-
sige man diese pastorale Pflicht und stelle die Frauen schutzlos. Die Gegenseite
argumentierte, dass das Verlassen des Beratungssystems nicht das Ende des
Beratungsangebotes seitens der Kirche für Frauen im Schwangerschaftskonflikt
bedeute; denn auch ohne Schein könne man Frauen im Konflikt beistehen.[65]

Dies betonte auch der Papst am 11. Januar 1998 in einem zweiten Brief an die
deutschen Bischöfe und bat sie erneut, „Wege zu finden, dass ein Schein solcher
Art in den kirchlichen oder der Kirche zugeordneten Beratungsstellen nicht mehr
ausgestellt wird", die Kirche aber „auf wirksame Weise in der Beratung der hilfesuchenden Frauen präsent bleibt". Die am 21. November 1995 vom ständigen
Rat der Bischofskonferenz beschlossenen *Vorläufigen bischöflichen Richtlinien für
katholische Schwangerenkonfliktberatungsstellen* zeigten zwar die Bemühungen,
über die gesetzlichen Mindestanforderungen hinaus die Ausrichtung katholi-
scher Schwangerenkonfliktberatungsstellen auf den unbedingten Lebensschutz zu
präzisieren, aber nach Abwägung aller Argumente sehe er trotzdem in der Scheinausstellung eine Zweideutigkeit, „welche die Klarheit und Entschiedenheit des
Zeugnisses der Kirche und ihrer Beratungsstellen verdunkelt."[66]

Die Mehrheit der deutschen Bischöfe hoffte jedoch weiterhin auf einen Verbleib in der staatlich anerkannten Beratung, sodass man versuchte den für einen
Abbruch notwenigen Beratungsschein um einen „Beratungs- und Hilfsplan" zu
ergänzen, welcher den betroffenen Frauen weitläufige Hilfen beim Austragen der
Schwangerschaft garantieren sollte, um so noch stärker auf das Austragen der
Schwangerschaft hinzuwirken und der Bitte des Papstes zu entsprechen.[67] In
einem dritten Brief (3. Juni 1999) bestand dieser darauf, dass in einer solchen
kirchlichen Bescheinigung darauf hingewiesen werden müsse, dass sie nicht zur
Durchführung straffreier Abtreibungen verwendet werden dürfe.[68]

In einem Doppelbeschluss entschieden sich die Diözesanbischöfe am 22. Juni
1999 in Würzburg mehrheitlich, den päpstlichen Zusatz in die Bescheinigung

---

[64] Vgl. Tröndle (1995), S. 50; Büchner (1997), S. 50 und JVL (1998), S. 44.
[65] Vgl. Poplutz (1996), S. 71 und Spieker (1997), S. 26–27.
[66] Johannes Paul II. (1998).
[67] Vgl. Spieker (1999a), S. 2.
[68] Vgl. Johannes Paul II. (1999a).

zwar aufzunehmen, jedoch weiterhin in der gesetzlichen Beratung zu verbleiben, was medial für massive Kritik sorgte und mit Worten wie Scheinheiligkeit, Bluff der Bischöfe und Wortverdrehungskunst gerügt wurde.[69] Es erfolgten weitere Schreiben und Klarstellungen aus dem Vatikan, wobei der Papst in einem Brief an den Vorsitzenden der Bischofskonferenz Karl Lehmann die Weisung gab, bis Ende des Jahres 2000 aus dem staatlichen System der Schwangerenkonfliktberatung auszusteigen.[70] Einzig Bischof Franz Kamphaus im Bistum Limburg verweigerte dies, bis der Papst höchstpersönlich im März 2002 auch dort den Ausstieg verfügte.[71] Seither beraten kirchliche Einrichtungen nur noch nach § 2 SchKG zu Sexualität, Familienplanung und Schwangerschaft, ohne jedoch Scheine nach § 5 bis 10 SchKG auszustellen. Allerdings bildete sich unter den katholischen Laien im Zusammenhang des Streits um den Ausstieg der Verein *Donum Vitae*, der nun abgekoppelt von Rom deutschlandweit Beratungen mit Scheinausgabe durchführt.[72]

---

[69] Vgl. Spieker (1999b), S. 70–73.
[70] Vgl. Johannes Paul II. (1999b).
[71] Vgl. Johannes Paul II. (2002).
[72] Vgl. Spieker (2001), S. 197.

Die medizinische Indikation und ihre Folgen

Neben der Beratungsregelung ist die medizinische Indikation ein weiterer Zugangsweg zum Schwangerschaftsabbruch in Deutschland. Zwar macht die medizinische Indikation mit etwa 3 % an der Gesamtheit aller Abbrüche im Vergleich zur Beratungsregel einen geringen Anteil aus[1], jedoch birgt sie in vielerlei Hinsicht ihre eigenen rechtlichen und ethischen Herausforderungen und Schwierigkeiten, worauf in diesem Kapitel näher eingegangen werden soll.

Im Gegensatz zu einem Schwangerschaftsabbruch nach Beratung ist eine Abtreibung aufgrund von medizinischer Indikation nicht rechtswidrig und auch nicht zeitlich begrenzt, sondern während der gesamten Schwangerschaftsdauer möglich. Dabei betrachtet das Gesetz nicht nur einen Abbruch bei konkreter Lebensbedrohung, also bei einer streng vital-medizinischen Indikation, als rechtmäßig, sondern lässt durch seine Formulierung in § 218a Absatz 2 StGB einen sehr weiten Interpretationsspielraum. So heißt es dort, dass der mit Einwilligung der Schwangeren von einem Arzt vorgenommene Schwangerschaftsabbruch nicht rechtswidrig sei, „wenn der Abbruch der Schwangerschaft unter Berücksichtigung der gegenwärtigen und zukünftigen Lebensverhältnisse der Schwangeren nach ärztlicher Erkenntnis angezeigt ist, um eine Gefahr für das Leben oder die Gefahr einer schwerwiegenden Beeinträchtigung des körperlichen oder seelischen Gesundheitszustandes der Schwangeren abzuwenden, und die Gefahr nicht auf eine andere für sie zumutbare Weise abgewendet werden kann." Grundlage für jene Ausgestaltung der medizinischen Indikation war einerseits die sehr ähnliche Formulierung der Gesetzgebung von 1976, andererseits das Urteil des Bundesverfassungsgerichts, das einen Schwangerschaftsabbruch bei medizinischer, kriminologischer und embryopathischer Indikation nicht nur duldete,

---

[1] Siehe Abschnitt 3.1.

F. M. Dienerowitz, *Der Diskurs um § 218 StGB und Ursachen von Abtreibungen*, Medizin, Kultur, Gesellschaft, https://doi.org/10.1007/978-3-658-42777-1_7

sondern als gerechtfertigt ansah.[2] Das Gericht begründete dies damit, dass die Grundrechtspositionen der Frau dazu führen würden, dass es in Ausnahmelagen entsprechend dem Kriterium der Unzumutbarkeit zulässig oder in manchen Fällen sogar geboten sei, die Rechtspflicht zum Austragen des Kindes nicht aufzuerlegen.[3] Während jedoch neben der medizinischen Indikation auch die kriminologische Indikation weiterhin Bestand haben sollte, fand die embryopathische Indikation trotz ihrer Legitimation durch das Bundesverfassungsgericht keinen Eingang in die Gesetzgebung von 1995 – auch deshalb, weil durch eine Grundgesetzänderung am 27. Oktober 1994 ein Benachteiligungsverbot für behinderte Menschen in Artikel 3 Absatz 3 GG aufgenommen wurde.[4]

7.1   Kritik an der weiten Fassung der medizinischen Indikation

Während Befürworter der neuen Gesetzeslage den Wegfall der embryopathischen Indikation als wichtige Errungenschaft lobten, mahnten Kritiker an, dass sie zwar in der Gesetzesformulierung, nicht aber in Realität abgeschafft worden sei[5] und sich die Lage Behinderter dadurch eher verschlimmert habe[6]: So sei die embryopathische Indikation derart verschwommen in der medizinischen Indikation aufgegangen beziehungsweise „hineingeschmuggelt" worden, dass behinderte Kinder allein aufgrund einer unklar definierten Belastung der Schwangeren während der gesamten Schwangerschaft getötet werden könnten.[7] In der Gesetzgebung von 1976 hingegen war ein Schwangerschaftsabbruch aufgrund einer Behinderung des Ungeborenen durch eine gesonderte Aufführung der embryopathischen Indikation noch auf 22 Wochen nach Empfängnis limitiert. *Tröndle* nannte dies einen „Akt gesetzgeberischer Verhüllungskunst", der verschleiere, dass damit jeder Schwangeren einen Rechtsanspruch darauf gewährt werde, ein ungeborenes Kind allein wegen einer angeblich unzumutbaren Behinderung während der gesamten Schwangerschaft töten zu lassen.[8] Bei einer derart

---

[2] Vgl. BVerfGE 88, 203, 257, 272, 318.

[3] Vgl. BVerfGE 88, 203, 255–254.

[4] Vgl. Spieker (1999a), S. 5.

[5] Vgl. Beckmann (1995), S. 27.

[6] Vgl. Spieker (1999a), S. 5–6 und Gropp (2000), S. 2.

[7] Vgl. Tröndle (1995), S. 48.

[8] Zit. n. Otto (1999), S. 55.

weiten Fassung der medizinischen Indikation drohe der vorgeburtliche Nachweis einer kindlichen Erkrankung zu einer mütterlichen Befindlichkeitsstörung zu werden und die ursprüngliche Indikation erweitere sich so um einen psychosozialen Aspekt.[9] In manchen Fällen würde sich dann als einziger Grund für die Tötung des Fetus eine Verbesserung des soziopsychologischen Wohlbefindens der Mutter herausstellen.[10] Bei einem Verstreichen der 12-Wochen Frist nach der Beratungsregel könne in der weitgefassten medizinischen Indikation ein Ausweg gesucht werden, um auch zu einem späteren Zeitpunkt noch abtreiben zu können, sodass es sich bei § 218a Absatz 2 StGB eigentlich um ein Gemisch aus embryopathischer, sozialer und medizinischer Indikation handele.[11]

Neben jener Öffnung der Regelungen für bisher in Deutschland nicht gekannte Möglichkeiten in Bezug auf Spätabtreibungen[12] wurde das Gesetz für weitere Defizite gerügt: So verzichte es gerade an der Stelle auf Beratung, wo aufgrund medizinisch-sozialer Indikation, wie bei einer Behinderung des Kindes, eine Sozialberatung besonders notwendig sei.[13] In der Gesetzgebung von 1976 waren für solche Fälle eine Sozialberatung sowie eine Bedenkzeit von drei Tagen zwingend vorgesehen.[14] Beides fiel durch das Aufgehen der embryopathischen Indikation in der medizinischen ebenso weg wie auch die gesonderte statistische Erfassung von Abtreibungen aufgrund von kindlichen Störungen, was die Beobachtung von Auswirkungen der Gesetzesänderung stark einschränkte.[15]

---

[9] Vgl. Wisser (1999), S. 14.

[10] Vgl. Büchner (2000), S. 5.

[11] Vgl. Beckmann (1995), S. 28.

[12] Vgl. Otto (1999), S. 55. *Philipp* weist darauf hin, dass rein rechtlich betrachtet die Verfügung von Menschen über einen anderen heute in weitaus stärkerem Maß legal sei als im Nationalsozialismus: So war die Lebensfähigkeit Kriterium und die Entscheidung zu einem Abbruch nicht wie heute privatisiert, sondern von einer Gerichtsentscheidung abhängig. Auch die Zwangseuthanasie an bereits Geborenen war nach damaligem Recht illegal, vgl. Philipp (2000), S. 71, 73, 78.

[13] Vgl. Tröndle (1995), S. 48.

[14] Vgl. § 218b StGB in der Fassung vom 18. Mai 1976, BGBl. I 1976, S. 1214.

[15] Vgl. Otto (1999), S. 56–57.

Viele der genannten Bedenken gegenüber der Neufassung der medizinischen Indikation von 1995 wurden auch von der *Bundesärztekammer* geteilt, sodass sie sich 1998 zu einer „Erklärung zum Schwangerschaftsabbruch nach Pränataldiagnostik" veranlasst sah. Darin stellte sie klar, dass „bei der traditionellen mütterlich-medizinischen Indikation die Tötung des Kindes nicht das Ziel, immer aber die unvermeidliche Konsequenz ist, während bei der jetzt integrierten ‚embryopathischen' Indikation wegen der Unzumutbarkeit für die Schwangere durchaus die Tötung des Kindes gemeint ist"[16] und dies zu Fehlinterpretationen führen könne, indem fälschlicherweise davon ausgegangen werde, dass „auch nach einer pränatal festgestellten Diagnose zu einem späteren Zeitpunkt der Schwangerschaft allein wegen eines auffälligen Befundes beim Kind eine Beendigung der Schwangerschaft medizinisch indiziert sei."[17] Sie forderte für derartige Fälle eine ausführliche Beratung und eine angemessene Bedenkzeit, sowie eine solide statistische Erfassung und die zeitliche Begrenzung von Schwangerschaftsabbrüchen – abgesehen von seltenen Ausnahmefällen – auf den Zeitpunkt, ab dem die extrauterine Lebensfähigkeit des Ungeborenen gegeben ist.[18] Gleichwohl gab es auch Kritik von Fachleuten an der Auffassung der *Bundesärztekammer*: So sei jede Zeitgrenze eine Bedrohung für die Kinder, da Fehlbildungen oft erst spät diagnostiziert und so Panikreaktionen bei auffälligen Befunden künftig in noch größerer Zahl drohen würden – und folglich eine Zunahme an Abtreibungen auf Verdacht aufgrund einer nur möglicherweise vorliegenden kindlichen Schädigung.[19]

---

[16] BÄK (1998), S. 3013.
[17] BÄK (1998), S. 3015.
[18] Vgl. BÄK (1998), S. 3016.
[19] Vgl. Richter (1998), S. 1363.

7.2   Die Problematik der Spätabtreibungen

Tatsächlich stellten sich die Sorgen bezüglich der durch die neue Gesetzeslage bedingten erweiterten Möglichkeiten für Spätabtreibungen als eine reale und zunehmende Problematik heraus. Zwar machen die erfassten Fälle von Spätabtreibungen im Vergleich zu der Gesamtzahl der erfassten Schwangerschaftsabbrüche nur einen geringen Prozentsatz aus, jedoch wurde von verschiedenen Seiten immer wieder der Verdacht einer Untererfassung geäußert.[20] Tabelle 7.1 stellt die Anzahl der erfassten Schwangerschaftsabbrüche von 1996 bis 2009 nach der 22. Schwangerschaftswoche (post conceptionem) und von 2010 bis 2020 nach der 21. Schwangerschaftswoche (post conceptionem) in absoluten Zahlen wie auch im Verhältnis zu allen erfassten Abbrüchen dar, wobei eine steigende Tendenz sowohl bei den absoluten wie auch bei den relativen Zahlen zu erkennen ist.[21] Ob die Abbrüche aufgrund einer Behinderung des Kindes, wegen einer lebensbedrohlichen Situation der Schwangeren oder allein aufgrund einer psychosozialen Komponente der Schwangeren durchgeführt wurden, lässt sich aufgrund fehlender Differenzierung in der statistischen Erfassung der weit gefassten medizinischen Indikation nicht herauslesen. Folglich lässt sich auch nicht entnehmen, aufgrund welcher genauen Diagnose und mit welcher Prognose Kinder in einem späten Stadium der Schwangerschaft wegen der „Unzumutbarkeit" ihrer Behinderung abgetrieben wurden. Die Zahlen verdeutlichen aber, dass sich die Problematik der Spätabtreibungen nicht auf einige wenige, medial aufsehenerregende Beispiele von Spätabtreibungen als tragische Einzelfälle reduzieren lässt, wenngleich ein Blick auf solche Einzelfälle für die Darstellungen des ethischen und rechtlichen Diskurses von Interesse ist.

---

[20] Sowohl in Fachkreisen wie auch in der Politik wurden immer wieder Zweifel an der Richtigkeit der erfassten Spätabtreibungen genannt, vgl. Klinkhammer (2001), S. 1931 und Klinkhammer (2003), S. 1913. In der Presse wurde die Anzahl von Spätabtreibungen Ende der 1990er Jahre auf bis zu 1.500 Fälle jährlich geschätzt, vgl. Friedrichsen/Ludwig (1999) und Rehder (1999).

[21] Vgl. auch Merkel (2017), S. 2015.

Tabelle 7.1 Erfasste Spätabtreibungen von 1996 bis 2020 in absoluten Zahlen und relativ zu allen erfassten Schwangerschaftsabbrüchen nach Daten des Statistischen Bundesamtes (eigene Darstellung).

Jahr	Spätabtreibungen	
	Absolut	Relativ[a]
Abbrüche nach 22. SSW[b]		
1996	159	0,12%
1997	190	0,15%
1998	175	0,13%
1999	164	0,13%
2000	154	0,11%
2001	177	0,13%
2002	188	0,14%
2003	217	0,17%
2004	200	0,15%
2005	171	0,14%
2006	183	0,15%
2007	229	0,20%
2008	231	0,20%
2009	237	0,21%
Abbrüche nach 21. SSW[b]		
2010	462	0,42%
2011	480	0,44%
2012	447	0,42%
2013	562	0,55%
2014	584	0,59%
2015	634	0,64%
2016	630	0,64%
2017	654	0,65%
2018	655	0,65%
2019	648	0,64%
2020	648	0,65%

[a] Anteil der erfassten Spätabtreibungen zur Gesamtzahl der erfassten Abbrüche

[b] Bis 2009 erfasste das Statistische Bundesamt die Spätabtreibungen nach der 22. Schwangerschaftswoche, ab 2010 nach der 21. Schwangerschaftswoche.

Beispiele medienwirksamer Fälle von Spätabtreibungen
Eines der prominentesten Beispiele für die ethischen wie auch rechtlichen
Schwierigkeiten von Spätabtreibungen ist das sogenannte „Oldenburger Baby"
Tim Guido (1997–2019). Zwar war er ursprünglich ein Wunschkind seiner leibli-
chen Mutter, als bei ihm jedoch eine Trisomie 21 diagnostiziert wurde, verlangte
sie unter Androhung von Suizid einen Schwangerschaftsabbruch. Nur wenige
Stunden nach der Diagnose wurde in einem Oldenburger Krankenhaus mit der
Abtreibung begonnen, indem die Geburt unter der Annahme eingeleitet wurde,
dass Tim diese nicht überleben würde. Dennoch kam er lebend zur Welt. Weil sein
Tod das erwünschte Ziel der ärztlichen Intervention war, wurde in der Erwartung,
dass er bald nach der Geburt sterben würde, auf eine lebenserhaltende Behandlung verzichtet. In einer WDR-Dokumentation einige Jahre später merkte der
abtreibende Arzt an, es gäbe viele Fälle, in denen das Kind zunächst einmal lebe
„aber dann erst in den nächsten Minuten, manchmal auch Stunden, verstirbt",
was jedoch bei Tim gerade nicht geschah: Als er nach etwa neun Stunden immer
noch lebte, wurde er intensivmedizinisch versorgt. Konsequenzen des Abbruchs
und möglicherweise auch der zunächst ausbleibenden Behandlung waren zusätzlich zum Down-Syndrom weitere Folgeschäden; mehrere Operationen folgten.
Der Fall beschäftigte die Gerichte einige Jahre lang: Die leiblichen Eltern erstat-
teten einerseits wegen der misslungenen Abtreibung Anzeige, andererseits wegen
unterlassener Hilfeleistung, als das Kind dann doch lebte.[22]

Ein weiterer medienwirksamer Fall einer initial überlebten Spätabtreibung
ereignete sich zwei Jahre später in Zittau[23]: Die Eltern eines ungeborenen Kindes
hatten nach der pränatalen Diagnose einer Skelettdysplasie und bei Kleinwuchs
ihres Ungeborenen eine Abtreibung verlangt – obgleich nach Angabe der Ärzte
die Fehlbildung gut mit dem Leben vereinbar gewesen wäre. Nachdem verschiedene Ärzte einen Abbruch abgelehnt hatten, erklärte sich der Chefarzt der
Frauenklinik in Zittau zur Vornahme der Spätabtreibung in der 29. Schwangerschaftswoche bereit. Als das Kind jedoch nach der Entbindung noch lebte,
soll er es durch Zuhalten von Mund und Nase getötet und einen Eimer Wasser
zum Ertränken des Kindes gefordert haben[24] – eine zuvor in der DDR durchaus
übliche Praxis.[25]

---

[22] Vgl. Kilimann (2005). Die juristischen Verfahren gegen den Arzt wurden zunächst einge-
stellt, dann aber wieder aufgenommen und führten zu einer Verurteilung, vgl. Wiebe (2004),
S. 117–118.

[23] Vgl. Friedrichsen/Ludwig (1999), Rehder (1999) und Varga (2001).

[24] Vgl. Wiebe (2003b), S. 84 und ZfL (2003a), S. 96–97.

[25] Vgl. Der Spiegel (1992).

Um Fälle wie in Oldenburg oder Zittau zu vermeiden, fing man Ende der 1990er Jahre an, bei Abtreibungen in späten Schwangerschaftsmonaten die Kinder vor Einleitung der Geburt durch einen Fetozid zu töten, bei dem unter Ultraschallsicht durch Injektion von Kaliumchlorid ins fetale Herz ein Herzstillstand herbeigeführt wird.[26] Doch trotz dieser „präventiven" Maßnahme sorgen nach wie vor Fälle von (vermeintlichen) Spätabtreibungen für Aufsehen. So ist aus jüngerer Vergangenheit die Verurteilung zweier Berliner Ärzte wegen Totschlag zu nennen: Bei einer Zwillingsschwangerschaft wünschte die Mutter im Jahr 2010 die Abtreibung eines der beiden eineiigen Zwillingskinder, das zwar lebensfähig war, bei dem jedoch schwere Hirnschäden im Verlauf der Schwangerschaft diagnostiziert wurden.[27] Um den gesunden Zwilling keinem Risiko auszusetzen, entschied man sich in Absprache mit der Mutter gegen einen – wie in vergleichbaren Fällen üblichen – selektiven Fetozid und entband zunächst in der 32. Schwangerschaftswoche per Kaiserschnitt das gesunde Kind, um dann im unmittelbaren Anschluss daran das behinderte Kind mit einer Kaliumchlorid-Injektion zu töten. Die Richter urteilten 2019, dass die Eröffnung des Uterus die entscheidende strafrechtliche Abgrenzung zu einem aus medizinischen Gründen erlaubten Schwangerschaftsabbruch darstelle und verurteilten folglich die beiden Ärzte nach § 212 StGB; der Bundesgerichtshof bestätigte das Urteil ein Jahr später.[28]

Die drei genannten Fälle offenbaren das rechtliche Dilemma in der Logik des Handelns in Fällen von Spätabtreibungen: Wird das Ziel der – aufgrund der medizinischen Indikation rechtmäßigen – Tötung des Kindes nicht vor der Geburt erreicht, ist es naheliegend, dieses Ziel auch durch eine unrechtmäßige Tötung des Kindes nach der Geburt weiterzuverfolgen; das (unrechtmäßige) Töten Geborener ist die natürliche Konsequenz der (rechtmäßigen) Tötung Ungeborener.[29]

Reaktionen in der Politik auf Spätabtreibungen
Während die Problematik von Spätabtreibungen aufgrund der neuen Gesetzeslage von der Ärzteschaft und Behindertenverbänden bereits seit Ende der 1990er Jahre thematisiert wurde[30], reagierte die Politik nur zögerlich auf die Kritik.[31]

---

[26] Vgl. Gropp (2000), S. 3.
[27] Vgl. Ärztezeitung (2019) und Simmank/Lüdemann (2019).
[28] Vgl. Leth (2021) und Berner (2021).
[29] Vgl. Beckmann (2003b), S. 73.
[30] Vgl. BÄK (1998), S. 3013–3016; DÄ (1999), S. 2001; Klinkhammer (2003), S. 1913; Klinkhammer (2004a), S. 2573 und Klinkhammer (2004b), S. 3074.
[31] Vgl. Rabbata (2008), S. 721.

Erstmals legten die damals oppositionellen Unionsparteien CDU und CSU 2001 einen Antrag zur Vermeidung von Spätabtreibungen vor[32] und wiederholten in den Folgejahren ihre Forderung an die Bundesregierung unter Bundeskanzler Gerhard Schröder, ein Gesetz zur Klarstellung der medizinischen Indikation vorzulegen.[33] Die Rot-Grüne Regierung wies den Vorstoß jedoch mit der Begründung zurück, die geforderten Maßnahmen seien eine Bevormundung schwangerer Frauen, außerdem begründe die Datenlage zur medizinischen Indikation keinen gesetzlichen Handlungsbedarf.[34]

2006 griffen CDU und CSU – nunmehr unter Bundeskanzlerin Angela Merkel in Regierungsverantwortung – das Vorhaben erneut auf[35] und bekamen dafür nicht nur die Unterstützung der Kirchen[36], sondern auch die der Ärzteschaft[37], welche Veränderungen schon lange eingefordert hatte und einen detaillierten Vorschlag einer Ergänzung des Schwangerschaftsabbruchrechts machte[38]: Demnach sollte die extrauterine Lebensfähigkeit des Ungeborenen im Strafgesetzbuch Erwähnung finden sowie eine Beratung und Bedenkzeit – außer bei unmittelbarer Lebensgefahr – auch bei der medizinischen Indikation eingeführt werden. Ferner sah jener Vorschlag der *Bundesärztekammer* und der *Deutschen Gesellschaft für Gynäkologie und Geburtshilfe (DGGG)* vor, Ausnahmen vom Weigerungsrecht für Ärzte bei der Mitwirkung an Abtreibungen klar auf unmittelbar lebensbedrohliche Situationen zu reduzieren und die statistische Erfassung des Schwangerschaftsabbruchs um Details der medizinischen Indikation zu ergänzen, beispielsweise die Diagnose bei Vorliegen einer kindlichen Schädigung oder das Alter der Schwangerschaft bei Abbruch.[39] Die geforderten Veränderungen stießen aber beim Koalitionspartner der Union auf Widerstand. So fürchtete man in der SPD damit die Grundsatzdebatte um den § 218 StGB erneut aufzubrechen und den mühsam gefundenen Kompromiss von 1995 zu gefährden.[40] Ebenso lehnten *Pro Familia* und andere Verbände eine Gesetzesänderung ab, da man die Anonymität der Frauen gefährdet sah.[41]

---

[32] Vgl. Klinkhammer (2001), S. 1931.

[33] Vgl. DÄ (2003), S. 3200.

[34] Vgl. Klinkhammer (2004c), S. 3141.

[35] Vgl. DÄ (2006a).

[36] Vgl. DÄ (2006b) und DÄ (2006c).

[37] Vgl. Klinkhammer et al. (2006a), S. 2617, 2620 und DÄ (2008a).

[38] Vgl. Klinkhammer (2006b), S. 3445 und DGGG (2006).

[39] Vgl. BÄK/DGGG (2006).

[40] Vgl. Rabbata (2006), S. 2616 und DÄ (2008b).

[41] Vgl. Richter-Kuhlmann (2009a), S. 326 und Pro Familia (2009), S. 2.

Erst Ende 2008 bahnte sich ein Ende des Streits der beiden Regierungsparteien an[42], und im Mai 2009 kam es schließlich zur Verabschiedung einer Änderung des Schwangerschaftskonfliktgesetzes durch den Bundestag: So sind Ärzte seit dem 1. Januar 2010 verpflichtet, schwangere Frauen nach einer Diagnose, die einen Schwangerschaftsabbruch nach medizinischer Indikation und somit auch nach der zwölften Schwangerschaftswoche erlauben würde, ergebnisoffen über medizinische, psychische und psychosoziale Aspekte zu beraten. Zudem hat der Arzt die Schwangere auf den Anspruch einer vertiefenden Beratung bei einer externen Beratungsstelle, in Selbsthilfegruppen oder in Behindertenverbänden hinzuweisen und in ihrem Einvernehmen entsprechende Kontakte zu vermitteln. Ist der Grund für die medizinische Indikation eine körperliche oder geistige Schädigung, muss der Arzt zudem bei seiner Beratung Ärzte hinzuziehen, die mit dieser Gesundheitsschädigung bei geborenen Kindern Erfahrung haben. Auch eine Bedenkzeit von mindestens drei Tagen wurde etabliert – außer bei einer akuten Lebensgefahr für die Schwangere.[43]

Um einen mehrheitsfähigen Kompromiss zu erreichen, wurden bei der Änderung des Schwangerschaftskonfliktgesetzes jedoch viele der ursprünglichen Forderungen der Ärzteschaft unberücksichtigt gelassen. Beispielsweise fand die Grenzziehung in Bezug auf die extrauterine Lebensfähigkeit des Ungeborenen keinen Eingang in die Neuregelung, und auch auf eine ausführliche statistische Erhebung wurde verzichtet.[44] Dennoch zeigten sich Ärzte und Behindertenverbände mit dem Ergebnis zunächst zufrieden.[45] Dass der Erfolg der Gesetzesänderung jedoch nach einigen Jahren der Beobachtung zu hinterfragen ist, legen die Daten in Tabelle 7.1 nahe – auch ohne die geforderte detaillierte Statistik zu Spätabbrüchen: So ist in den Jahren nach Umsetzung der kleinen Reform weiterhin ein Anstieg von Spätabtreibungen zu verzeichnen, obwohl eine Verringerung der Anzahl von diesen das maßgebliche Ziel gewesen war.[46]

---

[42] Vgl. Richter-Kuhlmann (2008), S. 2009.

[43] Vgl. BGBl. I 2009, S. 2990 und Klinkhammer (2009), S. 2352–2353.

[44] Vgl. Richter-Kuhlmann E (2009b), S. 1024. Eine kleine Veränderung erfuhr die statistische Erfassung der Schwangerschaftsabbrüche dennoch: Die Einteilung zur Erfassung der vollendeten Schwangerschaftswochen bei Abbruch wurde um eine Woche verschoben, sodass beispielsweise Abbrüche in sehr späten Schwangerschaftswochen seither unter die Kategorie „22 und mehr" anstatt zuvor „23 und mehr" fallen, vgl. Statistisches Bundesamt (2010) und Statistisches Bundesamt (2011), S. 9.

[45] Vgl. DÄ (2009).

[46] Vgl. Merkel (2017), S. 2015.

7.3   Pränataldiagnostik und Schwangerschaftsabbruch als Mittel der Selektion

Die rechtlichen und ethischen Herausforderungen bei der Spätabtreibung behinderter Föten sind unmittelbar durch die heutigen Möglichkeiten der Pränataldiagnostik bedingt und dehnen sich wegen des diagnostischen Fortschritts vermehrt auch auf frühe Wochen in der Schwangerschaft aus.[47] So standen in jüngerer Zeit zunehmend pränatale Bluttests im Zentrum des Diskurses um den Schwangerschaftsabbruch, welche die Diagnose einer Behinderung des ungeborenen Kindes im Vergleich zu den bisher angewandten invasiven Tests, wie zum Beispiel der Amniozentese, deutlich vereinfachen.[48] Nach intensiven Debatten einigte sich der *Gemeinsame Bundesausschuss* 2019 darauf, dass die gesetzliche Krankenversicherung (GKV) künftig die Kosten nichtinvasiver molekulargenetischer Tests zur Bestimmung des Risikos autosomaler Trisomien 13, 18 und 21 bei Risikoschwangerschaften ab der 9. Schwangerschaftswoche übernimmt.[49] Neben diesen drängen immer mehr nichtinvasive Bluttests auf den Markt, die verschiedene genetische Erkrankungen wie Mukoviszidose, spinale Muskelatrophie, die Sichelzellkrankheit oder die α- und β-Thalassämien beim Embryo in einem frühen Stadium erkennen können.[50]

Ein Abbruch aufgrund möglicher Behinderung fällt somit nicht zwingend allein in den Geltungsbereich der medizinischen Indikation, sondern ist bei frühzeitiger Diagnose auch aufgrund der Beratungsregelung nach § 218a Absatz 1 StGB denkbar, was eine Abschätzung, wie viele Abtreibungen aufgrund embryopathischer Indikation tatsächlich durchgeführt werden, nahezu unmöglich macht. Für bestimmte Fälle lassen sich jedoch Zahlen nennen: Beispielsweise war 2012 im *Deutschen Ärzteblatt* zu lesen, dass in Deutschland nach pränataler Diagnose eines Down-Syndroms 90 bis 95 % der ungeborenen Kinder abgetrieben werden[51], und eine 2020 veröffentlichte Studie hatte zum Ergebnis, dass zwischen 2011 und 2015 in Europa 54 % aller Schwangerschaften mit Down-Syndrom vorzeitig beendet wurden.[52] Es liegt in diesem Fall also nicht fern, von einer „Selektion durch Pränataldiagnostik" zu sprechen.[53] Geschichtlich betrachtet sind

---

[47] Vgl. Klinkhammer (1999), S. 1334–1335.

[48] Vgl. DÄ (2007).

[49] Vgl. DÄ (2019e).

[50] Vgl. DÄ (2019f).

[51] Vgl. Bißwanger-Heim (2012), S. 697.

[52] Vgl. De Graaf et al. (2020), S. 402.

[53] Vgl. Turczynski (2016).

solche Zustände kein Novum; Beispiele für (postnatale) Selektion durch Menschenhand gibt es viele – freilich aus unterschiedlichen Motiven und mithilfe verschiedener Methoden. Im Unterschied zu den Römern, die – wenn sie das Kind als Belastung empfanden – den Nachwuchs häufig aussetzten[54] oder den Nationalsozialisten, die aus eugenischer Intention Behinderte systematisch töteten[55], ist heute der Zeitpunkt, das (Weiter-)Leben des Kindes zu verhindern, in die pränatale Phase verlagert. Dass einer großen Zahl von behinderten Menschen das Leben verwehrt wird, ist jedoch eine nicht zu leugnende Gemeinsamkeit von Vergangenheit und Gegenwart.

Gerade das Beispiel der Nationalsozialisten wird in Bezug auf die heutige Praxis von Abtreibungen von Behinderten nicht selten vergleichend herangezogen. Beispielhaft dafür kann der Titel eines von dem Arzt Ingolf Schmid-Tannwald herausgegebenen Sammelbandes aus dem Jahr 1998 genannt werden: „Gestern lebensunwert – heute unzumutbar. Wiederholt sich die Geschichte doch?".[56] Auch weniger konservative Betrachter erkennen gewisse Zusammenhänge zwischen dem Umgang mit dem Leben im Dritten Reich und der heutigen Abtreibungspraxis: So sieht ein Artikel der *Tagesschau* vom 28. Januar 2021 in der Verkündigung und den Aussagen eines Urteils des polnischen Verfassungsgerichts zu restriktiveren Abtreibungsregeln einen „inhaltlichen Anknüpfungspunkt" zu den zufälligerweise am selben Tag stattgefundenen Gedenkfeiern zur Befreiung des Konzentrationslagers Auschwitz, weil das Gericht im Kontrast zu dem Schrecken der Vergangenheit die Gleichwertigkeit jedes einzelnen Lebens – auch das des Ungeborenen – betonte.[57] Der Bundestagsabgeordnete Hubert Hüppe (CDU) wurde 2006 noch deutlicher: Spätabtreibung sei nichts anderes als „Früheuthanasie" und unterscheide sich von Kindstötung nur dadurch, dass sie im Mutterleib stattfinde.[58] Auch die Bundestagsabgeordnete Corinna Rüffer der Grünen kritisierte beispielsweise am Gedenktag für die Opfer des Nationalsozialismus im Jahr 2014, dass in der Debatte um pränatale Diagnostik „eugenisch inspirierte Argumente" zu finden seien und wendet sich „gegen Selektion damals und heute."[59]

---

[54] Vgl. Tuor-Kurth (2009), S. 29–31.

[55] Vgl. Klee (2010), S. 333–385.

[56] Vgl. Schmid-Tannwald (2000), S. 1–8.

[57] Vgl. Pallokat (2021).

[58] Vgl. Rabbata (2006), S. 2616.

[59] Rüffer (2014). Vgl. auch DÄ (2019c).

Trotzdem sehen viele Experten solche Vergleiche kritisch. Die Verknüpfung von Euthanasie im Dritten Reich und der geltenden Regelung des Schwangerschaftsabbruchs sei eine überzogene These, die der Diskussion einen eher unsachlichen Anstrich verleihe, urteilte ein Leser des oben genannten Buches von *Schmid-Tannwald* im *Deutschen Ärzteblatt*.[60] Auch der Homburger Humangenetiker Wolfram Henn, ehemaliger Vorsitzender der *Kommission für Grundpositionen und ethische Fragen der Deutschen Gesellschaft für Humangenetik* und seit 2016 Mitglied im Deutschen Ethikrat, betont, es habe nichts mit Eugenik zu tun, eine Frau nach einem pathologischen Befund in der Pränataldiagnostik über die gesetzlich bestehende Option eines Schwangerschaftsabbruchs aus medizinischer Indikation zu informieren, wenngleich ein auffälliger Befund nicht zu einer ärztlichen Aufforderung oder Empfehlung zu einem Schwangerschaftsabbruch führen dürfe.[61]

Der Vorwurf einer Selektion durch Schwangerschaftsabbrüche erstreckt sich jedoch nicht nur auf Fälle von fetaler Erkrankung.[62] So warnte das Bundesverfassungsgericht in seinem Urteil vom 28. Mai 1993 vor Schwangerschaftsabbrüchen aufgrund des Geschlechts und forderte vorbeugende Maßnahmen durch die anstehende Neuregelung der Abtreibungsregeln.[63] Der Gesetzgeber verzichtete jedoch auf eine Erwähnung der Thematik in der Gesetzgebung, weil er damals dafür in Deutschland keine Relevanz sah.[64] Der SPD-Bundestagsabgeordnete Jürgen Meyer begründete dies bei einer Rede im Deutschen Bundestag am 29. Juni 1995 damit, dass man in Deutschland bekanntlich bisher keine „indischen Verhältnisse" habe, wonach künftige Mädchen in besonderem Maße von Abtreibung bedroht seien.[65]

In welchem Maß Abtreibungen aufgrund des Geschlechtes in Deutschland dennoch stattfinden, lässt sich wegen fehlender Daten nicht sagen – weder der Grund für die Abtreibung noch das Geschlecht des Kindes werden erfasst – und kann deswegen hier nicht weiter ausgeführt werden. Empirisch belegbare Zahlen der Problematik gibt es lediglich aus anderen Ländern, beispielsweise aus China

---

[60] Vgl. Dehne (1998), S. 2432.

[61] Vgl. Henn (2006), S. 3096–3097.

[62] Vgl. Zylka-Menhorn (2007), S. 826.

[63] Vgl. BVerfGE 88, 203, 291, 293.

[64] Vgl. ZfL (1997), S. 71.

[65] Vgl. Deutscher Bundestag (1995), S. 3776

und Indien, wo die geschlechtsspezifische vorgeburtliche Selektion zu einem massiven und problematischen Frauenmangel führt.[66] Details dazu würden jedoch den Rahmen dieser Arbeit sprengen.

---

[66] Vgl. Refardt/Kentenich (2007), S. 2383; Grappe/Barreyre (2015) und Chao et al. (2020).

Der Arzt im Konfliktfeld des Schwangerschaftsabbruchs

8

Ein Großteil der Debatte um den Schwangerschaftsabbruch geht um das Recht und die Rechtsstellung der beiden Hauptbeteiligten, nämlich um die Schwangere und das ungeborene Kind. Die ethischen und standespolitischen Herausforderungen eines maßgeblich mitbeteiligten Personenkreises, nämlich der Ärzteschaft, schien lange Zeit nur beiläufig Thema des Diskurses zu sein[1], obgleich dem Arzt und sonstigem medizinischen Personal wie Hebammen und Pflegekräften als ausführendem Organ eine der bedeutendsten Rollen in der Thematik des Schwangerschaftsabbruchs zukommt. In jüngerer Zeit richtet sich jedoch der öffentliche Diskurs vermehrt auf die ärztlichen Angelegenheiten wie beispielsweise das Weigerungsrecht an Abtreibungen mitzuwirken oder das Werbeverbot für Schwangerschaftsabbrüche. Dieses Kapitel soll sich eingehender mit verschiedenen Inhalten der Rolle und Herausforderungen des Arztes beim Schwangerschaftskonflikt und -abbruch befassen.

8.1 Die Ärzteschaft und ihre Haltung zum Schwangerschaftsabbruch

Bis in die 1970er Jahre war in der Ärzteschaft zumindest in öffentlichen Äußerungen ein weitestgehend homogenes Meinungsbild zu erkennen, das durch eine ablehnende Haltung hinsichtlich des Schwangerschaftsabbruchs gekennzeichnet war. Seither zeichnet sich jedoch ab, dass die Position der Ärzte diesbezüglich keineswegs mehr einheitlich ist, sondern die Meinungsvielfalt ebenso groß ist

---

[1] Vgl. Esser (1993), S. 3.

wie auch bei der übrigen Bevölkerung und sich die Herstellung eines einheitlichen Konsenses nicht nur in der Gesellschaft, sondern auch in Fachkreisen als schwierig erweist.[2]

Der Wandel in der Positionierung der Ärzteschaft wird darin deutlich, dass sich der 76. Deutsche Ärztetag 1973 in München noch deutlich gegen eine Fristenregelung aussprach[3], auf dem 94. Deutschen Ärztetag 1991 in Hamburg nur 18 Jahre später jedoch mehrheitlich für ein solches Gesetzesmodell gestimmt wurde, wenngleich eine Pflichtberatung bei der Entscheidung für einen Abbruch vorausgesetzt wurde und eine Minderheit eine strafrechtliche Missbilligung nicht-vitaler Schwangerschaftsabbrüche nach wie vor einforderte.[4] Auch in der Entwicklung der verschiedenen Neufassungen des Genfer Gelöbnisses bis 2017, mit dem 1948 eine moderne Variante des Hippokratischen Eides aus der Zeit um 400 vor Christus geschaffen werden sollte[5], erkennt man die Tendenz, von einer klaren Position bezüglich der Schutzwürdigkeit ungeborenen Lebens zugunsten einer weiten Formulierung abzuweichen, die großen Spielraum für ein breites Spektrum an Meinungen zulässt und sogar die Möglichkeit eröffnet, die Intention der ursprünglichen Fassung umzukehren.[6] Ebenso findet sich in der Berufsordnung keine klare Linie: Zwar heißt es in der Musterberufsordnung der *Bundesärztekammer*, Ärzte seien grundsätzlich verpflichtet, das ungeborene Leben zu erhalten,

---

[2] Vgl. Esser (1996), S. 37–38.

[3] Vgl. Jachertz (1973), S. 2971. Auch verschiedene medizinische Fachgesellschaften und Verbände sprachen sich Anfang der 1970er Jahren noch strikt gegen eine Fristenregelung aus und „sahen sich der Erkenntnis verpflichtet, dass es einen qualitativen Unterschied zwischen ungeborenen und geborenen Leben nicht gibt.", vgl. Gante (1993), S. 67–68.

[4] Vgl. Jachertz (1991), S. 1746–1747 und DÄ (1991a), S. 1780–1781.

[5] Vgl. Feldwisch-Drentrup/Zegelman (2017).

[6] In der Version des Genfer Gelöbnisses von 1968 fand sich noch die ursprüngliche Formulierung mit klarer Angabe hinsichtlich des Beginns menschlichen Lebens: „I will maintain the utmost respect for human life from the time of conception; even under threat, I will not use my medical knowledge contrary to the laws of humanity". 1983 wurde auf den Hinweis der Empfängnis als klare biologische Definition bereits verzichtet: "I will maintain the utmost respect for human life from its beginning; even under threat, I will not use my medical knowledge contrary to the laws of humanity". Seit 2005 stellt sich der Abschnitt deutlich gekürzt dar: „I will maintain the utmost respect for human life". Dabei wurde der ursprünglich in unmittelbarem Zusammenhang stehende Hinweis, auch unter Bedrohung derartige Prinzipien zu wahren, von der Textstelle entkoppelt und ist seit 2017 an völlig anderer Position des Gelöbnisses in der Verbindung mit Menschenrechten zu finden: „I will not use my medical knowledge to violate human rights and civil liberties, even under threat". Vor dem Hintergrund, dass – wie in Abschnitt 9.3 dargestellt – der Schwangerschaftsabbruch zunehmend als Menschenrecht betrachtet wird, ist an dieser Stelle eine Verkehrung des ursprünglichen Gedankens des Genfer Gelöbnisses von 1948 nicht ausgeschlossen.

gleichzeitig wird aber betont, dass der Schwangerschaftsabbruch den gesetzlichen Bestimmungen unterliege.[7] Kritisiert wird daran nicht nur, dass es sich bei letzterer Formulierung um ein Relikt der Instrumentalisierung der Ärzteschaft im Nationalsozialismus handele[8], sondern vor allem auch, dass sich die Ärzte durch derart mangelnde klare Positionierung zu einem „Spielball der Gesetzgebung" degradieren ließen, was zu einem Vertrauensschwund gegenüber Ärzten und dem ärztlichen Ethos führe.[9]

Trotz derart weit gefassten öffentlichen Positionierungen scheinen sich in jüngerer Zeit die Bedenken in der Ärzteschaft gegenüber dem Schwangerschaftsabbruch (wieder) zu mehren. So ist nach Angaben des Statistischen Bundesamtes die Anzahl der Ärzte, die Abtreibungen vornehmen, zwischen 2003 und 2018 um etwa 40 % zurückgegangen. Der Bundestagsabgeordnete Alexander Krauß (CDU) führt dies darauf zurück, dass sich mehr Ärzte mit der ethischen Dimension ihrer Arbeit auseinandersetzen würden.[10]

8.2 Herausforderungen für das Selbstverständnis des Arztes und seine Kompetenzen beim Schwangerschaftsabbruch

An den Beruf des Arztes werden in besonderem Maße seit jeher sowohl von der Öffentlichkeit wie auch von seinen Vertretern selbst hohe ethische Anforderungen gestellt, weil er sich unmittelbar mit dem Leben und Sterben des Menschen auseinandersetzt. Dabei wurde immer wieder betont, dass sich der Arzt für ersteres, das Leben, einzusetzen habe. So formuliert es auch die *Bundesärztekammer*: „Das Ziel ärztlichen Handelns ist Heilung, Linderung oder Vermeidung von Krankheit

---

[7] Vgl. § 14 Abs. 1 MBO-Ä 1997 in der Fassung der Beschlüsse des 124. Deutschen Ärztetages im Mai 2021 in Berlin.

[8] Der Hinweis in der Berufsordnung, dass der Schwangerschaftsabbruch den gesetzlichen Regelungen unterliegt, geht auf einen Erlass der staatlich gelenkten Reichsärztekammer aus dem Jahr 1937 zurück: In verschleierter Form wurde damals die Ärzteschaft für die nationalsozialistischen Ziele eingespannt, indem sie auch von standesrechtlicher Seite zur Umsetzung des „Gesetz zur Verhütung erbkranken Nachwuchses" von 1933, in welchem erstmals medizinisch und eugenisch motivierte Abtreibungen legalisiert wurden, gedrängt wurde. Eine Loslösung von jener nationalsozialistischen Erblast fand trotz mehrfacher Neufassungsbeschlüsse nach Rückgewinnung der demokratischen Organisationsstruktur nicht statt und somit besteht der Vorwurf, dass die Ärzteschaft mit jeder gesetzlich vorgegebenen Liberalisierung von Abtreibungen Schritt halte, vgl. Esser (1996), S. 37.

[9] Vgl. Wagner (1992), S. 4308 und Esser (1993), S. 8–9.

[10] Vgl. Ärztezeitung (2020).

und Behinderung, jedoch nicht die Tötung von Kranken und Behinderten."[11] Entsprechend dieser Maxime wurden auch der Wert des ungeborenen Menschen und die Problematik des Schwangerschaftsabbruchs immer wieder betont. Bereits im Hippokratischen Eid ist – ungeachtet der Diskussion über seine Bedeutung für die heutige Zeit[12] – eine ablehnende Haltung gegenüber Abtreibungen herauszulesen[13] und auch in der Ursprungsfassung des Genfer Gelöbnisses von 1948, auf das sich Ärzte weltweit berufen, wurde eingefordert „jedem Menschenleben von der Empfängnis an Ehrfurcht entgegenzubringen".[14]

Beim Schwangerschaftsabbruch wird diese Achtung gegenüber dem vorgeburtlichen Leben jedoch vielfach übergangen und zudem eine grundlegende Basis ärztlichen Handelns, nämlich das Vorliegen einer Indikation und die Einwilligung des Patienten oder seines Bevollmächtigten, in Frage gestellt: Ein Arzt stellt eine Indikation aufgrund der Behandlungsmöglichkeit eines Krankheitsbefundes; eine Schwangerschaft ist aber per se keine Krankheit und somit fehlt meistens die Indikation für den ärztlichen Eingriff der Abtreibung. Auch die notwendige Einwilligung für den Eingriff ist fragwürdig: Eine Behandlung am Kind – auch pränatal – bedarf der Einwilligung der Eltern. Im Umkehrschluss ist die Zustimmung der Eltern zur Tötung eines geborenen Kindes aber nicht legitim und folglich müsste auch die Einwilligung zur Tötung des Ungeborenen nichtig sein.[15] Ginge es allein um die Frau, wäre zwar der Grundsatz der Einwilligung gegeben, da dem Ungeborenen aber – zumindest nach Auffassung des Bundesverfassungsgerichts – die Grund- und Menschenrechte zugestanden werden, ist dieses nicht eindimensional zu sehen.[16] Die Divergenz von ärztlichen Prinzipien und der Realität des Schwangerschaftsabbruchs wird auch darin deutlich, dass ein ungeborenes Kind im Falle einer gewollten Schwangerschaft als ein eigenständiger Patient und als schutzbefohlene Person betrachtet wird, im Fall einer

---

[11] BÄK (1998), S. 3013.

[12] Vgl. Beneker (2016).

[13] So heißt es dort: „Ich werde niemandem, nicht einmal auf ausdrückliches Verlangen, ein tödliches Medikament geben, und ich werde auch keinen entsprechenden Rat erteilen; ebenso werde ich keiner Frau ein Abtreibungsmittel aushändigen.", zit. n. Ärztezeitung (2016).

[14] Genfer Gelöbnis in der Fassung der Beschlüsse der 2. Generalversammlung des Weltärztebundes im September 1948 in Genf.

[15] Vgl. Esser (1993), S. 7.

[16] Die juristischen Grundsätze von Einwilligung und Indikation folgern sich aus den ärztlichen Grundsätzen: „salus aegroti suprema lex" (das Wohl des Kranken als oberstes Gesetz) und „neminem laedere" (niemanden verletzen) beziehungsweise „nil nocere" (aus keinem Grund Schaden zufügen), vgl. Esser (1996), S. 32.

Abtreibung jedoch vermieden wird, der Leibesfrucht derartige Bezeichnungen zuzugestehen.[17]

Herausforderungen des Arztes in der Beratungsregelung
Die alte Regelung des Schwangerschaftsabbruchs von 1976 wurde des Öfteren von der Ärzteschaft kritisiert, weil die erforderliche Indikationsstellung durch den Arzt seine Qualifikationen und Kompetenzen übersteige, insbesondere im Fall der sozialen Notlagenindikation.[18] So sei der Arzt nicht dafür ausgebildet, die sozialen Umstände abtreibungswilliger Frauen immer derart einordnen zu können, um eine tragfähige Indikation für einen Abbruch zu stellen.[19] Folglich wurde die Neuregelung des Jahres 1995 von großen Teilen der Ärzteschaft begrüßt: Die Entscheidungsverantwortung trägt im Falle der Beratungsregelung nicht mehr der Arzt durch eine Indikationsstellung, sondern die Frau selbst; sie hat – nach den Worten des Bundesverfassungsgerichts – die „Letztverantwortung".[20] Die Beratungsregelung soll somit abtreibungswilligen Schwangeren eine sichere Möglichkeit zum Schwangerschaftsabbruch ermöglichen, um durch etwaige Kurpfuscherei verursachtem Leid entgegenzuwirken. Gleichzeitig soll sie das ungeborene Leben schützen und die Rechtswidrigkeit von Abtreibungen aufrechterhalten, weil die Menschenwürde und das Recht auf Leben dies verfassungsrechtlich einfordern. Das bringt den Arzt neben den grundsätzlichen Herausforderungen des Schwangerschaftsabbruchs in Bezug auf seinen Berufsethos zusätzlich in eine außergewöhnliche und widersprüchliche juristische Position: Einerseits hat er für den Schutz des ungeborenen Menschen einzustehen, andererseits ist er für die Durchführung seiner Tötung zuständig, also für die Sicherstellung einer rechtswidrigen Tat. Damit wird der ärztliche Berufsstand für eine Tötungshandlung privilegiert, die aufgrund ihrer Häufigkeit auch keine Ausnahmehandlung bleibt[21], und der Arzt damit – so Kritiker – sogar über

---

[17] Beispielsweise wurde das seit dem 1. Januar 2021 geltende Verbot von nicht medizinisch begründeten Ultraschalluntersuchungen während der Schwangerschaft damit begründet, dass es sich bei dem Fötus um eine schutzbefohlene Person handele, die der Untersuchung und den damit verbundenen möglichen Nebenwirkungen nicht zustimmen kann und selbst keinen Nutzen aus der Untersuchung zieht, vgl. DÄ (2020e). Ferner betrachtete die Rechtsprechung des Bundesgerichtshofes bereits Ende der 1980er Jahre neben der Schwangeren auch das Ungeborene als Patient des Arztes, vgl. Philipp (2000), S. 74 und BGH, Urteil vom 6. Dezember 1988 – VI ZR 132/88.

[18] Vgl. Klinkhammer (1991), S. 1776–1777.

[19] Vgl. Gante (1993), S. 67–69.

[20] Vgl. BVerfGE 88, 203, 268, 270.

[21] Siehe Kapitel 3.

das Grundgesetz erhoben. Trotz dieses außergewöhnlichen Zugeständnisses an eine einzelne Berufsgruppe und ihre fachliche Qualifikation auf dem Gebiet der Gesundheitsfürsorge ist davon auszugehen, dass es bei einer Vielzahl von Abtreibungen im Fall der Beratungsregelung nicht um die unmittelbare Gesundheit der Frau geht, sondern die Aufgabe des Arztes darin liegt, „Erfüllungsgehilfe" zur Ausübung von Selbstbestimmungsrecht und „Letztverantwortung" der Frau zu sein.[22]

Dieses Spannungsverhältnis gegensätzlicher Anforderungen kommt auch darin zum Ausdruck, dass das Bundesverfassungsgericht in seinem Urteil von 1993 den Arzt öfter erwähnt als das Kind oder die Schwangere[23] und etwa 10 % des Urteilstextes darauf verwendet, die hohen Erwartungen und Schranken für den ärztlichen Berufsstand im Abtreibungsgeschehen darzulegen.[24] Wie an anderen Stellen besprochen, wurden diese detaillierten Vorstellungen des Bundesverfassungsgerichts für den straffreien, aber rechtswidrigen Schwangerschaftsabbruch in der Gesetzgebung jedoch teilweise nicht berücksichtigt beziehungsweise lediglich in abgeschwächter Form umgesetzt.[25] Doch auch bei adäquater Umsetzung hätte sich eine Kollision der gegenläufigen Zielsetzungen hinsichtlich der Ansprüche an den Arzt an verschiedenen Stellen nicht vermeiden lassen:

So hat der Arzt einerseits das Recht, sich nicht an einem Schwangerschaftsabbruch beteiligen zu müssen, sofern keine Lebensgefahr oder eine andere schwere Gesundheitsbedrohung der Mutter zu befürchten ist.[26] Andererseits ist er unverzichtbares und zentrales Glied der Beratungsregelung, für deren Umsetzung der Staat ein flächendeckendes Versorgungsnetz an Einrichtungen für den Schwangerschaftsabbruch bereitzustellen hat.[27] Somit setzte das Bundesverfassungsgericht in seinem Urteil voraus, dass es eine ausreichend große Anzahl an Ärzten geben werde, die von ihrem Weigerungsrecht nicht Gebrauch machen würden und

---

[22] Vgl. Esser (1996), S. 32, 34 und Poplutz (1996), S. 73.

[23] Vgl. Klawki (1993), S. 42.

[24] Vgl. Pechstein (1995), S. 23. BVerfGE 203, 88, 289–296 ist als ein wichtiger Abschnitt des Urteils des Bundesverfassungsgerichts zu nennen, der detailliert die Anforderungen an den Arzt beim Schwangerschaftsabbruch ausführt.

[25] Beispielsweise forderte das Bundesverfassungsgericht 1993, dass sich der Arzt die Gründe für den Abbruchwunsch darlegen lassen müsse und auf eine Mitteilung des Geschlechts zu verzichten habe, um Schwangerschaftsabbrüchen aufgrund der Geschlechtswahl entgegenzutreten, vgl. BVerfGE 203, 88, 291–293. Beide Forderungen erfuhren jedoch keine gesetzliche Umsetzung, siehe Abschnitt 6.1–6.2 und Abschnitt 7.3.

[26] Vgl. BVerfGE 88, 203, 294 und § 12 SchKG.

[27] Vgl. BVerfGE 88, 203, 328 und § 3 SchKG.

somit für eine ausreichende Versorgung an Abbruchmöglichkeiten zur Verfügung stünden.[28] Diese Annahme schien sich viele Jahre als richtig erwiesen zu haben; Versorgungslücken wurden jedenfalls kaum thematisiert. Wie bereits erwähnt scheinen in jüngerer Zeit jedoch vermehrt Ärzte die Durchführung von Abbrüchen abzulehnen, sodass liberale Vertreter Nachteile und Hindernisse für abtreibungswillige Frauen befürchten. So hätten beispielsweise Frauen in manchen Gebieten große Strecken zurückzulegen, um einen Arzt zu finden, der Schwangerschaftsabbrüche anbietet.[29] Um die Versorgung sicherzustellen, machten im Jahr 2020 Politiker der Grünen den Vorschlag, dass zumindest an Unikliniken die Bereitschaft, Abbrüche durchzuführen, ein Einstellungskriterium für Ärzte sein solle.[30]

Der Vorstoß ist jedoch unvereinbar mit der Forderung des Bundesverfassungsgerichts, dass Ärzten, die eine Beteiligung an Schwangerschaftsabbrüchen verweigern, keine beruflichen Nachteile entstehen dürfen und er wurde vielfach kritisiert und zunächst verworfen – auch parteiintern.[31] Dass das Weigerungsrecht und die damit verbundenen Rechtssicherheiten für Ärzte dennoch nicht nur im theoretischen Diskurs angreifbar sind, zeigt der Fall um den ehemaligen gynäkologischen Chefarzt Thomas Börner in Niedersachsen: Weil er sich weigerte, dass in seinem Verantwortungsbereich in der Elbe-Jeetzel-Klinik in Dannenberg Abtreibungen durchgeführt werden, musste er 2017 aufgrund von Druck seitens der Krankenhauskette und der Politik seine erst kurz zuvor angetretene Stelle räumen, und auch der Klinikdirektor Markus Fröhling verlor wegen seiner Unterstützung für den Gynäkologen seine Stelle. Kritikpunkt war unter anderem, dass es sonst im gesamten Landkreis Lüchow-Dannenberg keine Möglichkeiten gebe, einen Schwangerschaftsabbruch durchzuführen.[32] Der Fall wie auch die Forderung der Grünen aus dem Jahr 2020 machen deutlich, wie sich die verschiedenen Anforderungen und Rechte im Beratungskonzept als unvereinbar erweisen können. Schon Anfang der 1990er Jahre stellten Kritiker heraus, dass

---

[28] Vgl. Philipp (1996), S. 54 und Hillgruber (2000), S. 46.

[29] Vgl. Heimbach (2018).

[30] Vgl. Kammer (2020). Kritik am Weigerungsrecht wird auch im europäischen Parlament geäußert. So bedauerten die Abgeordneten im Zusammenhang mit der Entschließung zum sogenannten Matić-Bericht im Juni 2021, dass viele Ärzte und manchmal ganze medizinische Einrichtungen aufgrund der Gewissensklausel die Beteiligung am Schwangerschaftsabbruch ablehnen und somit das Leben von Frauen gefährden würden, vgl. DÄ (2021f). Siehe dazu auch Abschnitt 9.3.

[31] Vgl. DÄ (2020c) und Hecht (2020).

[32] Die Kündigung des Klinikdirektors Fröhling wurde später durch ein Arbeitsgericht aufgehoben, vgl. Anzlinger (2017).

die Vereinbarung derart gegenläufiger Inhalte in der Neuregelung ein schwerlich zu realisierender Anspruch sei.[33]

Herausforderungen des Arztes bei der medizinischen Indikation
Wenngleich die Verantwortung nach der Gesetzesänderung von 1995 in einem Großteil der Fälle – nämlich bei der Beratungsregelung – an die Schwangere abgegeben wurde, bleibt bei der medizinischen Indikation die Verantwortung nicht nur für streng vital-medizinische Fälle auf ärztlicher Seite. Das Gesetz betont die Rechtmäßigkeit eines Abbruchs für die gesamte Schwangerschaftsdauer, wenn dieser „unter Berücksichtigung der gegenwärtigen und zukünftigen Lebensverhältnisse der Schwangeren nach ärztlicher Erkenntnis angezeigt ist, um eine Gefahr für das Leben oder die Gefahr einer schwerwiegenden Beeinträchtigung des körperlichen oder seelischen Gesundheitszustandes der Schwangeren abzuwenden".[34]

Tröndle hob hervor, dass damit insbesondere soziale Aspekte eingeschlossen seien, die nach wie vor nicht in den primären Kompetenzbereich des Arztes fielen und stattdessen vor allem Sozialberatung benötigen würden.[35] Auch in Bezug auf die in der medizinischen Indikation subsummierten embryopathischen Indikation wird eine Überschreitung ärztlicher Kompetenz beklagt: Der Gynäkologe Josef Wisser mahnt an, dass die auf Diagnosestellung und Prognoseeinschätzung basierende ärztliche Erkenntnis im Falle einer Behinderung des Kindes von Experten getroffen werden sollte, die ein umfangreiches Wissen und Erfahrung hinsichtlich der zumeist seltenen Erkrankungen des Kindes verfügen. Da eine klare Diagnose noch keine eindeutige Prognose bedeute – beispielsweise die tatsächliche Mobilitätseinschränkung bei diagnostizierter Spina bifida – bedürfe es einer ohnehin schon subjektiven Einschätzung, deren Qualität und Schärfe nur bei jahrelanger Erfahrung mit dem Thema gewährleistet werden könne. Er kritisiert, dass die Befugnis einer Indikationsstellung für einen Schwangerschaftsabbruch auch Ärzten zugestanden wird, die im Lauf ihres Berufslebens nahezu keine Erfahrung mit seltenen fetalen Erkrankungen hatten und hinterfragt infolgedessen, wie unter solchen Voraussetzungen eine korrekte Einschätzung getroffen werden kann. Entscheidungen zum Schwangerschaftsabbruch auf jener Basis gründeten sich daher häufig nicht, „auf ärztlicher Erkenntnis, sondern auf Ermangelung derselben." In der Realität handle es sich bei den meisten Fällen viel eher um eine ärztliche Ermessensentscheidung als um gefestigte ärztliche Erkenntnis. Dabei sollte

---

[33] Vgl. Rüfner (1993), S. 23–24.
[34] § 218a Abs. 2 StGB.
[35] Vgl. Tröndle (1995), S. 48.

gerade bei einer Entscheidung über Leben und Tod Fakten und keine Mutmaßungen oder vage Annahmen eine Rolle spielen.[36] Der Gesetzgeber versuchte auf derartige Kritikpunkte an der medizinischen Indikation durch eine Ergänzung des Schwangerschaftskonfliktgesetzes einzugehen, indem man – wie in Abschnitt 7.2 ausgeführt – für solche Fällen die Beratung der Schwangeren nachbesserte.

Dennoch steht die Kritik im Raum, dass eine unscharf definierte ärztliche Erkenntnis im Zentrum der gesetzlichen Vorgaben über den nicht rechtswidrigen Schwangerschaftsabbruch im Sinne einer weit gefassten medizinischen Indikation steht, was die Gefahr berge, dass sie zur Rechtfertigung gesellschaftlich gewünschter Handlungsfreiheit missbraucht werden könnte. Verschärft würde diese Gefahr dadurch, dass der Gesetzgeber keinen adäquaten Kontrollmechanismus zur Überprüfung einer verfassungskonformen Ausführung jener ärztlichen Garantenstellung eingerichtet habe und dass – wie im nächsten Abschnitt ausführlich dargestellt – die Rechtsprechung gegen Ärzte bei nicht erfolgter Abtreibung im Falle von Behinderung Schwangerschaftsabbrüche bei unsicheren fetalen Diagnosen fördere.[37]

8.3 Der Arzt im Mittelpunkt juristischer Auseinandersetzung um den Schwangerschaftsabbruch

Die Kollision herausfordernder und teilweise unvereinbarer Anforderungen an den Arzt in Bezug auf den Schwangerschaftsabbruch kommt auch auf juristischer Ebene zum Ausdruck. Nicht selten wurden in den letzten 25 Jahren Ärzte wegen (vermeintlichem) Fehlverhalten hinsichtlich der Durchführung von Schwangerschaftsabbrüchen oder Fehlverhalten bei Auslegung von deren Regelungen angeklagt. Im Folgenden sollen diesbezüglich zwei Fallgruppen aufgrund ihrer herausragenden Bedeutung näher beleuchtet werden: Zum einen die Kind-als-Schaden-Thematik, bei welcher Ärzten beispielsweise bei nicht erfolgter oder fehlerhafter Abtreibung Schadensersatzzahlungen und Unterhaltszahlungen angelastet wurden, zum anderen der Streit um das Werbeverbot für Schwangerschaftsabbrüche, welcher in jüngerer Zeit zu einer Neuregelung des § 219a StGB führte und in Zukunft noch weitere Kreise ziehen könnte.

---

[36] Vgl. Wisser (1999), S. 14–15.
[37] Vgl. Wisser (1999), S. 14, 16.

Die Anlastung von Schadensersatz und Unterhaltszahlungen bei nicht erfolgtem
oder missglücktem Schwangerschaftsabbruch
Der Rechtsfall „Kind als Schaden" kann sich auf verschiedene Umstände beziehen: Zum einen kann damit die unerwünschte Zeugung und Geburt eines
behinderten Kindes gemeint sein, wenn sich die Eltern im Vorfeld gendia-
gnostisch haben beraten lassen, um anlagebedingte Risiken auszuschließen und
gegebenenfalls von einer Zeugung abzusehen. Zum anderen schließt die Thematik
eine nach den Mutterschaftsrichtlinien unzureichende Schwangerschaftsbetreuung
und eine ausbleibende beziehungsweise fehlerhafte Pränataldiagnostik, die zur
Geburt eines behinderten Kindes führen, ein.[38] Außerdem fallen unter den Begriff
auch Fälle, bei denen nach misslungener Sterilisation oder fehlgeschlagenem
Schwangerschaftsabbruch ein Kind geboren wird, das nicht hätte leben sollen und
somit einen (vermeintlichen) Schaden für die Eltern darstellt.[39] Grundlage für
derartige Rechtsstreitigkeiten ist der Behandlungs- beziehungsweise Beratungs-
vertrag, der zwischen einem konsultierten Arzt und seiner schwangeren Patientin
besteht.[40]

Schon vor dem Urteil des Bundesverfassungsgerichts vom 28. Mai 1993 hatte
sich die Rechtsprechung beim zuständigen 6. Zivilsenat des Bundesgerichtshofs etabliert, behandelnde Ärzte in derartigen Fällen zu Schadensersatz- oder
Unterhaltszahlungen zu verurteilen.[41] Die obersten Richter des 2. Senats des
Bundesverfassungsgerichts erklärten es in ihrem 2. Fristenregelungsurteil jedoch
für unzulässig, einen Menschen als Schaden zu begreifen: „Eine rechtliche Qualifikation des Daseins eines Kindes als Schadensquelle kommt hingegen von
Verfassungswegen (Art. 1 Abs. 1 GG) nicht in Betracht. Die Verpflichtung aller
staatlichen Gewalt, jeden Menschen in seinem Dasein um seiner selbst willen zu
achten, verbietet es, die Unterhaltspflicht für ein Kind als Schaden zu begreifen.
Die Rechtsprechung der Zivilgerichte zur Haftung für ärztliche Beratungsfeh-
ler oder für fehlgeschlagene Schwangerschaftsabbrüche ist im Blick darauf der
Überprüfung bedürftig."[42]

Trotzdem blieb der Bundesgerichtshof bei seiner Rechtsprechung – und
bekam dafür Unterstützung vom 1. Senat des Bundesverfassungsgerichts. Am

---

[38] Vgl. Ziegler (2021a), S. 35.
[39] Vgl. Belling (1995), S. 38.
[40] Vgl. Ziegler (2021a), S. 35.
[41] Vgl. Heukamp (1997), S. 18.
[42] BVerfGE 88, 203, 296.

12. November 1997 gab er den Zivilgerichten Recht, in den Fällen von fehl-geschlagener Sterilisation und fehlerhafter genetischer Beratung Ärzte zu Scha-densersatzleistungen zu verpflichten. Wenngleich er sich dabei nicht direkt auf Fälle von fehlgeschlagenen Schwangerschaftsabbrüchen und fehlerhafter Schwan-gerschaftsberatung und Pränataldiagnostik bezog, in deren Kontext der 2. Senat 1993 geurteilt hatte, beklagten Kritiker, dass die unterschiedlichen Auffassungen der beiden Senate des Bundesverfassungsgerichts zur Kind-als-Schaden-Thematik durch eine Anrufung des Plenums hätten geklärt werden müssen, was jedoch auf Kosten der Rechtssicherheit nicht geschah.[43]

Tatsächlich beurteilten Gerichte unterschiedlicher Instanzen Fälle, in denen Kinder vertragswidrig geboren oder als materielle Schadensquelle angesehen wurden, teilweise diametral unterschiedlich[44]: In einigen Fällen wurden Kla-gen abgewiesen, häufig führten sie jedoch zur Verurteilung der beteiligten Ärzte. Gleichwohl lässt sich über die Jahre hinweg erkennen, dass als Richtschnur für eine Verurteilung des Arztes das Vorliegen einer medizinischen Indikation gemäß § 218a Absatz 2 StGB angenommen wurde[45] und dass Schadensersatzansprüche, die sich in ihrer Begründung auf eine verpasste Frist bei der Beratungsregelung beriefen, Ablehnung erfahren haben. Wäre es also zu einem nicht rechtswidrigen Abbruch nach § 218a Absatz 2 StGB gekommen, dann kommen Ersatzansprü-che in Betracht, nicht aber bei einem potentiellen Abbruch auf straffreier, aber rechtswidriger Basis gemäß § 218a Absatz 1 StGB.[46] Dies ist zwar theoretisch ein klarer rechtlicher Ausgangspunkt, in der Praxis jedoch aufgrund der weiten Fassung der medizinischen Indikation schwer zu bewerten[47]: Welche Anforde-rungen stellt man im Einzelfall an die Darlegung einer ernsthaften Gefährdung der Kindesmutter, wo liegt die Grenze zur Unzumutbarkeit und wie stellt man eine derartige Gefährdung im Nachhinein fest?[48]

Im Falle einer Verurteilung des Arztes betonten die Gerichte zumeist, dass nicht das unerwünschte Kind, sondern (nur) die Unterhaltsbelastung für dieses Kind der Schaden sei.[49] Dementsprechend erlaubt der Bundesgerichtshof keine

---

[43] Vgl. Laufs (1998), S. 176. In ähnlicher Weise verweigerte der 1. Senat auch ein Jahr später eine Plenumsentscheidung im Zusammenhang mit dem Urteil zum bayerischen Sonderweg, siehe dazu Abschnitt 5.3. Vgl. hierzu auch Hillgruber (2000), S. 54.

[44] Vgl. Schmidt-Recla (2003), S. 520.

[45] Vgl. Weidinger (2006), S. 757.

[46] Vgl. Dahm (2015), S. 516–517.

[47] Siehe Abschnitt 1.2, Kapitel 7 und Abschnitt 8.2.

[48] Vgl. Weller (2006), S. 540–541.

[49] Vgl. Schimmelpfeng-Schütte (2003), S. 401.

weiteren Abwägungen, die an den Grad der zu erwartenden kindlichen Behinde-rung und dessen Entwicklung nach der Geburt anknüpfen[50], und die Vorsitzende Richterin des 6. Zivilsenats betonte im Jahr 2003 gegenüber dem damaligen Nationalen Ethikrat, dass eine derartige Rechtsprechung keinerlei Aussage über Wert oder Unwert eines Lebens enthalte.[51] Doch das ist nicht nur für den juris-tischen Laien schwerlich nachzuvollziehen, sondern wird auch von Fachleuten kritisch gesehen: So scheute beispielsweise die Rechtsprechung bei einem Kind-als-Schaden-Urteil nicht davor zurück, von „verhängnisvoller Trisomie 21" zu sprechen, was – so Kritiker – sehr wohl den Unwert eines Lebens zum Ausdruck bringe.[52] Auch ist dem Argument des Bundesgerichtshofs, der Schaden durch den Vertragsbruch sei nur der Unterhalt, nicht aber das Kind, entgegenzuhalten, dass der nicht eingehaltene Vertrag sich in erster Linie auf die Vermeidung der Existenz des Kindes mit all seinen Konsequenzen bezieht – und nicht allein auf die Vermeidung von zukünftigem Unterhalt.[53] Es bestehen erhebliche Zweifel, dass es bei den Urteilen allein um materielle Belastungen geht und nicht um die Existenz und den Wert eines möglicherweise behinderten Menschen beziehungs-weise daran, dass sich diese trennen lassen.[54] Und so steht der Vorwurf im Raum, dass der Bundesgerichtshof – wie auch sonst im Zivilrecht – ausschließlich in der Kategorie der Kausalität denkt, aber außen vor lässt, dass aus verfassungsrecht-lichen Gründen ein Mensch nicht als Schaden qualifiziert werden kann, wie das bei Folgen von fehlerhaftem Verhalten in anderen Bereichen möglich ist.[55]

Unabhängig davon, ob nun das Kind, der Unterhalt oder beides als der juris-tische Schaden definiert wird, hat für den Arzt die etablierte Rechtsprechung zur Folge, dass er in dem Fall der Geburt eines Kindes ein juristisch viel höheres Risiko trägt, als wenn das ungeborene Kind getötet wird. Kritiker dieser Recht-sprechung beklagen, dass der Arzt auf der sicheren Seite sei, wenn er alles getan habe, was zur Tötung des Kindes führen kann und wenn dies dann auch geschieht. Ein eventuell behindertes Kind sei – selbst bei einer sehr geringen Wahrschein-lichkeit einer Behinderung[56] – ein Risiko, das er besser verhindern sollte, wenn

---

[50] Vgl. Weidinger (2006), S. 757 und Kern (2007), S. 246.

[51] Vgl. Schimmelpfeng-Schütte (2003), S. 401.

[52] Vgl. Philipp (2000), S. 76–77 und Schimmelpfeng-Schütte (2003), S. 401.

[53] Vgl. Beckmann (1998a), S. 3.

[54] Vgl. Schimmelpfeng-Schütte (2003), S. 401.

[55] Vgl. Philipp (2000), S. 76.

[56] Beispielsweise kam es auch zu Verurteilungen, bei denen nach Feststellung des Gerichts eine nur geringe Wahrscheinlichkeit einer Behinderung bestand und die Risikorealisierung als „sehr selten" eingestuft wurde, vgl. Ziegler (2021b), S. 59.

er sich nicht selbst rechtlich gefährden will oder gar seine Existenz angesichts der enormen Kosten bei einer Verurteilung aufs Spiel setzen möchte. Tatsächlich ist das Haftungsrisiko hoch, wenn das Kind lebt, tendiert aber gegen Null, wenn es abgetrieben wird.[57]

Manche Autoren begrüßen jedoch die Rechtsprechung ausdrücklich und bedauern, dass mit Schlagwörtern wie „Leben als Schaden" und „Kind als Schaden" verbundene Rechtsstreitigkeiten noch immer moralische, theologische oder gesellschaftliche Diskussionen auslösen. Schließlich solle die lebensverändernde Entscheidung über die Fortsetzung oder den Abbruch der Schwangerschaft nur der betroffenen Schwangeren obliegen und staatliche und gesellschaftliche Bewertungsmöglichkeiten seien – wie es aus der geltenden Rechtslage deutlich werde – nicht gewollt. Insbesondere stehe der Ärzteschaft eine Bewertung oder gar Bevormundung der Schwangeren nicht zu.[58] Zwar sei das Leben kein Schaden und auch kein abwägungsfähiges Rechtsgut, aber „das Selbstbestimmungsrecht und die Lebensqualität der Mutter sind besonders schutzwürdig".[59]

Das Werbeverbot für Schwangerschaftsabbrüche

Der in Deutschland wohl medienwirksamste Aspekt des Diskurses um den Schwangerschaftsabbruch in neuerer Zeit ist der Streit um das Werbeverbot für Schwangerschaftsabbrüche nach § 219a StGB. Das Verbot, „öffentlich, in einer Versammlung oder durch Verbreiten eines Inhalts" Dienste und Mittel zur Förderung von Schwangerschaftsabbrüchen anzubieten[60], findet sich in abgewandelter Form und mit einer kurzen Unterbrechung gegen Ende der Weimarer Republik bereits seit 1872 unter selbigem Paragrafen im Strafgesetzbuch.[61] Trotz dieser langjährigen Historie wurde dem Werbeverbot in der politischen und öffentlichen Diskussion eher wenig Aufmerksamkeit geschenkt, was sich Ende der 2010er Jahre jedoch änderte.

Ausgangspunkt für den neuerlichen Diskurs war der Prozess gegen die Ärztin Kristina Hänel vor dem Gießener Amtsgericht am 24. November 2017, die auf der Internetseite ihrer Praxis allgemeine Informationen über Abtreibungen mit

---

[57] Vgl. Philipp (2000), S. 77.

[58] Vgl. Ziegler (2021b), S. 57.

[59] Ziegler (2021a), S. 40.

[60] Vgl. § 219a Abs. 1 StGB.

[61] Siehe Abschnitt 2.2–2.5. Auch in der Weimarer Republik wurde das Werbeverbot nicht gänzlich aufgehoben, sondern in § 218 StGB integriert, sodass der in der Diskussion um das Werbeverbot aufgekommene Vorwurf, der Paragraf stamme aus der Zeit der Nationalsozialisten, zu hinterfragen ist, vgl. auch Glaßmeyer (2018), S. 148.

dem Hinweis auf entsprechende Dienste in ihrer Praxis verbunden hatte.[62] Ihre Verurteilung zu einer Geldstrafe von 6.000 Euro löste eine Reformdebatte über eine Neuregelung des § 219a StGB aus. Während SPD, Linke und Grüne sich für eine Abschaffung des Paragrafen einsetzten, um die Rechtssicherheit für Ärzte sowie die Informationsfreiheit für Patientinnen zu gewährleisten, plädierte die FDP für eine gesetzliche Klarstellung: Werbung für Abtreibung solle zwar weiterhin strafrechtsrelevant bleiben, reine Informationen aber ausgenommen werden. Union und AfD sprachen sich gegen eine Abschaffung oder Änderung des Werbeverbots aus, da auch dieses eine Schutzfunktion für das ungeborene Leben habe, und befürchteten, dass ein Wegfall des § 219a StGB weitere Liberalisierungen zur Folge haben könnte. Außerdem sei in Paragraf 218 bereits ausdrücklich Information und Beratung für Schwangere vorgeschrieben.[63]

Unterstützung für eine Aufhebung des § 219a StGB kam aber auch von ärztlicher Seite, beispielsweise vom *Berufsverband der Frauenärzte (BVF)* sowie der *Deutschen Gesellschaft für Allgemeinmedizin (DEGAM)*.[64] Auch der damalige Präsident der *Bundesärztekammer* (und heutige Präsident des Weltärztebundes) Frank Ulrich Montgomery mahnte mehrfach Reformen des umstrittenen Paragrafen an, unter anderem weil das Verbot das Internet als Kommunikationsmittel nicht berücksichtige und auch eine Frau aus entlegenem Gebiet, die einen Schwangerschaftsabbruch vornehmen lassen wolle, Zugang zu Beratung, Aufklärung und einem ausführenden Arzt bekommen müsse. Außerdem befürwortete er ein allgemeines Register im Internet mit einer Auflistung von Ärzten, die Schwangerschaftsabbrüche anbieten.[65] Der 121. Deutsche Ärztetag stellte sich im Jahr 2018 indessen mehrheitlich gegen weitreichende Reformen des § 219a und plädierte für seine Beibehaltung. Zwar sprach man sich für maßvolle Änderungen aus, sodass Ärzte nicht bestraft werden, wenn sie über ihre Bereitschaft Abbrüche vorzunehmen informieren, vor allem aber forderte man eine Stärkung der bestehenden Beratungsstrukturen, da es einen allgemeinen Konsens gebe, den gesellschaftlichen Kompromiss zum Paragrafen 218 aus den 1990er Jahren nicht infrage zu stellen.[66] Die Beratungsstellen selbst äußerten sich unterschiedlich: *Donum Vitae* wandte sich beispielsweise gegen eine Veränderung des Werbeverbots, *Pro Familia* hingegen sprach sich für seine Abschaffung aus[67] und betont in

---

[62] Vgl. Maybaum (2017), S. 2185 und Bühring (2017), S. 2446.

[63] Vgl. DÄ (2018a) und Bauer (2018), S. 28–29.

[64] Vgl. Beerheide (2018a), S. 322.

[65] Vgl. DÄ (2017a) und DÄ (2018e).

[66] Vgl. Beerheide (2018b), S. 976.

[67] Vgl. Deutscher Bundestag (2018).

dem Zusammenhang in aktuellen Stellungnahmen abermals die Forderung, auch gleich § 218 StGB zu streichen.[68]

In politischer Hinsicht konnte man sich schließlich doch auf einen mühsam erstrittenen Kompromiss innerhalb der Regierungskoalition aus CDU/CSU und SPD verständigen. Am 21. Februar 2019 verabschiedete der Bundestag eine Gesetzesreform, bei der § 219a StGB durch einen weiteren Absatz ergänzt wurde, um so Ärzten die Angabe zu ermöglichen, Schwangerschaftsabbrüche unter den Voraussetzungen des § 218a Absätze 1 bis 3 vorzunehmen.[69] Für weiterführende Informationen müssen sie jedoch weiterhin an offizielle Stellen verweisen, da – so die stellvertretende Vorsitzende der CDU/CSU-Bundestagsfraktion Nadine Schön – der Schwangerschaftsabbruch keine gewöhnliche ärztliche Leistung sei. Außerdem wird in Zusammenarbeit mit der *Bundesärztekammer* seither eine monatlich aktualisierte Liste mit durchführenden Ärzten und Krankenhäusern über die *Bundeszentrale für gesundheitliche Aufklärung (BZgA)* im Internet veröffentlicht. Die Opposition griff den Kompromiss scharf an: Während die AfD beklagte, dass das Gesetz Abtreibungen weiter normalisiere und das ungeborene Leben besser geschützt werden müsse, kritisierten Abgeordnete der anderen Parteien, dass die Regierung damit Frauen in Notsituationen stigmatisiere und Ärzte diskriminiert würden.[70]

Auch *Hänel* zeigte sich bereits bei Bekanntwerden des Koalitionskompromisses entsetzt über die Reform und bezeichnete sie als „Null-Nummer".[71] Schon im Vorfeld der Gesetzesnovellierung hatte sie sich öffentlichkeitswirksam für eine Abschaffung des Werbeverbots stark gemacht, beispielsweise durch eine Petition mit über 150.000 Unterschriften[72] oder einen offenen Brief an Bundeskanzlerin Angela Merkel.[73] Zwar hob das Oberlandesgericht Frankfurt ihre Verurteilung vor dem Landgericht Gießen im Juli 2019 nach der Gesetzesreform wieder auf, jedoch zeigte sich die Ärztin damit nicht zufrieden, da sie ohnehin eine Verfassungsbeschwerde vor dem Bundesverfassungsgericht anstrebte und sie so nochmals eine „Ehrenrunde" vor dem Landgericht drehen müsse.[74] Tatsächlich wurde sie dort Ende 2019 erneut zu einer Geldstrafe verurteilt und

---

[68] Vgl. Arbeitskreis Frauengesundheit (2021).

[69] Vgl. § 219a Abs. 4 StGB.

[70] Vgl. DÄ (2019b).

[71] Vgl. DÄ (2018f).

[72] Vgl. Bühring (2017), S. 2446.

[73] Vgl. DÄ (2018b).

[74] Vgl. DÄ (2018c) und DÄ (2019d).

auch das Oberlandesgericht bestätigte die Verurteilung nach der neuen Rechtslage, woraufhin sie Verfassungsbeschwerde vor dem höchsten deutschen Gericht einlegen konnte.[75] Neben Hänels Anliegen ist dort schon eine weitere Verfassungsbeschwerde einer ebenfalls nach § 219a StGB verurteilen Ärztin anhängig, sodass das Bundesverfassungsgericht sich abermals mit dem strittigen Abtreibungsrecht auseinandersetzen muss.[76] Manche Beobachter vermuten, dass das Ziel dieses langen Weges bis vor das oberste deutsche Gericht nicht allein eine Abschaffung des Werbeverbots ist, sondern dass die Regelungen zum Schwangerschaftsabbruch generell zugunsten einer weitgehenden Legalisierung in Frage gestellt werden sollen.[77]

---

[75] Vgl. DÄ (2021a).
[76] Vgl. DÄ (2021c).
[77] Vgl. Beck (2018).

Warnungen vor etwaigen Dammbrüchen in Recht und Medizinethik

9

Dass der Schwangerschaftsabbruch eine Herausforderung für verschiedene Felder wie die Rechtsetzung, die Rechtspflege sowie für das ärztliche Verständnis und den Umgang mit behinderten Menschen darstellt, wurde in vorausgegangenen Kapiteln ausführlich dargestellt. In diesem Kapitel soll noch weitläufiger auf die vielschichtigen Problematiken und Konsequenzen der Handhabung des Schwangerschaftsabbruchs eingegangen und anhand einiger ausgewählter Aspekte dargelegt werden, wie sich der zunehmend liberale Umgang mit dem Schwangerschaftsabbruch nach Ansicht einiger Kritiker als weitreichender Dammbruch für Recht und Medizinethik erweisen könnte.[1] Dabei ist die Betrachtungsweise nicht allein auf Deutschland fokussiert, sondern bezieht teilweise weltweite Entwicklungen und Strömungen mit ein – denn auch der Schwangerschaftsabbruch ist in einer globalisierten Welt längst nicht mehr eine rein nationale Angelegenheit.

---

[1] Im englischen Sprachgebrauch würde hierfür der Begriff „slippery slope", also zu Deutsch „schiefe Ebene", verwendet werden. Dies ist insofern erwähnenswert, als dass der englische Begriff das hier Gemeinte besser zum Ausdruck bringt als der im deutschen Sprachgebrauch übliche Begriff „Dammbruch". Gemeint ist ein allmähliches Abrutschen auf einer schiefen Ebene, beispielsweise von hohen zu immer niederen moralischen Ansprüchen: Den ersten Schritten auf einem solchen Abhang folgen weitere, was im Gegensatz zu einer plötzlich hereinbrechenden Flut eines Dammbruchs im Verlauf der Zeit zu Konsequenzen führt, die zum Zeitpunkt der Diskussion von den meisten als nicht wünschenswert angesehen werden, vgl. Merkel (2002a), S. 199 und Ach (2006), S. 226–227.

© Der/die Autor(en), exklusiv lizenziert an Springer Fachmedien Wiesbaden GmbH, ein Teil von Springer Nature 2023
F. M. Dienerowitz, *Der Diskurs um § 218 StGB und Ursachen von Abtreibungen*, Medizin, Kultur, Gesellschaft, https://doi.org/10.1007/978-3-658-42777-1_9

9.1   Der Verfall des Rechtsstaates durch die Abtreibungsgesetzgebung

Der am 2. Fristenregelungsurteil beteiligte Verfassungsrichter Ernst-Wolfgang Böckenförde (1930–2019) sprach davon, dass eine gesetzliche Regelung des Abtreibungsproblems stets ein Stück weit „Notordnung" sein werde und müsse, wenn „es ihr nicht darum geht, in der normativen Sphäre ein stringent auf den Schutz des ungeborenen Lebens ausgerichtetes Regelwerk zu formulieren […], sondern auch und gerade darum, soweit möglich wirksamen Schutz für das einzelne, ungeborene Leben zu erreichen." Weiter führt er aus, dass eine Ordnung, die zwar in sich normativ stimmig, aber nicht wirksam sei, nicht zum Schutz des ungeborenen Lebens beitrage. Eine Regelung jedoch, die auf eine Erfüllung dieses Ziels abziele, sei von Wirksamkeitsbedingungen abhängig. Diese Wirksamkeitsbedingungen hingen aber unter anderem von der Verfasstheit einer Gesellschaft ab, zu welcher das Recht zwar beitragen könne, allerdings nur in begrenztem Umfang.[2] Dies deckt sich mit dem in Abschnitt 4.2 bereits angeführten Kommentar seiner Amtskollegin *Graßhof*, in welchem sie den Spagat des Urteils zwischen verfassungsrechtlicher Notwendigkeit einerseits und sozialer Wirklichkeit wie auch öffentlicher Meinung andererseits deutlich macht.[3]

Die kompromisshafte Rechtsfindung als Angriff auf die Rechtsdogmatik
Der Politikwissenschaftler Paul-Ludwig Weinacht folgert aus dem Urteil und den Aussagen der Verfassungsrichter *Böckenförde* und *Graßhof*, dass Normsetzung und Auslegung von Recht in einer pluralistischen Gesellschaft einer kompromisshaften Struktur folgen würden: Im Falle des Schwangerschaftsabbruchs bekämen so beispielsweise die katholischen Bischöfe wohlklingende Rechtsgrundsätze („grundsätzlich rechtswidrig"), Beratungsstellen ihre Finanzierung und Legitimation, Abtreibungspraxen straffreien Erwerb und Abtreibungswillige eine gewissenentlastende Beratung und die Finanzierung des Abbruchs.[4]

Auch andere Kritiker sehen eine solche Rechtsfindung, deren Kompromisscharakter auch in der Meinungstendenz einer pluralistischen Gesellschaft und nicht nur auf der sachlichen Ebene von konkurrierenden Rechtsgütern (Lebensrecht des Ungeborenen vs. Persönlichkeitsrecht der Frau) begründet ist, äußerst kritisch.[5]

---

[2] Vgl. BVerfGE 88, 203, 366.

[3] Vgl. Graßhof (1993), S. 298 und Klawki (1993), S. 41.

[4] Vgl. Weinacht (1999), S. 33.

[5] Vgl. Kluth (1999). Die Problematik wird auch auf internationaler Ebene beobachtet und kritisiert: Beispielsweise wirft der Theologe und Politikphilosoph Michel Schooyans der

So sei es die Hauptfunktion des Rechtsstaates und der Verfassung, dem Einzelnen oder der Minderheit auch gegen die Mehrheitsmeinung die Grundrechte zu garantieren, jedoch bahne sich hierbei ein Paradigmenwechsel des Rechtsdenkens an, bei dem durch einen „Meinungsabsolutismus" genau dieses, nämlich die Wahrung der Grundrechte gegenüber der Mehrheit, nicht mehr gegeben sei. Das Bundesverfassungsgericht weiche auf der Ebene der Grundrechte aufgrund der „öffentlichen Meinung" zurück und verschlimmere dies noch dadurch, indem es den Staat durch die von ihm bereitzustellenden Förderungsmaßnahmen zum Mittäter mache.[6]

Auch *Tröndle* betonte in seinem Kommentar zum Strafgesetzbuch, dass die Billigung des Beratungskonzepts aus Gründen gesellschaftlicher Akzeptanz nicht haltbar sei, da sonst andere Grundrechte, wie die Würde des Menschen, letztlich von demoskopischen Umfragen abhingen und sie somit keineswegs mehr unantastbar seien.[7] Der auf Unrechtshandlungen bezogene Tatbestandsausschluss der Beratungsregelung sei ein rechtsdogmatisch nicht integrierbares Novum, das für die Rechtsanwendung durch eine Fülle von Ungereimtheiten und Widersprüchlichkeiten kaum lösbare Probleme schaffe.[8] *Beckmann* stellt heraus, dass mit solcher Widersprüchlichkeit, die er in Bezug auf die Rechtswissenschaft als eine Todsünde bezeichnet, das höchste deutsche Gericht seine Autorität beschädigt habe. Widerspruchsfreiheit müsse in besonderem Maße für das oberste Gericht gelten, da es die Grundnormen des staatlichen Zusammenlebens auszulegen habe.[9] *Philipp* ist der Auffassung, dass das Urteil aus jenen genannten Gründen verfassungswidrig sei. Unumstößlicher rechtsstaatlicher Grundsatz sei, dass ein Urteil widerspruchsfrei sein müsse. Um der Wirksamkeit eines Konzeptes willen übergehe das Urteil dieses aber, was nicht akzeptabel sei. Damit habe das Gericht bewusst Methoden der Rechtsprechung angewendet, die „bisher weder je an einer Hochschule gelehrt noch von Schrifttum und Rechtsprechung in Deutschland akzeptiert worden sind." Eine neue Rechtswelt tue sich auf, in der die Verfassung nicht mehr der Prüfungsmaßstab sei, sondern in der eine Art

---

UNO vor, bereits in den 1960er Jahren damit begonnen zu haben, das naturrechtliche Verständnis der Menschenrechte, das diese aus der vorgegebenen personalen Natur des Menschen ableitet, durch ein konsensuelles beziehungsweise voluntaristisches Verständnis, in dem Menschenrechte als Resultat gesellschaftlicher Diskurse und politischer Mehrheitsentscheidungen betrachtet werden, abzulösen, vgl. Spieker (2014), S. 119.

[6] Vgl. Philipp (1996), S. 55–56.

[7] Vgl. Büchner (1999), S. 61.

[8] Vgl. Spieker (1999a), S. 4. Einige dieser Widersprüchlichkeiten wurden in Kapitel 5 ausführlich besprochen.

[9] Vgl. Beckmann (1998a), S. 1.

„überpositives Recht" oder „Naturrecht" den Grundrechten übergeordnet sei – im Falle des Schwangerschaftsabbruchs das vermeintliche Recht der Frau, staatlich subventioniert über Leben und Tod ihres Kindes zu entscheiden.[10]

Vom Sonderrecht der Abtreibung zum Ende der Verfassungsgerichtsbarkeit
Beckmann zeigt anhand der neueren Historie des Abtreibungsstrafrechts auf, wie es zu dieser verfassungsrechtlich zutiefst problematischen Lage kommen konnte: Im Verlauf der drei Entscheidungen des Bundesverfassungsgerichts sei es zu einem „Sonderrecht" ausgestaltet worden, für das alle „lästigen Normen und Prinzipien über Bord geworfen" würden: Im Urteil von 1975 zunächst das Strafrecht, als betont wurde, dass der Staat auch anderweitig als über das Strafrecht den Schutzauftrag für das ungeborene Kind sicherstellen könne. Im Urteil von 1993 dann die Geltungskraft des Grundrechts: Zum einen dadurch, dass medizinische, embryopathische und kriminologische Abtreibungsindikationen zu Rechtfertigungsgründen erklärt und „indizierte" Abbrüche somit rechtens wurden. Zum anderen, weil in Bezug auf rechtswidrige, „beratene" Abbrüche nicht nur die Folgen einer rechtswidrigen Tat beseitigt wurden, sondern die rechtswidrige Tat sogar staatliche Förderung zugesprochen bekam. Und schließlich würde im dritten Urteil von 1998 die Kompetenzordnung der Länder aufgegeben, indem in die Länderkompetenz über das Berufsrecht der Ärzte eingegriffen wurde. Außerdem habe das oberste deutsche Gericht in seinem dritten Urteil die Durchführung von Abtreibungen zum Gegenstand ärztlicher Berufsfreiheit gemacht und damit eine Tötungshandlung in Bezug auf die Berufsfreiheit zu einem Grundrecht erklärt. *Beckmann* wirft dem Verfassungsgericht vor, Eingriffe in Grundrechte zuzulassen, um Gesetze zu stützen, die nach Ansicht des Gesetzgebers dem Schutz eines anderen Grundrechts dienen. Maßstab für das Urteil sei also nicht mehr die Verfassung, sondern die Wirksamkeit einer auf ein anderes Grundrecht abzielenden gesetzlichen Regelung. So komme ein nicht mehr nachvollziehbarer Widerspruch zustande: Das Töten ungeborener Kinder soll aufgrund des Rechts auf Leben grundrechtswidrig sein, gleichzeitig ist aber dieses Töten Bestandteil des Grundrechts auf Berufsfreiheit.

Beckmann attestiert den Urteilen des Verfassungsgerichts, dass sie – um zu den politisch gewollten Ergebnissen zu gelangen und zugunsten von politischen Zweckmäßigkeitserwägungen – fundamentale Grundsätze der Verfassung aufgegeben hätten. Ferner warnt er davor, dass in Zukunft andere Grundrechte zugunsten sogenannter „Schutzkonzepte" verfassungsrechtlich abgesegnet

---

[10] Vgl. Philipp (1996), S. 57.

würden.[11] *Philipp* kommt zu dem ernüchternden Fazit, dass die Hüter der Verfassung in ihren Urteilen die Verfassungs- und Rechtsstaatlichkeit derart ausgehöhlt hätten, dass es dabei nicht mehr nur um den Schutz ungeborener Kinder gehe, sondern um den Rechtsstaat selbst und befürchtet „das Ende der Verfassungsgerichtsbarkeit und der Verfassung".[12]

9.2 Die Gefährdung des gesellschaftlichen Rechtsverständnisses durch die Abtreibungsgesetzgebung

Das Bundesverfassungsgericht hatte im Zusammenhang mit der prinzipiellen Erlaubnis, das Beratungsmodell zu etablieren, gefordert, dass in der Gesellschaft ein klares Bewusstsein für den Unrechtscharakter von Abtreibungen zu formen sei. Nur vor dem „Hintergrund einer wachgehaltenen Orientierung über die verfassungsrechtlichen Grenzen von Recht und Unrecht" hielt es den Schutzeffekt einer derartigen Regelung für möglich.[13] In diesem Sinne erteilte das Gericht auch Medien und Bildungseinrichtungen den Auftrag, ein solches Rechtsverständnis zu fördern.[14]

Kritiker weisen jedoch darauf hin, das Gericht verkenne dabei, dass eine Beratungsregelung in sich kontraproduktiv für derartige Ansprüche und Forderungen sei.[15] Ein Schutzkonzept, das unter der Prämisse „Hilfe statt Strafe" innerhalb einer gewissen zeitlichen Frist und nach Beratung uneingeschränkt Abtreibungen zulässt, sei nicht dafür geeignet, die vom Bundesverfassungsgericht gleichermaßen geforderte Stärkung des allgemeinen Bewusstseins, dass das Ungeborene ein Lebensrecht besitzt, zu gewährleisten, da insbesondere das Strafrecht dazu diene, den hohen Rang eines Rechtsguts zu verdeutlichen. Das Bewusstsein von Recht und Unrecht lasse sich nicht prägen, wenn die Folgewirkungen einer rechtswidrigen Tat – so wie es das Urteil nahelegt – weitestgehend entfallen und die rechtswidrige Tat sogar staatlich gefördert wird.[16] In der sozialen Wirklichkeit seien Abtreibungen somit nicht rechtswidrig, sondern erlaubt.[17] Bereits 1992,

---

[11] Vgl. Beckmann (1998b), S. 39–40.
[12] Vgl. Philipp (1996), S. 55–57.
[13] BVerfGE 88, 203, 268.
[14] Vgl. BVerfGE 88, 203, 261.
[15] Vgl. Büchner (2002), S. 50.
[16] JVL (1993), S. 27.
[17] Beckmann (2003a), S. 37.

also noch vor Verkündung des 2. Fristenregelungsurteils, deutete *Büchner* kritisch an, dass die allgemeine Nichtahndung einer Straftat im Rechtsbewusstsein der allgemeinen Bevölkerung zu einer Verkennung der Straftat als erlaubtes Recht führe.[18]

Laut den Kritikern fördern – neben der durch das Gesetz geschaffenen pseudolegalen Abtreibungsrealität – auch andere Umstände den „Verfall" des gesellschaftlichen Rechtsverständnisses. Erstens sei das Versagen von Bildungseinrichtungen und Medien zu nennen, welche im Gegensatz zu ihrem vom Bundesverfassungsgericht klar gesetzten Auftrag nicht selten die Schutzbedürftigkeit des Ungeborenen mit fragwürdigen Informationen und tendenziöser Berichterstattung zugunsten der Selbstbestimmung der Frau weiter untergrüben.[19] Zweitens stützten die Gerichte selbst jene juristisch falsche Auffassung, indem sie sich teilweise der weit verbreiteten Ansicht anschlössen, ein beratener Abbruch sei rechtmäßig: So nannten Richter den Vorwurf eines Abtreibungsgegners an einen Gynäkologen, rechtswidrige Abbrüche durchzuführen, eine „unwahre Tatsachenbehauptung" und betonten, beratene Schwangerschaftsabbrüche seien „nach dem Verständnis eines unvoreingenommenen und verständigen Publikums" zwar nicht erwünscht, aber „doch rechtmäßig".[20] Die Bezeichnung „rechtswidrig" werde somit gerichtlich nicht oder nur eingeschränkt geduldet, obgleich das mit den Aussagen des Bundesverfassungsgerichts und der Gesetzgebung nicht vereinbar ist.[21] Drittens liege eine weitere Verdrehung des Rechtsverständnisses in dem gutgemeinten Hilfsangebot des Beratungskonzepts verborgen: *Esser* führt aus, dass es die Verwerflichkeit einer rechtswidrigen Tat normalerweise nicht beseitige, sondern eher noch steigere, wenn der Täter die ihm zuvor angebotenen Hilfen zur Vermeidung der Tat ausschlägt. Nicht so im Beratungskonzept, bei dem in umgekehrter Weise die Beratung und die gescheiterten Hilfsangebote die Straffreiheit der rechtswidrigen Tat ermöglichen. Schließlich ist als weiterer kritischer Aspekt für die Auswirkungen auf das gesellschaftliche Rechtsverständnis die legale Mitwirkung des Arztes am Schwangerschaftskonflikt zu nennen. Die Ärzteschaft genießt aufgrund ihrer hohen Standesethik eine große Vorbildfunktion in der Gesellschaft. Wird nun die Abtreibung straffrei oder gar legal und

---

[18] Vgl. Büchner (1992b), S. 2

[19] Vgl. Büchner (2003), S. 49–50.

[20] LG Heilbronn, Urteil vom 18. Dezember 2001 – 3 O 2388/01 III. Vgl. auch Büchner (2002), S. 50.

[21] Vgl. Beckmann (2002a), S. 1 und Büchner (2002), S. 50–51.

dadurch Teil einer ärztlichen Routinetätigkeit, so wird gemäß *Esser* dem Schwangerschaftsabbruch der „Makel des ethisch Verwerflichen" genommen und massiv zur gesellschaftlichen Akzeptanz einer bis dato verwerflichen Tat beigetragen.[22]

Inwieweit das Rechtsverständnis der Gesellschaft tatsächlich gelitten hat, ist schwer zu bewerten und auch empirisch betrachtet strittig. Einerseits legt eine 2020 veröffentlichte Studie nahe, dass die Deutschen seit der Wiedervereinigung Abtreibungen vermehrt kritisch sehen und die Anzahl der Menschen, die den Zugang zu Schwangerschaftsabbrüchen einschränken wollen, ansteigt – laut den Autoren auch beeinflusst durch die Gesetzeslage von 1995. Die Daten stammten aus Bevölkerungsumfragen aus den Jahren 1992, 1996, 2000, 2006 und 2012 und zeigen einen Haltungsunterschied zwischen Ost- und Westdeutschen, was die Autoren auf eine unterschiedliche Handhabung des Schwangerschaftsabbruchs in Zeiten der deutschen Teilung zurückführen.[23] Andererseits zeigte eine Umfrage des Meinungsforschungsinstituts *Emnid* von 2002, dass 70 % der Bundesbürger Abtreibungen nach der Beratungsregelung für rechtmäßig betrachteten, nur 19 % hielten solche Schwangerschaftsabbrüche korrekterweise für rechtswidrig.[24] Auch andere Umfragen legen nahe, dass es zur Prägung des Rechtsbewusstseins an klarer Orientierung fehlt und es durch die Widersprüchlichkeiten sogar droht, verdreht zu werden. Beispielsweise fallen die aktuellen Zustimmungswerte einer auf der Internetseite des *Deutschen Ärzteblatts* seit Ende 2016 abrufbaren Dauerumfrage, ob Abtreibung grundsätzlich akzeptabel sei, mit einem klaren Votum für die Abtreibung aus[25], und eine Erhebung des Erfurter Meinungsforschungsinstituts *INSA Consulere* aus dem Jahr 2021 kam zu dem Ergebnis, dass nur 30 % der Deutschen Abtreibung schlimmer als das Schreddern männlicher Küken

---

[22] Vgl. Esser (1993), S. 5.

[23] Vgl. Hanschmidt et al. (2020), S. 85, 91–92 und Joppich (2020).

[24] Vgl. Beckmann (2002a), S. 1 und Büchner (2002), S. 50.

[25] Die Abstimmung ist seit dem 7. November 2016 auf der Internetseite des *Deutschen Ärzteblatts* zu finden, der Befragungszeitraum beträgt jeweils drei Monate, dann beginnt ein neuer Befragungszeitraum. Zum abgerufenen Zeitpunkt [12.05.2021] wurden 3.083 Stimmen abgegeben. Auf die Frage: „Ist Abtreibung für Sie grundsätzlich akzeptabel?" antworteten 52,8 % „Ja, vollkommen", 17,9 % „Eher ja", 15,1 % „Teils, teils", 7,0 % „eher nein" und 7,2 % „Nein, gar nicht". Nach Angabe des *Deutschen Ärzteblatts* ist die Umfrage repräsentativ.

bewerten.[26] Bei einer ebenfalls aus dem Jahr 2021 stammenden, vom ZDF initiierten Abstimmung sprachen sich sogar knapp 80 % der Teilnehmer dafür aus, dass Schwangerschaftsabbrüche im Sinne eines absoluten Grundrechts legalisiert werden sollten.[27]

Es ist also durchaus zu diskutieren, ob die Formel „rechtswidrig aber straffrei" jemals zu einer „wachgehaltenen Orientierung über die verfassungsrechtlichen Grenzen von Recht und Unrecht" beitragen konnte[28] oder ob sie vielmehr durch ihre Widersprüchlichkeit das Rechtsbewusstsein verdreht und die Erkenntnis früherer Generationen, dass auch das Ungeborene ein schützenswerter Mensch ist, in den Hintergrund drängt.

9.3   Die Aufgabe eines umfassenden Verständnisses von Menschenwürde zugunsten eines Menschenrechts auf Abtreibung und der Bevölkerungskontrolle

Die Erkenntnis, dass auch das Ungeborene ein schützenswerter Mensch sei und die gleichen Rechte genießen sollte wie der Geborene, ist auf die christliche Prägung westlicher Kultur zurückzuführen[29] und verfestigte sich in aufgeklärten

---

[26] Vgl. Die Tagespost (2021). Hintergrund der Meinungsumfrage ist, dass sich einerseits eine immer stärkere Tendenz zur weiteren Liberalisierung und Legalisierung von Abtreibungen menschlicher Embryonen und Föten abzeichnet, andererseits beim Tierschutz ein gegensätzlicher Trend zu erkennen ist: So ist das Töten männlicher Küken ab 1. Januar 2022 verboten und ab 1. Januar 2024 zudem das Töten von Hühnerembryonen im Ei nach dem 6. Bebrütungstag, weil dann eine beginnende Schmerzentwicklung des Hühnerembryos nicht auszuschließen sei, vgl. Bundesregierung (2021).

[27] Die Abstimmung wurde im April 2021 im Zusammenhang mit der am 14. April 2021 vom ZDF ausgestrahlten Sendung „13 Fragen – sollten Schwangerschaftsabbrüche legalisiert werden" auf dem Youtube Kanal von ZDFheute Nachrichten als „Call to Action" gestartet. Zum abgerufenen Zeitpunkt [12.05.2021] wurden 31.863 Stimmen abgegeben. Auf die Frage: „Ist ein Schwangerschaftsabbruch ein absolutes Grundrecht und muss legalisiert werden oder sollten die Regeln strenger festgelegt werden?" antworteten 79 % „Schwangerschaftsabbrüche sollten legalisiert werden" und 21 % „Wir brauchen strengere Regeln für Schwangerschaftsabbrüche". Das ZDF macht keine Angabe dazu, ob die Umfrage repräsentativ ist.

[28] Vgl. Beckmann (1995), S. 32 und Beckmann (2003a), S. 37.

[29] Auch *Singer* betont in seinen Ausführungen zum Schwangerschaftsabbruch und Infantizid, dass der absolute Schutz des Lebens Ausdruck des christlichen Moralsystems sei. So sei der Infantizid in anderen Kulturen weltweit von Nomadenvölkern bis zu hochkultivierten Stadtbewohnern üblich gewesen, vgl. Singer (2013), S. 277–278.

Gesetzgebungen der Neuzeit durch die Etablierung des grundlegenden Menschenrechts einer umfassenden und unantastbaren Menschenwürde[30], die als einziges Kriterium die Zugehörigkeit zur Spezies Mensch hat.[31] So betonte es auch das Bundesverfassungsgericht im Jahr 1975: „Wo menschliches Leben existiert, kommt ihm Menschenwürde zu; es ist nicht entscheidend, ob der Träger sich dieser Würde bewußt ist und sie selbst zu wahren weiß.“[32] Dabei hat der Staat das Zugehörigkeitskriterium zur Spezies Mensch und folglich zur Gruppe der Grundrechtsträger vor allem an biologischen Grundlagen zu messen und weniger an philosophisch-theologischen Überlegungen, sofern er eine neutrale Anschauung vertreten will.[33] Auch wenn medizinisch-biologische Erkenntnisse die Verschmelzung von Ei- und Samenzelle eindeutig als den Startpunkt menschlichen Lebens definieren, weichen Gesetzgebung und Rechtsprechung seit den 1960er Jahren vermehrt in vielen Ländern der Welt – und wie in vorherigen Kapiteln dargestellt auch in Deutschland – in Bezug auf den Schwangerschaftsabbruch von diesen Grundsätzen ab. Derartige Abweichungen versucht man durch verschiedene philosophische und rechtliche Überlegungen zu Menschenwürde und Lebensschutz zu stützen und zu legitimieren.[34]

Die Aufgabe eines umfassenden Verständnisses von Menschenwürde
Horst Dreier, ehemals Mitglied des Nationalen Ethikrates, leitet aus dem deutschen Recht und der Rechtsprechung eine „Stufung des vorgeburtlichen Lebensschutzes" her, wobei der Lebensschutz des Ungeborenen in mehreren Abschnitten zunehme: In der pränidativen Phase bestehe zunächst überhaupt kein Schutz. Von der Nidation bis zur 12. Schwangerschaftswoche sei dann eine gewisse Schutzwirkung durch die Beratungsregel gegeben. Durch die Regelungen in § 218a Absatz 4 StGB erhöhe sich diese für den Zeitraum nach der 12. bis zur 22. Schwangerschaftswoche[35], und ab der 23. Woche fände sich ein nochmals

---

[30] Siehe auch Abschnitt 2.1.

[31] Vgl. Beckmann (2002b), S. 33. Siehe auch Kapitel 21.

[32] BVerfGE 39, 1, 41.

[33] Vgl. Lorenz (2001), S. 44.

[34] Der Diskurs zu Menschenwürde in frühen menschlichen Phasen ist in Deutschland auch im Zusammenhang mit der Diskussion um das Embryonenschutzgesetz zu sehen. Eine ausführliche Darstellung dessen würde jedoch den Rahmen dieser Arbeit sprengen, siehe Abschnitt 1.1.

[35] In diesem Zeitraum bleibt die Frau straffrei, wenn der Schwangerschaftsabbruch nach Beratung gemäß § 219 StGB von einem Arzt vorgenommen worden ist, jedoch nicht der abtreibende Arzt. Siehe Abschnitt 4.3 und Abschnitt 5.1.

gesteigerter Lebensschutz, da ein Abbruch hier nur noch bei einem existentiellen Konflikt der Schwangeren unter der medizinischen Indikation durchgeführt werden darf. Ein striktes Lebensrecht komme nur dem geborenen Menschen zu; es bestehe eine kategoriale Differenz zwischen dem Lebensrecht geborener und ungeborener Menschen.[36]

Ähnliche Auffassungen eines differenzierten vorgeburtlichen Lebensschutzes vertreten auch andere Autoren. Entgegen der Meinung des Bundesverfassungsgerichts, dass der verfassungsrechtliche Schutz vorgeburtlichen menschlichen Lebens unabhängig vom Alter der Schwangerschaft sei[37], wird dabei beispielsweise die extrauterine Lebensfähigkeit des Ungeborenen als Kriterium für ein volles Lebensrecht genannt[38] oder davon gesprochen, dass die Schutzwürdigkeit menschlichen Lebens umso größer werde, je mehr es mit fortschreitender Entwicklung zur Entfaltung komme.[39] Eine noch „liberalere" Auffassung vertritt *Merkel*: Der Embryo werde bei seiner Tötung im Schwangerschaftskonflikt nicht als Rechtsperson mit Grundrechten behandelt, sondern sei aus dem Bereich der Grundrechte exkludiert. Folglich sei er nach geltendem Recht nirgendwo Inhaber der Grundrechte auf Leben und Menschenwürde.[40] In seiner Argumentation reduziert *Merkel* den Lebensschutz Ungeborener auf einzelne Aspekte des Menschseins: So seien Embryonen nicht um ihrer selbst willen schützenswert, sondern lediglich wegen ihres Potentials, sich zu verletzbaren Wesen zu entwickeln. Dabei legt er nahe, dass die Erlebensfähigkeit das entscheidende Merkmal der Schutzbedürftigkeit darstelle.[41]

Ein solcher Ansatz weist Ähnlichkeiten zu den Betrachtungsweisen *Hoersters* und des australischen Ethikers Peter Singer auf: *Hoerster* entwickelt in seinen Ausführungen das Konzept eines „Überlebensinteresses", welches von dem Recht auf Leben zu schützen sei. Zwar habe ein menschliches Individuum auch in der ersten Zeit nach der Geburt noch kein Überlebensinteresse; da man jedoch nicht genau wisse, wann dieses einsetze und die Freigabe von nachgeburtlichen Kindstötungen zu einer Ausuferung festgelegter Grenzen führen könne, schlägt er als die naturgegebene und für die Rechtspraxis pragmatischste Lösung die Geburt

---

[36] Vgl. Dreier (2002), S. 379–381.

[37] Vgl. BVerfGE 88, 203, 254.

[38] So der Gießener Strafrechtler Walter Gropp: „Das durch die Abhängigkeit von der Mutter insoweit zunächst nur als Anwartschaft zu denkende Lebensrecht des Ungeborenen ist durch die potentielle extrauterine Lebensfähigkeit zum Vollrecht gereift", Gropp (2000), S. 10.

[39] Vgl. Eser/Koch (1999), S. 578, 611.

[40] Vgl. Merkel (2002a), S. 110.

[41] Vgl. Merkel (2002b), S. 190–191.

als Grenzlinie für ein Tötungsverbot vor.[42] Dem Begriff der *Person* eine entscheidende Rolle für die Beimessung des Menschenrechts auf Leben zukommen zu lassen, hält *Hoerster* indessen für wenig hilfreich, da er in unserer Verfassung keine Rolle spiele und ein vages und von den Einstellungen des jeweiligen Autors abhängiges ethisches Kriterium sei.[43] Nach *Singers* Ansicht ist hingegen die Aufspaltung des Begriffs „menschlich" in *Person* und *Mitglied der Spezies Homo sapiens* grundlegend für moralisches Handeln[44]: Ein Fötus sei nicht mehr wert als das Leben eines nicht-menschlichen Lebewesens auf einem ähnlichen Stand der Rationalität, des Selbstbewusstseins und der Empfindungsfähigkeit und mangels dieser Attribute keine Person.[45] Gleiches gelte für Neugeborene, weshalb deren Tötung aus rein moralischen Gründen betrachtet nicht mit der Tötung eines älteren Kindes oder eines Erwachsenen vergleichbar sei und weswegen zu erwägen sei, dass „unter ganz bestimmten Umständen das volle gesetzlich verankerte Recht auf Leben nicht mit der Geburt in Kraft tritt, sondern erst kurze Zeit, vielleicht etwa einen Monat, nach der Geburt". Das christliche Moralsystem habe eine derartige grundlegende Neueinschätzung jedoch lange Zeit verhindert.[46]

Die Positionen von *Singer* und *Hoerster* stellen zwar stark kritisierte Extremvarianten im vielschichtigen philosophischen Diskurs um die Menschenwürde und das Recht auf Leben in Bezug auf das Ungeborene dar, jedoch zeigen sie auf, wie fragil und angreifbar der als universal und unantastbar geglaubte Begriff der Menschenwürde tatsächlich ist.[47]

Der Schwangerschaftsabbruch als Menschenrecht
Dass die Menschenwürde und das Recht auf Leben nicht nur in (rechts-) philosophischen Betrachtungen keine unumstößlichen Schutzwälle für den Anfang menschlichen Lebens mehr darstellen, zeigen die Entwicklungen auf rechtspolitischer Ebene bei der Betrachtung international verabschiedeter Empfehlungen, Abkommen und Verpflichtungen. Es ist die Tendenz zu beobachten, dem Ungeborenen das Recht auf Leben zugunsten eines „Menschenrechts auf Schwangerschaftsabbruch" zu verwehren.

---

[42] Vgl. Hoerster (2013), S. 68–69.
[43] Vgl. Hoerster (2013), S. 79 und Zimmermann-Acklin (1997), S. 353.
[44] Vgl. Singer (2013), S. 244–245.
[45] Vgl. Singer (2013), S. 273.
[46] Vgl. Singer (2013) S. 277–278.
[47] Eine weitere ausführliche Darstellung des weltweiten philosophischen Diskurses um den Schwangerschaftsabbruch würde den Rahmen dieser Arbeit sprengen, siehe Abschnitt 1.1.

Liberale Vereinigungen wie die *International Planned Parenthood Federation* und ihr deutsches Mitglied *Pro Familia* betrachten die 1. UN-Konferenz über Menschenrechte in Teheran im Jahr 1968, auf der Familienplanung als Menschenrecht anerkannt wurde, sowie die UN-Weltbevölkerungskonferenz im Jahr 1994 in Kairo, die erstmalig den Begriff von Rechten sexueller und reproduktiver Gesundheit aufgriff, als Meilensteine auf dem Weg zu diesem Ziel.[48] Ein Recht auf Schwangerschaftsabbruch wurde jedoch damals unter „Familienplanung" und „sexuelle und reproduktive Rechte" explizit nicht verstanden. Auch in der 4. UN-Frauenkonferenz in Peking 1995 und in der im Jahr 2015 von der UN-Generalversammlung verabschiedeten *Agenda 2030* findet sich ein solches Recht nicht wieder, wenngleich in Peking Gesetzesänderungen im Falle von Strafandrohung bei Abtreibungen gefordert wurden und die *Agenda 2030* den „allgemeinen Zugang zu sexueller und reproduktiver Gesundheit und reproduktiven Rechten" gewährleistet sehen will. Dass auf solch großen Bühnen, bei denen alle Mitgliedsstaaten beteiligt sind, es noch zu keiner expliziten Benennung eines Menschenrechts auf Abtreibung gekommen ist, liegt daran, dass eine starke Opposition einen Konsens über die Aufnahme von derart weitreichenden Forderungen verhinderte.[49] Um eine internationale Anerkennung eines uneingeschränkten Zugriffs auf den Schwangerschaftsabbruch dennoch zu erwirken beziehungsweise als völkerrechtlich legitimiert gelten zu lassen, werde aber – so Kritiker – über Unterorganisationen der Vereinten Nationen und UN-Ausschüsse klarere Formulierungen getroffen als bei den großen Konferenzen und Resolutionen oder man gehe stillschweigend davon aus, dass der Schwangerschaftsabbruch unter den sexuellen und reproduktiven Rechten subsummiert sei und setze somit Staaten mit restriktiven Regelungen einfach „auf die Anklagebank".[50]

---

[48] Vgl. Soemer (2012), S. 35.

[49] Vgl. Pro Familia (2017), S. 8 und Spieker (2014), S. 120–132.

[50] *Spieker* nennt es eine „dialektische Strategie", ein Recht auf Abtreibung nicht direkt zu fordern, sondern es einfach vorauszusetzen, vgl. Spieker (2014), S. 125. Ein derartiges Vorgehen ist nicht selten zu beobachten und kann hier nur unvollständig anhand von vier Fällen beispielhaft dargestellt werden: Im Jahr 1999 vermittelte eine Empfehlung des *Committee on the Elimination of Discrimination against Women (CEDAW)* zum Antidiskriminierungspakt von 1979 die Botschaft, alle Vertragsstaaten hätten einen sicheren Zugang zu Abtreibung zur Verfügung zu stellen, vgl. UN (1999). Im Jahr 2011 betonte der UN-Sonderberichterstatter Anand Grover in einem Bericht des Menschenrechtsrats gegenüber der UN-Generalversammlung, dass gesetzliche Beschränkungen der Abtreibung das Recht auf Gesundheit verletzten, vgl. UN (2011). Im Jahr 2016 forderte das *Committee on Economic, Social and Cultural Rights (CESCR)*, das die Umsetzung der im UN-Sozialpakt von 1966 festgeschriebenen Menschenrechte überwacht, unter Bezugnahme auf die *Agenda*

Auch auf europäischer Ebene wird versucht, unter dem Begriff der sexuellen und reproduktiven Gesundheit ein Recht auf Abtreibung zu subsummieren. Diesbezüglich ist der sogenannte *Estrela-Bericht*[51] aus dem Jahr 2013 zu erwähnen, der unter anderem auf die Anerkennung eines Menschenrechts auf Schwangerschaftsabbruch abzielte. Seine Annahme scheiterte jedoch im Jahr 2013 zweimal vor dem Europäischen Parlament und wurde 2014 auch von Seiten der EU-Kommission abgelehnt.[52] Trotzdem befasste sich das Europäische Parlament weniger als zehn Jahre später erneut mit einem in seiner Zielsetzung nahezu identischen Bericht des *Ausschusses für die Rechte der Frau und der Geschlechter (FEMM)*[53], dem sogenannten *Matić-Bericht*.[54] Am 24. Juni 2021 stimmten die Parlamentarier dem Papier mit großer Mehrheit zu und kritisierten, dass es in einigen EU-Mitgliedstaaten nach wie vor sehr restriktive Gesetze gebe, die Abtreibungen außer unter genau festgelegten Umständen verbieten und Frauen somit zwingen würden, heimlich abzutreiben oder ihre Schwangerschaft gegen ihren Willen zu Ende zu führen. Dies sei eine Verletzung der Menschenrechte.[55]

Die beschriebenen Entschließungen und Vorstöße auf internationaler und europäischer Ebene sind zwar für die Vertragsstaaten zumeist nicht rechtlich bindend, können aber dennoch bedeutsamen Einfluss auf Gesellschaft und Politik nehmen. So ist der internationale Druck staatlicher und nicht-staatlicher Institutionen und Organisationen hoch, wenn eine (vermeintliche) Gefährdung von Rechten sexueller und reproduktiver Gesundheit durch die Verschärfung von Abtreibungsregelungen gesehen wird. Zuletzt konnte man dies in Polen beobachten. Als es dort im Januar 2021 zu einer weiteren Verschärfung der restriktiven Abtreibungsgesetzgebung kam, ließ Kritik seitens der Europäischen Union nicht lange auf sich warten: Eine breite Front von konservativen bis hin zu linken Politikern

---

2030 die Entkriminalisierung und Liberalisierung des Schwangerschaftsabbruchs, die Garantie sicherer und guter Versorgung rund um den Schwangerschaftsabbruch, die Respektierung des Rechts der Frauen auf eine autonome Entscheidung für oder gegen eine Schwangerschaft sowie die Abschaffung verpflichtender Wartezeiten und nicht ergebnisoffener Beratung beim Schwangerschaftsabbruch, vgl. UN (2016). Schlussendlich soll noch die Internetseite der WHO genannt werden, auf der Abtreibung als Teil der Menschenrechte dargestellt wird; unter anderem heißt es dort: „Access to safe abortion protects women's and girls' health and human rights", vgl. WHO (2021).

[51] Die inoffizielle Bezeichnung „Estrela-Bericht" beruht auf dem Namen der damals zuständigen Berichterstatterin, der portugiesischen Sozialdemokratin Edite Estrela.

[52] Vgl. DÄ (2013) und PRO (2014).

[53] Vgl. IDAF (2021).

[54] Die inoffizielle Bezeichnung „Matić-Bericht" beruht auf dem Namen des zuständigen Berichterstatters, dem kroatischen Sozialdemokraten Predrag Fred Matić.

[55] Vgl. DÄ (2021f).

warf der Regierung in Warschau vor, gegen Frauen- und Menschenrechte zu verstoßen.[56] Auch in Deutschland ist trotz seiner seit 1995 bestehenden Kompromisslösung zwischen Lebensschutz und Zugang zu Abtreibung ein zunehmender Meinungsdruck hin zu einer Ausweitung legaler Schwangerschaftsabbrüche unter Berufung auf Frauenrechte zu erkennen. Die Forderungen kommen von verschiedenen Seiten und können hier nur beispielhaft aufgeführt werden. Aus dem Bereich der Wissenschaft ist hier nochmals die 2020 veröffentlichte Studie zu dem Meinungsbild der Bevölkerung in Bezug auf die deutsche Gesetzgebung zu nennen. Zwar legt das Ergebnis nahe, dass – wie vom Bundesverfassungsgericht 1993 gefordert – durchaus ein Unrechtsbewusstsein in Bezug auf die Tötung Ungeborener in der Bevölkerung durch die Gesetzgebung „wachgehalten" wurde[57], allerdings werten dies die Autoren der Studie eher negativ und schlussfolgern, dass vermehrt Anstrengungen zu unternehmen seien, um den sexuellen und reproduktiven Rechten Geltung zu verschaffen.[58] Ein weiteres Beispiel, jedoch aus dem Bereich politischer Interessensvertretung, ist ein Bericht von 66 abtreibungsbefürwortenden zivilgesellschaftlichen Organisationen vom 2. Februar 2020 an den für die Umsetzung von Frauenrechten zuständigen UN-Ausschuss (CEDAW). Der Bericht beklagt die Verletzungen reproduktiver Rechte für Frauen in Deutschland, insbesondere in Bezug auf Abtreibungen, um somit Druck auf die Bundesregierung zugunsten einer weiteren Liberalisierung auszuüben.[59]

Durch derartige Entwicklungen wächst nicht nur der Druck auf die Politik zu erneuten Gesetzesreformen, sondern auch auf Organisationen, die Frauen das Austragen eines Kindes durch intensive Hilfen ermöglichen wollen, Abtreibungen jedoch sowohl für die Frau als auch für das ungeborene Kind als Lösung für den Schwangerschaftskonflikt ablehnen.[60] Mit der Begründung, sich gegen eine manipulative Beratung und für Rechte von Frauen einzusetzen, werden von

---

[56] Vgl. DÄ (2021b).

[57] Das Bundesverfassungsgericht forderte eine „wachgehaltene Orientierung über die verfassungsrechtlichen Grenzen von Recht und Unrecht", BVerfGE 88, 203, 268.

[58] Vgl. Hanschmidt et al. (2020), S. 85, 93 und Joppich (2020).

[59] Vgl. Pro Familia (2020) und GAfC (2020).

[60] Eine der ins Visier geratenen Organisationen ist der gemeinnützige Verein *Pro Femina*, welcher in Abschnitt 15.3 im Zusammenhang mit den Gründen für den Schwangerschaftskonflikt genauer beschrieben wird.

politischer Seite Verbote für derartige Initiativen angestrebt.[61] Von linken Gruppierungen ist sogar im Kampf für dieses Anliegen schon seit einigen Jahren eine zunehmende Gewaltbereitschaft gegen Lebensschützer zu beobachten, die von grenzüberschreitenden Protestaktionen und Aussagen[62] bis hin zu Sabotageakten reichen.[63]

Wege zum Menschenrecht auf Abtreibung am Beispiel des medikamentösen Schwangerschaftsabbruchs und der Corona-Pandemie
Die weltweiten Bemühungen den Schwangerschaftsabbruch uneingeschränkt zugänglich und zu einer Selbstverständlichkeit zu machen, drücken sich jedoch nicht nur in Schlussfolgerungen wissenschaftlicher Arbeiten oder in politisch und ideologisch motivierten Forderungen und Taten aus, sondern werden in vielen verschiedenen Bereichen, beispielsweise auf Anwendungsebene oder durch günstige Umstände, konkret vorangetrieben.

Ein wichtiger Aspekt diesbezüglich ist der medikamentöse Abbruch[64], dessen Entwicklung in den 1980er Jahren im Zusammenhang mit Überlegungen

---

[61] Die Vorstöße in der Politik gegen Lebensrechtsbewegungen in Deutschland reichen von Kritik an deren Beratungspraxis bis zu Vorwürfen, Verbindungen zum Rechtsextremismus aufzuweisen. Beispielsweise wird im Berliner Register, welches diskriminierende Vorfälle dokumentieren soll, die Eröffnung einer Beratungsstelle von Lebensschützern als „rechte Raumnahme" bezeichnet, vgl. Berliner Register (2020), S. 15.

[62] Beispielsweise sind bei Kundgebungen von Lebensrechtlern auf Seiten von Gegendemonstranten nicht selten Hassgesänge wie „Hätte Maria abgetrieben, wärt' ihr uns erspart geblieben" zu hören, vgl. Alexander (2015).

[63] Darstellungen zu solchen Entwicklungen und Vorkommnissen finden sich insbesondere im stark links oder konservativ orientierten Journalismus wie bei der *taz* oder der *Tagespost* oder in Regionalzeitungen, vgl. beispielsweise Hecht (2019); Die Tagespost (2019); Achtelik (2019), S. 23; Schupelius (2020); Die Tagespost (2020) und Wetzel (2021). Einblicke in die teilweise gewaltsamen Übergriffe und Diffamierungen von Lebensschutzorganisationen geben Meldungen auf Internetseiten der Betroffenen, aber auch das Umfeld der oftmals schwer konkret zu identifizierenden Angreifer. Beispielsweise listet die *Aktion Lebensrecht für alle (ALfA)* einige der Angriffe im Jahr 2019 auf, die *Antifa-Berlin* lobt die mutmaßliche Aufgabe einer Beratungsstelle von Lebensschützern unter anderem aufgrund eines nächtlichen Angriffs hingegen als Ergebnis erfolgreichen Protests und ruft dazu auf, Ausschau nach möglichen neuen Niederlassungen der Lebensschützer zu halten, vgl. ALfA (2019) und Antifa Berlin (2020).

[64] Der medikamentöse Schwangerschaftsabbruch ist als „Abtreibungspille" vor allem unter dem Namen RU-486 (Mifepriston, Mifegyne) bekannt. Das Abortivum wurde von Etienne-Emile Baulieu entwickelt und initial von der französischen Hoechst-Tochter Roussel Uclaf produziert. Seine Etablierung auf dem Markt war von heftigen Debatten begleitet und ist nach wie vor Gegenstand harter Auseinandersetzung, vgl. Dauth/Klinkhammer (1992), S. 3126–3128.

zur Notwendigkeit einer Geburtenregelung angesichts ansteigender Geburtenzahlen in den Entwicklungs- und Schwellenländern befeuert wurde.[65] Befürworter loben die Methode als schonend, wirksam und risikoarm, zudem sei der zunehmend praktizierte sogenannte Home-Use eine Erleichterung für die Frauen, da sie in ihrer gewohnten Umgebung den Ausstoß erleben.[66] Andere sehen genau dies kritisch: Die Frucht unter Wehen und Schmerzen zu verlieren und den abgetriebenen Embryo gegebenenfalls in der Toilette aufzufinden[67], könne traumatisierend sein – zumal im Gegensatz zu einer chirurgischen Abtreibung die Frau bei der Einnahme der Tablette zur aktiv Handelnden werde: Nicht der Arzt, sondern die Frau führt den Tod des Ungeborenen herbei. Außerdem sei die Methode verharmlosend, da sie die Abtreibungshandlung auf eine Stufe mit der Einnahme anderer, alltäglicher Tabletten stelle, was jedoch für die Bemühungen um eine breitere Akzeptanz und flächendeckende Versorgung von Abtreibungen zuträglich ist.[68] Die leichte Verfügbarkeit ermöglicht nicht nur eine einfache Bereitstellung auch in strukturschwachen Gebieten, sondern wurde von abtreibungsbefürwortenden Verbänden auch als eine Lösung für befürchtete Einschränkungen beim Zugang zum Schwangerschaftsabbruch im Zusammenhang mit der Corona-Pandemie hervorgehoben: Um gesundheitliche Schäden und Todesfälle zu vermeiden, müssten sichere Abbrüche weiter ermöglicht werden, unter anderem durch mehr medikamentöse Abtreibungen daheim.[69] Ferner seien Schwangerschaftsabbrüche im Sinne der Pandemiebestimmungen als Notfallbehandlung zu klassifizieren und nicht als elektive Leistung, so eine gemeinsame Erklärung unter anderem von *Pro Familia* und *Doctors für Choice*.[70]

Kritiker sehen darin, wie auch in anderen nationalen und internationalen Entwicklungen während der Corona-Pandemie, eine Instrumentalisierung der weltweiten Krise, um den Schwangerschaftsabbruch als Teil der regulären und als essenziell betrachteten medizinischen Grundversorgung zu etablieren. Beispielsweise wurde ein Vorstoß der Linken scharf kritisiert, die Beratungspflicht

---

[65] Vgl. Arp (2013), S. 2422.

[66] Vgl. Arp (2013), S. 2423 und Fiala/Gemzell (2012), S. 19–20.

[67] Ein Artikel in der Deutschen Hebammen Zeitschrift beschreibt das Auffinden der Leibesfrucht nach medikamentösem Abbruch eindrücklich, allerdings für den Fall einer „missed abortion": Die Mutter hatte sich bewusst für die medikamentöse Auslösung der verhaltenen Fehlgeburt entschieden, um sich von ihrem „perfekten Minibaby" verabschieden zu können, vgl. Zeine (2016), S. 68–71.

[68] Vgl. Pokropp-Hippen (1996), S. 11–15.

[69] Vgl. Doctors for Choice (2020b).

[70] Vgl. Doctors for Choice (2020a).

gemäß § 218a Absatz 1 StGB auszusetzen[71] und den Vereinten Nationen wurde vorgeworfen, Corona-Hilfen mit Forderungen nach legalen Zugangswegen zum Schwangerschaftsabbruch im Rahmen von sexueller und reproduktiver Gesundheit zu verbinden.[72] Auch der oben erwähnte Matić-Bericht erachtete es im Zusammenhang mit der Covid-19 Pandemie und ihren Folgen als „eine dringende Verantwortung der [europäischen] Organe […] die Frage der sexuellen und reproduktiven Gesundheit und der damit verbundenen Rechte anzusprechen"[73] und setzt sich somit dem Vorwurf aus, Abtreibungen im Windschatten der Pandemie zu einer rechtmäßigen Gesundheitsdienstleistung machen zu wollen.

Der Schwangerschaftsabbruch als Mittel der Bevölkerungskontrolle
Trotz der kontinuierlichen und vielseitigen Bemühungen bleiben die Bestrebungen, den Schwangerschaftsabbruch international als ein Menschenrecht zu etablieren und zu einer Normalität im Gesundheitswesen werden zu lassen, ein angefochtenes und instabiles Vorhaben. Grund dafür ist, dass es einerseits starke Gegenbewegungen gibt und vielerorts eine solche Wertevorstellung kulturell nicht erwünscht ist. Ein weiterer Instabilitätsfaktor ist, dass die Vorhaben zumindest in westlichen Ländern demokratischen Mehrheitsverhältnissen ausgesetzt sind. Ein Beispiel dafür ist die sogenannte *Mexico City Policy* der USA, die es dem Staat untersagt, Organisationen finanziell zu unterstützen, wenn diese Schwangerschaftsabbrüche im Ausland fördern. Erstmalig in Kraft getreten unter Präsident Ronald Reagan (1911–2004), wurde sie mehrmals aus oder wieder eingesetzt – je nachdem, ob Demokraten oder Republikaner den Präsidenten stellten.[74] Stabilität im Kampf um ein Recht auf Abtreibung gewährleistet hingegen die Förderung sexueller und reproduktiver Rechte durch Einrichtungen und Institutionen, die unabhängig von Regierungen und dem Stimmungsbild in der

---

[71] Der Verstoß wurde durch den Familienausschuss des Bundestages abgelehnt, vgl. DÄ (2020b). Ein juristisches Gutachten kam im November 2020 ebenfalls zu dem Ergebnis, dass die Beratungspflicht auch in der Pandemie entsprechend den gesetzlichen Vorgaben erhalten bleiben müsse, allerdings seien Online-Beratungen möglich, vgl. Kubiciel (2020), S. 4–5.

[72] Der „Global Humanitarian Response Plan for Covid-19" der UN greift immer wieder das Thema „sexual and reproductive health" auf, weswegen sich beispielsweise die Behörde für internationale Entwicklung der Vereinigten Staaten (USAID) dazu veranlasst sah, in einem Schreiben vom 18. Mai 2020 an den UN-Generalsekretär António Guterres klarzustellen, dass Hilfen für grundlegende Bedürfnisse wie Lebensmittel, medizinische Versorgung und Hygienemaßnahmen zu verwenden seien, nicht aber – wie es auf zynische Weise geschehe – für eine Förderung von Abtreibungen, vgl. Barsa (2020).

[73] So der Wortlaut im Entwurf des Berichts vom 27. Oktober 2020, vgl. Matić (2020), S. 12.

[74] Vgl. Brooks et al. (2019), S. 1046.

Bevölkerung durch massive Finanzmittel spendabler Milliardäre agieren und so ihre Ziele vorantreiben können.[75]

Die Intentionen hinter der massiven Unterstützung durch einige der reichsten Menschen der Erde zur Schaffung von freiem Zugang zu Verhütungsmitteln und sicheren Abtreibungsmöglichkeiten werden von Kritikern hinterfragt. So standen bereits einflussreiche Philanthropen des 20. Jahrhunderts in der Kritik, ihre Versuche die Welt zu verbessern zum einen mit fragwürdigen Ideologien wie die der Eugenik und ihren Methoden vermischt zu haben[76] und sich zum anderen der Menschenrechte als Vehikel zur Bekämpfung von Überbevölkerung bedient zu haben, welche seit den 1940er Jahren von westlichen elitären Kreisen als zunehmende Bedrohung wahrgenommen und propagiert wurde.[77] Auch in jüngerer Zeit lassen Aussagen von Großspendern und Finanziers abtreibungsbefürwortender Organisationen wie Warren Buffett und Bill Gates[78] Kritiker vermuten, dass ihr soziales Engagement weiterführende Ziele als lediglich sexuelle und reproduktive Rechte verfolge, nämlich eine Reduktion der Geburtenrate insbesondere in ärmeren Ländern.[79] Ein Artikel des linksliberalen US Nachrichtenportals *Vox* stellte 2019 in Bezug auf die philanthropische Tradition amerikanischer Milliardäre zur Debatte, ob es sich bei den Bemühungen heutiger Philanthropen um einen verlängerten Arm des eugenischen Gedankenguts des 20. Jahrhunderts handeln könnte und stellte die provokative Frage: „Do philanthropists care about women's health care for the sake of those women, or just as a form of population control?".[80] Waren vor noch nicht allzu langer Zeit Verbote des Schwangerschaftsabbruchs Teil einer auf Wachstum ausgelegten Bevölkerungspolitik vieler Staaten[81], so

---

[75] Kritik an dieser Praxis beschränkt sich nicht nur auf den Aspekt der sexuellen und reproduktiven Gesundheit, sondern betrifft auch andere Bereiche, in denen eine einseitige Förderung entsprechend den Überzeugungen von wenigen Großspender zu erkennen ist, vgl. Kruchem (2019) und Collins/Flannery (2020), S. 4.

[76] Vgl. Roelcke (2002), S. 1023.

[77] Vgl. Birke (2020b).

[78] Während Buffets finanzielles Engagement für Zugangsmöglichkeiten zum Schwangerschaftsabbruch öffentlich bekannt ist, äußert sich die Bill and Melinda Gates Stiftung zurückhaltender, wenngleich sie sich mit erheblichen Finanzmitteln für sexuelle und reproduktive Gesundheit stark macht und dabei vor allem auch abtreibungsfördernde Organisationen unterstützt, vgl. Kuls (2006), Fabricius (2010) und Oas (2020), S. 6–7.

[79] Vgl. Ludwig (2020a-d) und Live Action (2020). Gates betont immer wieder die Problematik, dass in Ländern, die es am wenigsten verkraften könnten, ein besonders starkes Bevölkerungswachstum zu beobachten sei, vgl. beispielsweise Gates (2012) und Brech (2018).

[80] Piper (2019).

[81] Siehe Abschnitt 2.1–2.4.

ist es nicht ausgeschlossen, dass in der jüngeren Geschichte von einigen ein-flussreichen Akteuren, globalen Denkern und Organisationen die Förderung von Abtreibungen als eine geeignete Maßnahme betrachtet wird, um – zumindest in manchen Teilen der Welt – zur Bevölkerungskontrolle unter dem Deckmantel der Wahrung von Menschenrechten beizutragen.[82] Wenngleich eine solche Absicht öffentlich geäußert einen politischen und gesellschaftlichen Affront darstellen würde, so ist der Gedanke geschichtlich betrachtet keine Neuheit: Schon Platon und Aristoteles befürworteten Abtreibung als Mittel der Bevölkerungskontrolle.[83]

9.4 Demografische Folgen von Schwangerschaftsabbrüchen als Wegbereiter der Sterbehilfe

Während Schwellen- und Dritte-Welt-Länder mit starkem Bevölkerungswachs-tum zu kämpfen haben, stellt sich die Situation in Deutschland gegenteilig dar. Der Bevölkerungswissenschaftler Herwig Birg betonte, dass vier Fünftel der Alterungsproblematik in Deutschland auf der niedrigen Geburtenrate und der sinkenden Zahl der Geburten beruhe und nur ein Fünftel auf der steigenden Lebenserwartung.[84]

Beckmann und andere stellen heraus, dass bezüglich der niedrigen Gebur-tenrate die Abtreibungszahlen einen wichtigen und nicht zu vernachlässigenden Faktor darstellen würden.[85] So beziffert der Journalist Andreas Lombard den jähr-lichen Bevölkerungsverlust seit den 1970er Jahren auf bis zu 700.000 Menschen pro Jahr – ca. 500.000 aufgrund der Pille und 100.000 bis 200.000 aufgrund von Abtreibungen.[86] *Spieker* nannte die – seit der faktischen Freigabe des Schwan-gerschaftsabbruchs in den 1970er Jahren – durch Abtreibung getöteten Menschen und deren potentielle Nachkommen sogar die „zentrale, wenngleich in den ein-schlägigen Debatten gern umgangene Ursache der demographischen Probleme

---

[82] Vgl. Birke (2020a), S. 277, 283, 289.
[83] Siehe Abschnitt 2.1.
[84] Vgl. Birg (2013), S. 169.
[85] Vgl. Beckmann (2006), S. 97.
[86] Vgl. Lombard (2013), S. 68.

des nächsten halben Jahrhunderts".[87] Er warnte wie auch *Birg* vor den dramatischen Folgen der demografischen Entwicklungen, unter anderem für die Rentenlast.[88]

Der Mannheimer Medizinethiker Axel W. Bauer, Mitglied des Deutschen Ethikrates von 2008 bis 2012, mahnte 2013 an, dass niemand wisse, wie man in einigen Jahren die Gesundheits- und Pflegeversorgung für die Babyboomer der Jahre 1950 bis 1970 sicherstellen könne und gab kritisch zu bedenken, dass der Staat durchaus ein Interesse daran haben könnte, dem Problem durch die Eröffnung der Möglichkeit des freiwilligen und selbstbestimmten Suizids zu begegnen.[89] Auch *Spieker* betrachtete es in seinen Ausführungen bereits 2005 als nicht abwegig, dass die demografischen Entwicklungen dramatische Folgen für den Umgang mit alten Menschen haben könnten, und „eines Tages versucht wird, ihnen auch die Euthanasie als süßen und ehrenvollen Tod im Dienste des Vaterlandes oder der Generationengerechtigkeit oder als ultimativen Ausdruck der Selbstbestimmung schmackhaft zu machen."[90]

Tatsächlich schuf das Bundesverfassungsgericht am 26. Februar 2020 faktisch ein Grundrecht auf Suizid im Namen der Selbstbestimmung. In seinem Urteil kippte das höchste deutsche Gericht ein Verbot der geschäftsmäßigen Beihilfe zum Suizid aus dem Jahr 2015, indem es betonte, dass es ein Recht auf selbstbestimmtes Sterben gebe, was die Freiheit einschließe, sich das Leben zu nehmen und dabei Angebote Dritter in Anspruch zu nehmen, und zwar unabhängig von einer bestimmten Schwere einer Erkrankung.[91]

Die auf das Urteil folgende aktuelle Debatte um die Freigabe der Sterbehilfe erinnert nicht nur in ihrem (vordergründigen) Kernpunkt der Selbstbestimmung an den gleichen, zentralen Aspekt des Diskurses um den Schwangerschaftsabbruch, sondern hat auch auf der Umsetzungsebene gewisse Ähnlichkeiten zu den in den 1990er Jahren viel diskutierten Inhalten der Abtreibungsthematik. So sprechen die im April 2021 im Bundestag diskutierten Vorschläge für die Neuregelung der Suizidhilfe unter anderem von Beratungspflicht und einem ausreichend pluralen Angebot an wohnortnahen Beratungsstellen – ähnlich der Beratungsregelung im

---

[87] Spieker (2005), S. 22.

[88] Vgl. Spieker (2005), S. 22.

[89] Vgl. Bauer (2013), S. 99–104.

[90] Spieker (2005), S. 22.

[91] Vgl. DÄ (2020a).

Abtreibungsstrafrecht. Zudem kommt dem Arzt – wie auch schon bei Schwangerschaftsabbrüchen – eine zentrale Rolle in der Tötung des Menschen zu; er wird also neben Abtreibungen für eine weitere Tötungshandlung privilegiert.[92]

Ob es auf Dauer bei den Regelungen des Suizids bei den angedachten, verpflichtenden Beratungen bleiben wird oder ob derartige Schranken ebenfalls fallen – wie es nach 25 Jahren der Anwendung des Beratungskonzepts beim Schwangerschaftsabbruch vermehrt gefordert wird und was bei einer etwaigen erneuten Reform der Abtreibungsregeln kein unrealistisches Szenario darstellt[93] – wird die Zukunft zeigen. Ebenso wird sich herausstellen, ob sich langfristig auch andere Argumentationsmuster der Abtreibungsdebatte auf die Suizidbeihilfe übertragen werden: beispielsweise die konsequente Schlussfolgerung, dass bei Akzeptanz eines wachsenden Lebensrechts am Anfang des Lebens – wie es die Gesetzgebung des Schwangerschaftsabbruchs faktisch vorgibt – auch ein, nach ethisch gleicher Argumentationsgrundlage, abnehmendes Lebensrecht am Ende des Lebens folgen muss, zum Beispiel weil man einen demenzkranken Greis nicht mehr als Person bezeichnen kann oder die Pflegebedürftigkeit eines Menschen die zumutbare emotionale oder finanzielle Belastungsgrenze der Familie oder der Gesellschaft übersteigt.

Bauer sieht sich jedenfalls in seinen Befürchtungen durch das Urteil des Bundesverfassungsgerichts vom Februar 2020 bestätigt[94], und *Spieker* war sich schon 2005 fataler bioethischer Fehlentwicklungen sicher, die er in einem Buch als eine „Kultur des Todes" betitelte und als deren ersten Dammbruch er die Liberalisierung des Abtreibungsstrafrechts betrachtete.[95] Euthanasie am Lebensende löse die Probleme, welche die Abtreibung geschaffen oder verschärft habe, führt *Lombard* in ähnlicher Weise aus und fährt fort: „Die Euthanasie ist die biopolitische Antwort auf die Abtreibung – und ihr logisches Gegenstück."[96]

---

[92] Vgl. DÄ (2021e).

[93] Siehe Abschnitt 2.5, Kapitel 19 und Kapitel 20.

[94] So *Bauer* in einem Interview mit der Tagespost am 18. Juni 2020, vgl. Winnemöller (2020), S. 4.

[95] Vgl. Spieker (2005), S. 9.

[96] Lombard (2013), S. 66.

9.5   Wissenschaftliche und wirtschaftliche Interessen hinter dem Schwangerschaftsabbruch

Dass Ärzte, die regelmäßig Schwangerschaftsabbrüche durchführen, teilweise profitorientiert arbeiten, ist seit langem kein Geheimnis. Bereits 1993 bezifferte sich der Umsatz in den USA für Abtreibungen nach Zeitungsberichten auf eine Größenordnung von einer halben Milliarde Dollar[97], und auch in Deutschland gibt es Ärzte, die allein mit Schwangerschaftsabbrüchen ihren Lebensunterhalt bestreiten und so maßgeblich von der staatlich mitfinanzierten Tötung Ungeborener profitieren. Nach Angabe von Kritikern sind es mehr als 42 Millionen Euro jährlich, die der deutsche Staat für die Übernahme der Abtreibungskosten aufwendet.[98] Bemühungen des Freistaats Bayern, gegen derartige kommerzielle Interessen hinter dem Schwangerschaftsabbruch vorzugehen, scheiterten 1998 vor dem Bundesverfassungsgericht – wie in Abschnitt 4.4 dargestellt.

Das Geschäft mit der Tötung von Embryonen oder Föten bleibt aber nicht auf den ausführenden Arzt beschränkt, der seine Erwerbstätigkeit vielleicht tatsächlich einzig als Hilfeleistung für notleidende Frauen mit dem positiven Nebeneffekt eines Einkommens sieht. Das „Abfallprodukt" des Abtreibungsvorgangs, das heißt der Körper des Ungeborenen, ist begehrter Bestandteil für die biomedizinische Forschung, wobei sich wissenschaftliche und wirtschaftliche Interessen nicht klar voneinander trennen lassen. Die Zellen getöteter Ungeborener haben nicht nur das Potenzial für bahnbrechende wissenschaftliche Errungenschaften, sondern können sich als ein milliardenschweres Geschäft erweisen.

Ein gutes Beispiel dafür sind die Arbeiten von Leonard Hayflick, der in den 1960er Jahren am *Wistar Institute* in Philadelphia fetale Zelllinien für Forschungszwecke entwickelte. Die Zellen der Lungen eines im vierten Schwangerschaftsmonat abgetriebenen Kindes aus Schweden brachten schließlich die erfolgreiche Zelllinie namens WI-38 hervor, mit welcher Impfstoffe für Millionen von Menschen weltweit unter anderem gegen Röteln, Masern, Polio, Tollwut und Varizellen hergestellt wurden.[99] WI-38 und auch andere menschliche Zelllinien wie beispielsweise MRC-5 werden bis heute für die Impfstoffentwicklung und -produktion verwendet und weltweit eingesetzt – teilweise alternativlos und mit millionenfachem Profit für die Pharmaindustrie.[100]

---

[97] Vgl. Luyken (1993).

[98] Vgl. Löhr (2020).

[99] Vgl. Wadman (2013), S. 422–423.

[100] Vgl. Leutner (2017), S. 2–5 und Wadman (2013), S. 425–426.

Dieser in der Öffentlichkeit nur selten thematisierte Umgang mit den sterblichen Überresten von abgetöteten Ungeborenen ist nach wie vor aktuell, der Ansturm auf menschliches Gewebe ungebrochen: 2015 erschütterten verdeckte Aufnahmen kurzweilig die amerikanische Medienlandschaft. Sie zeigten, wie offen *Planned Parenthood* – der größte Abtreibungsanbieter der USA – Organe abgetriebener Kinder oder sogar ganze Babyleichen willigen Käufern anbietet. Die Preisklasse für das menschliche Gewebe, über das in den Videos verhandelt wird, bewegt sich im Rahmen von 50 bis 100 US-Dollar. *Planned Parenthood* zufolge ist dies zwar kein gewinnorientiertes Geschäft und lediglich eine Aufwandsentschädigung für das Zurverfügungstellen der embryonalen oder fetalen Proben für wissenschaftliche Zwecke. Gleichwohl erschütterte viele Menschen die Gleichgültigkeit, mit der während den Verhandlungen über die beste Abtötungsmethode zur organschonenden Entnahme des Ungeborenen gesprochen wurde und mit welcher Selbstverständlichkeit in den pathologischen Abteilungen von Abtreibungskliniken in Petrischalen zwischen abgetrennten Extremitäten und anderen Körperteilen nach verwertbarem menschlichen Material gesucht wird.[101]

Die Liste mutmaßlicher Verwendungszwecke für solchen menschlichen Rohstoff – in einem Buchtitel des Autors Andrew Kimbrell schon 1994 als „Ersatzteillager Mensch" bezeichnet[102] – ist lang und teilweise undurchsichtig.[103] Schwer verifizierbar sind beispielsweise die Vorwürfe, dass sich Bestandteile abgetriebener Embryonen und Föten nicht nur in medizinischen Hautcremes befänden, sondern auch in Kosmetika des alltäglichen Gebrauchs.[104] Andere Anwendungen hingegen werden offen publiziert und reichen von gescheiterten Therapieversuchen der Parkinsonerkrankung mit fetalen Nervenzellen[105] über erfolgreichen Einsatz fetaler Hautzellen bei Brandwunden[106] bis hin zu Ambitionen abgetriebene Föten zu Müttern zu machen, indem das Eierstockgewebe der abgetriebenen Kinder durch Kultivierung bis hin zum Eisprung für eine künstliche Befruchtung nutzbar gemacht wird.[107]

---

[101] Vgl. Wergin (2015).

[102] Vgl. Kimbrell (1994).

[103] Vgl. Wagner-Roos (1994), S. 113–116.

[104] Vgl. Linder (2009), S. 117–118.

[105] Vgl. Check (2003).

[106] Vgl. Ärztezeitung (2005).

[107] Vgl. Billig (1994), S. 16; Hamburger Abendblatt (2003) und Gofferje (2003).

Angesichts derartiger Vorgehensweisen in Wissenschaft und Wirtschaft drängt sich die zu diskutierende Frage auf, inwieweit sich die Verwendung von Materialien aus getöteten menschlichen Wesen für Fortschritt und Profit ethisch rechtfertigen lässt. Während manche die positiven Seiten für die Menschheit betonen und versuchen, die Kritiken an den Forschungsgrundlagen als einen entfernten, nicht absichtlichen Zusammenhang zu Abtreibungen zu entschärfen[108], sehen andere sogar gewisse Ähnlichkeiten zu der Praxis der Nationalsozialisten, die sterblichen Überreste ihrer Opfer nutzbar zu machen und weiterzuverwerten.[109]

---

[108] So äußerte sich beispielsweise der Moraltheologe Antonio Autiero in Bezug auf die Verwendung von Impfstoffen, die im Zusammenhang der Corona-Pandemie mit fetalen Zellreihen gegen Covid-19 entwickelt oder produziert wurden, vgl. Mieves (2021), S. 3

[109] Einen derartigen Vergleich zog beispielsweise die ehemalige republikanische Abgeordnete des texanischen Repräsentantenhauses Jodie Laubenberg in der oben erwähnten Diskussion um die Weitergabe von Organen abgetriebener Ungeborener durch *Planned Parenthood*, vgl. Fikac (2015).

Teil III
Untersuchung über die Gründe für den Schwangerschaftskonflikt

Die vorausgehenden Kapitel haben anhand der Darstellung des Diskurses um den Schwangerschaftsabbruch gezeigt, dass der Schwangerschaftsabbruch in vielen Bereichen tiefgreifende rechtliche und ethische Problematiken aufweist, die nicht selten auf sehr theoretischer Ebene diskutiert werden. Dabei geht es bei der Thematik vor allem um Menschen, die fernab vom theoretischen Diskurs in einer ganz praktischen, schweren Lebenssituation stehen und einer realen Konfliktsituation ausgesetzt sind, der ganz lebensnahe menschliche Probleme zugrunde liegen.

Deswegen wird im folgenden Teil der Fokus vom theoretischen Diskurs auf die konkreten Lebenssituationen gelenkt. So soll untersucht werden, was die Ursachen für Schwangere sind, über eine Abtreibung nachzudenken. Dazu wurden retrospektiv aus einem Zeitraum von sieben Jahren mehr als 1.800 Protokolle aus der Schwangerschaftskonfliktberatung einer 24-Stunden Telefon- und Onlineberatungsstelle betrachtet und detailliert auf die von den Hilfesuchenden genannten Gründe für die Konfliktsituationen untersucht. Außerdem wurden weitere Aspekte, wie beispielsweise bereits stattgefundene Beratungen, Schwangerschaftsabbrüche in der Vorgeschichte der Schwangeren und Ressourcen, die zu einer Entscheidung für das Kind führen können, erfasst und ausgewertet.[1]

In den folgenden Kapiteln werden zunächst unter „Material und Methoden" (Kapitel 10) ausführlich die Hintergründe der Datengrundlage und des Untersuchungsansatzes besprochen und dargelegt, wie bei der Erfassung und Auswertung des Datenmaterials vorgegangen wurde. In den Kapiteln 11 bis 14 werden dann die Ergebnisse der Untersuchung dargestellt: Kapitel 11 behandelt grundlegende

---

[1] Das Untersuchungsvorhaben wurde am 8. Juni 2020 durch die Ethik-Kommission II der Universität Heidelberg (Medizinische Fakultät Mannheim) genehmigt.

Zahlen der Untersuchung wie beispielsweise das Alter der Schwangeren oder Anzahl der genannten Konfliktgründe. In Kapitel 12 und 13 finden sich die Auswertungen zu den Gründen des Schwangerschaftskonflikts, wobei in Kapitel 12 alle genannten Gründe berücksichtigt werden und in Kapitel 13 eine differenziertere Analyse nach Hauptgründen vorgenommen wird. Kapitel 14 betrachtet die oben genannten Nebenaspekte der Untersuchung. Kapitel 15 schließt mit einem Vergleich der Ergebnisse mit denen anderer Untersuchungen und Statistiken zu den Gründen des Schwangerschaftskonflikts.

Material und Methoden der Untersuchung

10

10.1 Herkunft und Hintergründe der Datengrundlage

Grundlage der vorliegenden Untersuchung sind Protokolle aus der Schwangerschaftskonfliktberatung einer unabhängigen Beratungsstelle, das heißt, das Angebot ist nicht Teil des staatlichen Beratungssystems. Die gemeinnützige und spendenbasierte Arbeit wurde 2001 unter dem Namen *VitaL* als freie Bürgerinitiative gegründet. Seit 2020 ist sie unter Beibehaltung ihrer eigenständigen Arbeitsweise organisatorisch dem gemeinnützigen Verein *Aktion Lebensrecht für Alle (ALfA)* zugeordnet, der die Arbeit schon zuvor finanziell und personell unterstützte. Deutschlandweit war *VitaL* die erste Beratungsstelle für Schwangerschaftskonflikte, die 24-Stunden die gesamte Woche lang telefonisch erreichbar war. Die Telefonberatung ist Hauptbestandteil der Arbeit, auch wenn in den letzten Jahren ein wachsendes Online-Angebot hinzugekommen ist. Den Schichtbetrieb stellen bis zu 25 hauptsächlich ehrenamtliche Beraterinnen sicher, die dezentral von daheim arbeiten und durch ihre Vorbildung ein hohes Maß an Sozialkompetenz mitbringen. So engagieren sich beispielsweise Ärztinnen, Psychotherapeutinnen und Frauen aus erziehenden Berufen für *VitaL*, auch wenn eine fachspezifische Ausbildung nicht zwingend vorausgesetzt wird. Einstellkriterien sind vielmehr persönlicher und charakterlicher Natur wie Lebenserfahrung, stabile Persönlichkeit, Erfahrung mit Schwangerschaft und Kindern, Empathie und

Ergänzende Information Die elektronische Version dieses Kapitels enthält Zusatzmaterial, auf das über folgenden Link zugegriffen werden kann https://doi.org/10.1007/978-3-658-42777-1_10.

Objektivität in der Beratung. Neue Beraterinnen werden von *VitaL* selbst ausgebildet und durch regelmäßige Fortbildungen und Supervision soll eine kompetente Beratung ermöglicht werden.

VitaL sieht sich als eine erste Anlaufstelle, die Hilfesuchende jederzeit, individuell und ohne zeitliche Begrenzung berät und dabei die Schwangere und ihre wirklichen Probleme in den Mittelpunkt stellt, ohne dabei das ungeborene Kind zu vernachlässigen. Die Hilfesuchenden sollen in ihrer Notlage aufgefangen werden, sodass sie ohne Panik ihre Gedanken ordnen, Probleme erkennen und benennen und ihre Lebenssituation in Ruhe anonym mit jemandem analysieren können. Je nach Bedarf und Wunsch kann den betroffenen Frauen durch eine bundesweite Vernetzung mit öffentlichen, privaten und anderen gemeinnützigen Stellen vielfältige Hilfe vermittelt werden. Wohnortnahe persönliche Anbindung, Notwohnmöglichkeiten, finanzielle und praktische Unterstützung sowie medizinisch-fachliche und juristische Beratung sind diesbezüglich nur wenige Beispiele. *VitaL* sieht dabei einen Schwangerschaftsabbruch nicht als eine mögliche Option für eine humane und emanzipatorische Beratung, weil ein solcher nicht die Probleme der Frau löse, sondern einen verletzten und einen toten Menschen zur Folge habe. Entsprechend dieser Auffassung will *VitaL* Zukunftsperspektiven aufzeigen, in denen die Frau wie auch das Kind ihren Platz finden und in denen sie ihr Leben so selbstbestimmt wie möglich führen können. Die Hilfesuchenden weisen ein nicht eingrenzbares Bild verschiedenster Schichten und Gruppen auf, unter anderem weil das Beratungsangebot zu jeder Zeit und in jeder Lage zur Verfügung steht. So wird das Angebot von der Schülerin über die junge Asylantin bis zur wohlhabenden Mitvierzigerin, von der Atheistin über die christlich aufgewachsene Frau bis zur gläubigen Muslima und von der Alleinstehenden über die glücklich Verheiratete bis zur geschiedenen mehrfachen Mutter in Anspruch genommen. Teilweise rufen auch andere Personen als die Schwangere an, wie zum Beispiel der Kindesvater oder eine Freundin der Schwangeren.

Jedes Beratungsgespräch wird für interne und statistische Zwecke anonymisiert dokumentiert. In der Dokumentation sind einige standardisierte Vorgaben zu erfüllen, wobei Kern des Beratungsprotokolls ein möglichst ausführlicher Gedächtnisaufschrieb ist, welcher der Beraterin viel Raum lässt, die Inhalte des Beratungsgesprächs darzustellen. Anhand dieser Gedächtnisprotokolle wurde in vorliegender Untersuchung versucht, die Gründe für den Schwangerschaftskonflikt zu ermitteln.[1]

---

[1] Die angeführten Angaben zu *VitaL* beruhen auf einem Fragenkatalog, welcher im Rahmen dieser Arbeit zur Dokumentation der Hintergründe der Datengrundlage erstellt und von der *VitaL*-Verantwortlichen und Gründerin Alexandra Linder beantwortet wurde.

10.2 Vorausgehende Überlegungen zur Datengrundlage und Aussagekraft der Untersuchung

Der Versuch, die Gründe für den Schwangerschaftskonflikt zu erfassen ist äußerst komplex, da es sich dabei um eine sehr persönliche Angelegenheit handelt, die von einer Vielzahl höchst individueller und oftmals subjektiver Faktoren und Zusammenhänge geprägt ist. Das macht eine statistische Erfassung mit möglichst validen Daten und repräsentativen Ergebnissen sehr schwer. Einige dieser Schwierigkeiten eines solchen Untersuchungsvorhabens sollen deswegen im Folgenden besprochen werden und der in der vorliegenden Arbeit verfolgte Untersuchungsansatz erläutert werden. Dabei sollen die Vorteile der verwendeten Untersuchungsgrundlage aufgezeigt werden, aber ebenso ihre Schwächen und Grenzen.

Überlegungen zur Beschaffung geeigneter Daten
Zu Beginn des Untersuchungsvorhabens stellt sich die Frage nach verwertbaren Daten zu Gründen des Schwangerschaftskonflikts. Dazu bieten sich als Informationsquellen einerseits staatlich anerkannte Beratungsstellen an, die nach §§ 5 bis 10 SchKG Beratungsscheine ausstellen, und andererseits Beratungsstellen, die aufgrund verschiedener Überzeugungen und Motivationen keinen Beratungsschein zur Durchführung eines Schwangerschaftsabbruchs ausstellen.

Große Träger staatlich anerkannter Beratungsstellen bieten den Vorteil, über hohe Beratungszahlen zu verfügen und somit bei angemessener Erfassung und Auswertung eine gute Repräsentativität zu ermöglichen. Nachteilig könnte jedoch sein, dass viele Frauen in einer solchen Beratung nicht die wahren Gründe ihres Konflikts offenlegen. Die staatlich anerkannten Beratungsstellen sind verpflichtet, den für einen Abbruch notwendigen Beratungsschein auszustellen – auch wenn die Schwangere ihre Konfliktgründe nicht nennen möchte.[2] So ist nicht auszuschließen, dass eine unbekannte Zahl an Frauen die staatlich anerkannten Beratungsstellen schon vorentschieden aufsuchen und dementsprechend eine geringe Motivation mitbringen, ihre Gründe darzulegen.[3] Selbst wenn eine Schwangere nicht vorentschieden eine Beratungsstelle aufsucht, kann es sein, dass die persönliche oder durch Umstände und den Druck von Dritten bedingte Hemmschwelle, die wahren Gründe für den Konflikt anzugeben, zu hoch ist, um

---

[2] Vgl. § 5 Abs. 2 SchKG und § 7 Abs. 3 SchKG.

[3] Der konservative Medizinrechtsexperte Rainer Beckmann spricht davon, dass sich 75–90 % der Frauen schon vor Aufsuchen der Beratung für einen Abbruch entscheiden, vgl. Beckmann (1995). Auch die liberale Organisation *Pro Familia* geht davon aus, dass die Frauen mehrheitlich vorentschieden in die Beratung kommen, vgl. Pro Familia (2017), S. 33.

offen über ihre Beweggründe zu reden. Hierbei wird bedeutsam, dass bei dem pluralen Angebot an Beratungsstellen aufgrund der unterschiedlichen Weltanschauungen ein unterschiedlich hohes Interesse an einem Offenlegen der Gründe für den Konflikt besteht. So vertreten manche Träger die Ansicht, dass aufgrund der Selbstbestimmung der Frau eine genaue Analyse der Gründe für einen Abbruchwunsch nicht notwendig ist.[4] Demensprechend wird bei einer solchen Stelle die Motivation, die Gründe des Konflikts zu erfragen und dadurch der Frau eine Gelegenheit zu bieten, die Hemmschwelle zu durchbrechen, geringer sein als bei einer Stelle, aus deren Perspektive die Frau gegebenenfalls Beratung und Hilfe benötigt, um überhaupt das Austragen des Kindes als Alternative wahrzunehmen, sodass sie daraufhin eine selbstbestimmte Entscheidung treffen kann.[5] Ein noch größerer Antrieb, die tatsächlichen Gründe des Konflikts zu erforschen, wird bei den Beratungsstellen zu finden sein, die aus Überzeugung keinen Schein ausstellen, weil sie den Schwangerschaftsabbruch als Lösungsweg prinzipiell ablehnen und stattdessen umso bestrebter sind, Frauen die reale Möglichkeit zu schaffen, das Kind trotz des vorliegenden Konflikts auszutragen.[6]

Unabhängig von einer Bewertung der verschieden konzipierten Beratungsstellen und ihrer ideologischen Hintergründe eignet sich für eine Untersuchung der Schwangerschaftskonfliktgründe also am ehesten eine Beratungsstelle, die nicht nur die Selbstbestimmung der Frau im Blick hat, sondern ebenso das Leben und Wohl des ungeborenen Kindes. Das Ziel jener Beratungsstellen, die Schwangere und das ungeborene Kind vor einem Schwangerschaftsabbruch zu bewahren, kann nur durch die Entscheidung der Schwangeren für das Kind erreicht werden. Diese Entscheidung wiederum wird vor allem dann begünstigt, wenn die wahren Konfliktgründe der Schwangeren behoben oder gelindert werden. Dazu kann die Beratungsstelle aber nur beitragen, wenn sie die Konfliktgründe in Erfahrung bringt, denn ohne Kenntnis der Konfliktgründe ist das Aufzeigen einer Alternative zur Abtreibung nur sehr eingeschränkt möglich.

Die Beratungsstelle *VitaL* erfüllt diese für eine valide Datenerhebung wünschenswerten Eignungskriterien und ist somit in Bezug auf die soeben erörterten Aspekte als eine vergleichsweise geeignete Informationsquelle zur Untersuchung von Schwangerschaftskonfliktgründen anzusehen. Außerdem bietet das Beratungskonzept von *VitaL* weitere Vorteile für eine zuverlässige Datengrundlage:

---

[4] Einen solchen Ansatz vertritt beispielsweise *Pro Familia*, vgl. Pro Familia (2006), S. 18.

[5] Einen solchen Ansatz vertritt beispielsweise *Donum Vitae*, vgl. Donum Vitae (2019), S. 1.

[6] Einen solchen Ansatz vertreten beispielsweise die katholischen Beratungsstellen (siehe Abschnitt 6.3), *VitaL* (siehe Kapitel eingangs) und *Pro Femina*, vgl. Pro Femina (2015), S. 3.

Die Motivation, die Gründe für einen Schwangerschaftskonflikt zu erfragen, ist sehr stark von der einzelnen Beraterin und ihrer persönlichen Überzeugung abhängig. Auch die Dokumentation der Gründe hängt ein Stück weit davon ab, wie eine Beraterin die Aussagen der zu beratenden Person deutet. Große Organisationen mit vielen Beraterinnen werden dementsprechend eine größere individuelle Meinungsvielfalt haben, inwieweit die Schwangeren nach ihren Konfliktgründen befragt werden sollten und auch die Dokumentation der Gründe wird durch die unterschiedlichen Eigeninterpretationen der Beraterinnen gegebenenfalls stärker variieren. Das kann eine gewisse Unschärfe in das Ergebnis bringen. *VitaL* hingegen ist eine kleine Organisation, der Mitarbeiterkreis ist überschaubar. Aufgrund der oben beschriebenen Ausrichtung, der Einstellkriterien und des Fortbildungssystems für Mitarbeiterinnen ist davon auszugehen, dass die Beraterinnen sehr ähnliche persönliche Überzeugungen und Herangehensweisen mitbringen und demensprechend nicht nur ähnlich beraten und dokumentieren, sondern vor allem ein durchweg hohes Interesse daran haben, die Konfliktgründe ausfindig zu machen.

Ferner ist es als Vorteil zu betrachten, dass es sich bei *VitaL* um eine Telefonbeziehungsweise E-Mail-Beratung handelt, durch die den Frauen ein hohes Maß an Anonymität gewährleistet wird. Die Wahrscheinlichkeit ist groß, dass durch diese Form der Beratung die Frauen eher gewillt sind, ihre wahren Konfliktgründe offenzulegen als bei einer Beratung in einer staatlich anerkannten Beratungsstelle, in der die Frau bis zu Beginn der Maßnahmen im Rahmen der Corona-Pandemie im Jahr 2020 persönliche Präsenz zeigen musste.[7] Die Kontaktaufnahme über Telefon oder E-Mail ist nicht nur ein niederschwelliger Einstieg in das Beratungsangebot, sondern ermöglicht im Gegensatz zu einem persönlichen Gespräch vor Ort eine der Frau Sicherheit gebende räumliche Distanz, welche zu einer größeren Offenheit führen kann, über die wahren Probleme und Konflikte in der Schwangerschaft zu reden.

Überlegungen zu Grenzen und Schwachstellen der Datengrundlage und des Untersuchungsansatzes
Wie soeben beschrieben, bietet der gewählte Untersuchungsansatz einige Vorteile. Natürlich hat er aber auch Grenzen und Schwachstellen, die im Folgenden besprochen werden sollen:

---

[7] Im März 2020 wurden aufgrund der Einschränkungen durch die Corona-Pandemie Schwangerschaftskonfliktberatungen per Telefon und Online-Kommunikationsdienste ermöglicht, vgl. DÄ (2020d).

- Allen anderen kritischen Aspekten vorweg ist zu bedenken, dass Einschränkungen in der Aussagekraft und eine erhöhte Fehleranfälligkeit allein schon durch die Studienart einer retrospektiven Untersuchung bedingt sind. Eine deutlich aufwändigere, aber aussagekräftigere prospektive Studie durchzuführen, würde jedoch den Rahmen dieser Arbeit sprengen, zumal die Untersuchung über die Gründe des Schwangerschaftskonflikts nur einen Teilaspekt der Arbeit darstellen soll.

- Auch wenn die Beratungsstelle *VitaL* ein hohes Bestreben aufweist, die wahren Konfliktgründe zu erheben, ist nicht davon auszugehen, dass die Hilfesuchenden immer ein vollständiges Gesamtbild aller Konfliktgründe präsentieren. Die Ursachen dafür sind vielschichtig: Zum einen wollen manche Hilfesuchenden trotz zugesicherter Anonymität nicht jedes intime Detail preisgeben. Zum anderen handelt es sich meist um eine punktuelle Darstellung der Situation, das heißt, es handelt sich oft um eine einmalige Kontaktaufnahme zur Orientierungshilfe und nicht immer um eine längerfristige Begleitung, bei der die Konfliktsituation als ein dynamisches Geschehen besser in allen Facetten dokumentiert werden könnte. Dies kann eine gewisse Ungenauigkeit der Untersuchungsergebnisse bedingen, ist aber ein nahezu unlösbares Problem in der Datenerhebung eines solchen Untersuchungsvorhabens.

- Bei den Hilfesuchenden handelt es sich in der Mehrzahl um die Schwangeren selbst, in 28 % der Beratungsprotokolle nahmen aber auch andere Personen Kontakt mit der Beratungsstelle auf. Zwar wurden bei der Erfassung immer nur die Inhalte aus der (mutmaßlichen) Sicht der Schwangeren gewertet, jedoch kann die differierende Perspektive unterschiedlicher hilfesuchender Personen zu einer vorteilhaften oder nachteiligen Verschiebung der Ergebnisse führen.[8] Vorteilhaft deswegen, weil ein nahestehender Dritter vielleicht eher gewillt ist, Konfliktgründe zu offenbaren, welche die Schwangere aus Angst oder Scham nicht offenlegen würde. Nachteilig, weil die betroffene Frau am besten ihre Situation kennt und darstellen kann. Wenn ein Dritter, der vielleicht ganz andere Motivationen als die Schwangere hat, den Konflikt darstellt, kann das Ergebnis verzerrt werden. Deswegen gibt es bei den Auswertungen der Konfliktgründe immer eine Gesamtbetrachtung aller Gruppen hilfesuchender Personen und gesonderte Betrachtungen einzelner Gruppen hilfesuchender Personen, in der beispielsweise nur die Ergebnisse aus der Gruppe der Schwangeren dargestellt werden.

---

[8] Detaillierte Informationen zu dem Vorgehen bei der Erfassung in Bezug auf unterschiedliche Gruppen von Hilfesuchenden sind in der Legende zur Erfassungstabelle im elektronischen Zusatzmaterial S. 2 (Ia) einsehbar.

- *VitaL* und seine Einbettung in den gemeinnützigen Verein *ALfA e. V.* ist als weitere mögliche Schwachstelle zu diskutieren: Die klare, lebensbefürwortende Ausrichtung des Vereins könnte dazu führen, dass nur Menschen mit ähnlicher Gesinnung das Beratungsangebot in Anspruch nehmen und die Repräsentativität aufgrund dessen also eingeschränkt ist. Diese Vermutung kann insofern zumindest relativiert werden, als die Beratungsstelle in ihrer Aufmachung – beispielsweise auf der Internetseite – initial keine Hinweise auf ihre ideologische Ausrichtung bietet. Die Lektüre der Beratungsprotokolle bestätigt, dass die Hilfesuchenden in ihren Überzeugungen und Hintergründen ein breites Spektrum aufweisen und keineswegs eine isolierte Gruppe darstellen. Trotzdem ist die Repräsentativität kritisch zu betrachten: *VitaL* ist im Vergleich zu anderen Beratungsstellen eine relativ kleine Organisation mit niedrigen Beratungszahlen und es ist zu bedenken, dass eine Frau im Schwangerschaftskonflikt wahrscheinlich zunächst auf andere, größere Beratungsanbieter stoßen wird. Ob ein kleiner Anbieter wie *VitaL*, auf den man bei der Suche nach Hilfe im Schwangerschaftskonflikt mutmaßlich nicht in erster Linie stößt, dennoch repräsentativ für die Gesamtheit der Frauen im Konflikt ist, lässt sich nur schwer verifizieren. Um die Repräsentativität der vorliegenden Untersuchung besser bewerten zu können, ist ein Vergleich der Ergebnisse mit Auswertungen anderer Organisationen, die ein größeres Beratungsaufkommen haben, hilfreich und notwendig. Kapitel 15 beinhaltet derartige Vergleiche und kommt zu dem Ergebnis, dass die vorliegende Untersuchung in den Tendenzen ihrer Ergebnisse durchaus eine für Deutschland repräsentative Aussagekraft hat.
- Von Nachteil könnte die Art der Dokumentation der Konfliktfälle sein. Da es sich um ausformulierte Gedächtnisprotokolle handelt, ist die Beraterin als mögliche Schwachstelle in der Datenerhebung zu erwägen. Zwar ist für die Dokumentation der Fälle ein gewisser standardisierter Rahmen gesetzt, dennoch ist den Beraterinnen ein relativ großer Spielraum belassen, die Fälle nach eigenem Ermessen schriftlich zu fixieren. Eine solche Dokumentation birgt die Gefahr, dass die Beraterin bewusst oder unbewusst ihre eigene Wertung mit einbringt oder manche Aspekte der Beratung vergessen werden (Recall Bias). Vorteilhaft ist andererseits, dass ausformulierte Gedächtnisprotokolle den Konfliktfall sehr individuell abbilden können, was einer realitätsnahen Beschreibung zuträglich ist. Denn wie schon mehrfach erwähnt, handelt es sich bei dem Thema Schwangerschaftskonflikt um sehr individuelle Lebenssituationen, die sich schwer in ein starres Schema pressen lassen. Die Entwicklung eines solchen Schemas, das dennoch eine sinnvolle statistische Erfassung ermöglicht, ist als wichtiger Teil der vorliegenden Arbeit zu betrachten.

Überlegungen zur Definition einer Konfliktsituation

Eine weitere Herausforderung bei der Untersuchung der Gründe für den Schwangerschaftskonflikt ist die Frage nach der Definition einer Konfliktsituation. Ab wann kann man von einer Konfliktlage reden, sodass der Fall in die statistische Erfassung mit eingeht? Von einer leichten Verunsicherung und Zukunftssorgen, die sehr viele Frauen unabhängig von geplantem oder ungeplantem Nachwuchs irgendwann im Verlauf der Schwangerschaft verspüren, bis zu existentiellen und lebensbedrohlichen Umständen, können die Übergänge einer Konfliktlage fließend sein und sind ohnehin nicht selten eine subjektive Bewertung. Auch die Lektüre der Protokolle der Beratung von *VitaL* bestätigte, dass sich die Schwangeren in den verschiedensten Situationen befanden und unterschiedlich schweren Konflikten ausgesetzt waren. Bei vielen Frauen lag eine derart gravierende Konfliktsituation vor, dass sie sich ernsthaft mit der vermeintlichen Notwendigkeit eines Schwangerschaftsabbruchs konfrontiert sahen. Bei anderen hingegen war der Grund der Kontaktaufnahme mit der Beratungsstelle lediglich die Verunsicherung über die neue Situation und ein Schwangerschaftsabbruch war – wenn überhaupt – nur ein diffuser Gedanke. Ebenso vielfältig war der Zeitpunkt der Kontaktaufnahme: Manche der Betroffenen meldeten sich direkt nach dem ersten positiven Schwangerschaftstest, andere wiederum erst nachdem sie sich schon einige Zeit mit der neuen Situation auseinandergesetzt hatten. Manche hatten sogar schon eine Beratung durch eine andere Stelle hinter sich.

Trotz dieser Vielfältigkeit haben die betroffenen Frauen eines gemeinsam: Sie stehen vor mehr oder weniger schweren Problemen und Herausforderungen, die ohne die Schwangerschaft nicht existieren würden oder die durch die Schwangerschaft verschärft wurden. Sie sind also in einer durch die Schwangerschaft bedingten Konfliktlage. Infolgedessen wurden bei der vorliegenden Untersuchung alle Fälle unabhängig von der Schwere der Konfliktlage berücksichtigt. Außerdem ist bei den Hilfesuchenden ein gewisses Maß an Konfliktschwere anzunehmen, da ohne diesen Konfliktdruck die Wahrscheinlichkeit einer Kontaktaufnahme mit einer explizit als Schwangerschaftskonfliktberatung betitelten Stelle als eher gering einzustufen ist.

Fazit

Die folgende retrospektive Untersuchung über die Gründe des Schwangerschaftskonflikts weist aufgrund ihrer Datengrundlage und Herangehensweise einige entscheidende Vorteile auf, hat aber auch Schwachstellen und Grenzen in ihrer Aussagekraft. Es handelt sich vor allem um eine deskriptive Statistik, da Kausalzusammenhänge retrospektiv nur sehr eingeschränkt definitiv ermittelt werden können.[9] Die Ergebnisse sind also in erster Linie als Hypothesen generierend und nicht als Hypothesen beweisend zu betrachten, können aber durch den Vergleich mit anderen Untersuchungen an Aussagekraft gewinnen. Auch versucht die vorliegende Arbeit anhand der zugrundeliegenden Gedächtnisprotokolle ein standardisiertes System zu etablieren, das die Individualität der Konfliktfälle berücksichtigt und dennoch die Konfliktgründe statistisch erfassbar macht. Dieses standardisierte Erfassungssystem kann als Grundlage für weitere Untersuchungen – auch mit prospektivem Ansatz – verwendet werden, um zu mehr Klarheit hinsichtlich der Konfliktgründe des Schwangerschaftskonflikts beizutragen.

10.3 Erfassungs- und Auswertungsmethodik

Um eine statistische Auswertung der Schwangerschaftskonfliktprotokolle zu ermöglichen, musste eine gründliche Lektüre der Protokolle erfolgen, und ihre Inhalte mussten numerisch erfasst werden. Dazu wurde eine Tabelle entwickelt, welche die verschiedenen Gründe des Schwangerschaftskonflikts und weitere Inhalte der vorliegenden Beratungsprotokolle nach einheitlichen und somit vergleichbaren Kriterien erfasst. Die Entwicklung dieser Erfassungstabelle stellte einen zeitaufwändigen und herausfordernden Prozess dar: Es zeigte sich schnell, dass das anfangs etablierte Grundgerüst[10] einer Erfassungstabelle den in den Beratungsprotokollen beschriebenen, oftmals sehr individuellen Konfliktsituationen nicht gerecht werden würde und für eine detaillierte Analyse der Konfliktgründe und anderer Inhalte eine umfangreichere Erfassungstabelle benötigt werden würde. Und so wurde die bestehende Erfassungstabelle sowie eine dazugehörige Legende, welche die Kriterien für die jeweiligen Kategorien der Tabelle festlegt, in einem Lernprozess beim Durcharbeiten von ca. 1.000 Protokollen beständig erweitert und ergänzt, bis sich ein zufriedenstellendes Ergebnis für eine angemessene Erfassung etabliert hatte. Bei der Festlegung der Erfassungskriterien gab es aufgrund der Individualität der Fälle zahlreiche Herausforderungen; an dieser Stelle soll beispielhaft eine Schwierigkeit genannt werden: Das Kriterium „zu jung" ist sehr subjektiv und deswegen schwer zu standardisieren. So kann sich eine 26-jährige Frau, obgleich biologisch gesehen

---

[9] Vgl. Sessler/Imrey (2015), S. 1050.

[10] Als Ausgangspunkt für dieses Grundgerüst wurden die Konfliktkategorien herangezogen, die im *Pro Femina* Jahresbericht 2015 als Ursachen des Schwangerschaftskonflikts verwendet wurden, vgl. Pro Femina (2015), S. 15–24.

im besten Alter, zu jung für eine Schwangerschaft fühlen, wohingegen eine 16-jährige Schülerin sich durchaus dafür bereit fühlen kann, Mutter zu werden. Um Vergleichbarkeit für derartig individuelle Schwangerschaftskonfliktfälle herzustellen, mussten für die jeweiligen Kategorien klare Definitionen geschaffen werden. Diese Erfassungsregeln sowie eine detaillierte Diskussion und Erläuterung einzelner schwieriger Aspekte bei dem Versuch, eine standardisierte Erfassung zu etablieren, finden sich als Legende zur Erfassungstabelle im elektronischen Zusatzmaterial.

Nach Abschluss des beschriebenen Entwicklungsprozesses mussten die bereits erfassten 1.000 Protokolle nochmals durchgearbeitet werden, um den abschließenden Kriterien der Erfassung zu genügen. In der finalen Erfassungstabelle hatten sich die folgenden 17 Hauptkategorien, teilweise mit zahlreichen Subkategorien, etabliert:

- Die Hauptkategorien 1 bis 8 und ihre jeweiligen Subkategorien erfassen die verschiedenen Gründe für den Schwangerschaftskonflikt. Sie stellen somit neben der Hauptkategorie 9, die mit ihren Subkategorien die Hauptgründe des oft vielschichtigen Konflikts dokumentiert, den Kernpunkt der Untersuchung dar. In der Erfassungstabelle sind diese Hauptkategorien und ihre jeweiligen Subkategorien durch verschiedene Farben gekennzeichnet. In den Diagrammen und Grafiken der folgenden Kapitel wird diese Farbgebung zur besseren Übersicht ebenfalls aufgegriffen. Alle weiteren Hauptkategorien sammeln mit ihren jeweiligen Subkategorien zusätzliche in den Beratungsprotokollen enthaltene Informationen in Bezug auf die Situation um den Schwangerschaftskonflikt und die Beratung. Allerdings sind diese Inhalte als Nebenaspekte der Untersuchung zu betrachten. In der Erfassungstabelle und in den Darstellungen späterer Kapitel sind diese durch verschiedene Grüntöne gekennzeichnet.
- Hauptkategorie 10 ermöglicht eine Differenzierung zwischen Kontaktaufnahmen vor und nach der 12. Schwangerschaftswoche, was aufgrund der gesetzlichen Regelungen zum Schwangerschaftsabbruch von Bedeutung ist.[11]
- Hauptkategorie 11 und ihre Subkategorien erfassen das Vorliegen von etwaigen vorausgegangenen Schwangerschaftskonfliktberatungen und ihre subjektive Bewertung durch die Schwangere.

---

[11] Die Differenzierung der Schwangerschaftswoche zwischen post menstruationem und post conceptionem ist in den zugrundeliegenden Protokollen nicht scharf getrennt. Siehe die Ausführungen dazu in der Legende zur Erfassungstabelle im elektronischen Zusatzmaterial S. 22.

- Hauptkategorie 12 und ihre Subkategorien erfassen etwaige vorherige Schwangerschaftsabbrüche der Schwangeren und deren subjektive Folgen für die Betroffene.
- Hauptkategorie 13 erfasst die (mutmaßliche) Entscheidung der Schwangeren für oder gegen das Kind im aktuellen Schwangerschaftskonflikt.
- Hauptkategorie 14 und ihre Subkategorien erfassen Ressourcen, welche die Schwangeren zum Austragen der Schwangerschaft ermutigt haben.
- Hauptkategorie 15 erfasst das Alter der Schwangeren, sofern dieses angegeben ist.
- Hauptkategorie 16 erfasst, wer die hilfesuchende Person war, da nicht nur die Schwangere selbst, sondern auch die Kindesväter, Freunde, Familienangehörige und andere das Beratungsangebot in Anspruch nehmen.
- Hauptkategorie 17 erfasst, ob die hilfesuchende Person telefonisch oder über das Internet Kontakt mit der Beratungsstelle aufgenommen hat.

Tabelle 10.1 stellt einen Auszug der Erfassungstabelle mit allen Haupt- und Subkategorien dar, wobei die Daten der Beratungsprotokolle hier aus Datenschutzgründen durch beispielhafte Inhalte ersetzt wurden. Die Darstellung der Tabelle erfolgt außerdem aus Platzgründen in drei Teilabschnitten untereinander.

Nach Abschluss der Lektüre der 1.846 Protokolle und der parallelen Erfassung ihrer Inhalte mithilfe der Erfassungstabelle wurde ein Katalog mit Fragestellungen an die statistische Auswertung in Bezug auf die nunmehr numerisch erfassten Aspekte entwickelt. Anhand dieses Fragenkatalogs wurde die Erfassungstabelle deskriptiv und auf mögliche Zusammenhänge durch die Abteilung für Medizinische Statistik, Biomathematik und Informationsverarbeitung der Medizinischen Fakultät Mannheim der Universität Heidelberg mit SAS Version 9.4 ausgewertet, wobei die Häufigkeiten in relativen und absoluten Zahlen dargestellt wurden und zur Auswertung signifikanter Gruppenunterschiede der Chi^2-Test/Fishers exakter Test verwendet wurde. Das Signifikanzniveau wurde auf 0,05 festgelegt. Die relevanten Ergebnisse dieser Auswertung sind in den folgenden Kapiteln dargestellt.

Tabelle 10.1 Beispielhafte Darstellung der Erfassungstabelle (zur Definition der einzelnen Kategorien sowie der Bedeutung von Leerfeldern und Ziffern in verschiedenen Kategorien siehe „Legende zur Erfassungstabelle" im elektronischen Zusatzmaterial).

Jahr		2012	2012	2012	2012	2012	2012	...	2018
Nummer		1.	2.	3.	4.	5.	6.	...	1846.
1. Partnerschaftsprobleme	1.1 Kindesvater will das Kind nicht	1	0	1	0		0	...	0
	1.2 Kindesvater will, Schwangere nicht	0	0	0	0		0	...	0
	1.3 Streit/instabile Beziehung	1	0	1	0		0	...	1
	1.4 Affäre/Seitensprung	0	0	0	0		0	...	0
	1.5 Keine Beziehung zum Kindesvater	0	0	0	0		0	...	0
2. Biografische Gründe	2.1 Zu alt	0	0	0	0		0	...	0
	2.2 Zu jung	0	0	0	0		1	...	0
	2.3 Selbstverwirklichung	0	0	0	1		0	...	0
	2.4 Arbeit	0	0	0	1		0	...	0
	2.5 Ausbildung	0	1	0	0		0	...	1
	2.6 Schule	0	0	0	0		1	...	0
3. Überforderung	3.1 Bereits Kinder	0	3	1	3		0	...	0
	3.2 Alleinerziehung	0	0	0	0		0	...	0
	3.3 Andere Belastung	1	0	0	0		0	...	1
4. Äußerer Druck	4.1 Druck durch Familie	1	0	0	0		0	...	0
	4.2 Druck durch Umfeld	0	0	0	0		1	...	1
	4.3 Religiöse Gründe	3	0	0	0		0	...	0

(Fortsetzung)

Tabelle 10.1   (Fortsetzung)

Jahr	2012	2012	2012	2012	2012	2012	...	2018
Nummer	1.	2.	3.	4.	5.	6.	...	1846.
5. Materielle Sorgen								
5.1 Verschiedene finanzielle Probleme	0	0	0	0		0		0
5.2 Geringes Einkommen	0	0	1	0		0		1
5.3 Arbeitslos	0	0	0	0		0		0
5.4 Schulden	0	0	0	0		0		0
5.5 Wohnungsproblem	1	0	0	0		0		0
6. Med. Gründe Schwangere								
6.1 Psychische Erkrankung	0	0	1	1		0		0
6.2 Physische Erkrankung	0	0	0	0		0		0
6.3 Angst wg. Erfahrungen/Komplikationen	0	0	0	0		0		0
6.4 Mehrlinge	0	0	0	0		0		0
7. Med. Gründe Kind								
7.1 Vermutete Krankheit	0	0	0	0		0		1
7.2 Diagnostizierte Krankheit	0	0	0	0		0		0
8. Vergewaltigung	0	0	0	0		0		0
9. Hauptgründe								
9.1 Hauptgrund nach Hauptkategorien	1	2.	1.	6.	1	2.		9.
9.2 Hauptgrund nach Subkategorien		2.5		6.1		2.2		
10. Schwangerschaftskonflikt vor oder nach der 12. SSW	1	1	1	1	1	2		1
11. Vorherige Beratung								
11.1 Zuvor bereits Konfliktberatung?	0	0	0	0	0	0		1
11.2 Subjektive Wertung der Beratung								2
12. Vorheriger Abbruch								
12.1 Zuvor bereits Abbruch?	0	0	0	1	0	0		0
12.2 Folgen				1				
13. Entscheidung		4		1		1		3

(Fortsetzung)

Tabelle 10.1 (Fortsetzung)

Jahr	2012	2012	2012	2012	2012	2012	…	2018
Nummer	1.	2.	3.	4.	5.	6.	…	1846.
14. Ressourcen, die das Austragen des Kindes begünstigen								
14.1 Ermutigung	1			1		1	…	1
14.2 Verschiedene Hilfsangebote				0		1	…	0
14.3 Vermittlung sozialer Kontakte				0		1	…	0
14.4 Rechtliche Unterstützung				0		0	…	0
14.5 Beratung im Umgang mit Kindesvater				0		0	…	1
14.6 Medizinische Zweitmeinung				0		0	…	1
14.7 Toxikologische Beratung				0		0	…	1
14.8 Möglichkeit von Adoption/Pflegeeltern				0		0	…	0
14.9 Möglichkeit eines Mutter-Kind-Hauses				0		0	…	0
14.10 Unterstützung durch das Umfeld				0		1	…	0
14.11 Positive Entwicklung der Umstände				0		0	…	0
14.12 Schwangere will ihr Kind nicht abtöten				0		1	…	0
14.13 Folgen/Erfahrungen von Abbrüchen				1		1	…	0
14.14 Ausschlaggebende positive Argumente				0		0	…	0
15. Alter Schwangere	22			36	4	14	…	17
16. Hilfesuchende Person	2	1	1	1	1	1	…	1
17. Beratungsformat	1	1	1	1	1	1	…	2

Grundlegende Zahlen der Untersuchung

11

Bevor die wesentlichen Ergebnisse der Untersuchung präsentiert werden, sollen in diesem Kapitel die grundlegenden Zahlen der Untersuchung dargestellt werden.

Insgesamt wurden 1.846 Protokolle aus den Jahren 2012 bis 2018 erfasst.[1] In 90 % der Fälle wurden Gründe für den Schwangerschaftskonflikt genannt, in 10 % der Fälle lagen keine Angaben dazu vor. Dies ist insofern wichtig, als sich die Ergebnisse über die Konfliktgründe in den nachfolgenden Kapiteln 12 und 13 auf die 1.668 Fälle beziehen, bei denen Gründe für den Schwangerschaftskonflikt genannt wurden. In 92 % der Fälle handelte es sich um eine Konfliktsituation vor der 12. Schwangerschaftswoche, 8 % der Beratungen fanden nach der 12. Schwangerschaftswoche statt. Eine Altersangabe der Schwangeren lag in 43 % der Fälle vor, dabei betrug das Durchschnittsalter 24,6 Jahre und die Altersspanne lag zwischen 13 und 48 Jahren. 35 % der Schwangeren, bei denen Angaben zu ihren Umständen vorlagen, hatten bereits Kinder. 90 % der Beratungsfälle entfielen auf die Telefonberatung, bei 10 % der Fälle handelte sich es um Onlineberatung. Die Verteilungen dieser Daten auf die einzelnen Jahre ist Tabelle 11.1 zu entnehmen.

---

[1] Aus organisatorischen Gründen konnten für das Jahr 2018 nicht alle Protokolle übermittelt werden und somit ist der Jahrgang 2018 in der Untersuchung nicht vollständig abgebildet.

Ergänzende Information Die elektronische Version dieses Kapitels enthält Zusatzmaterial, auf das über folgenden Link zugegriffen werden kann https://doi.org/10.1007/978-3-658-42777-1_11.

Tabelle 11.1 Verschiedene grundlegende Zahlen der Untersuchung.

	Insgesamt	2012	2013	2014	2015	2016	2017	2018
Anzahl Protokolle	1846	123	268	305	301	383	321	145
Konfliktgründe genannt	90%	87%	89%	90%	92%	85%	94%	97%
SSK vor 12.SSW	92%	90%	93%	93%	93%	93%	92%	88%
SSK nach 12.SSW	8%	10%	7%	7%	7%	7%	8%	12%
Altersangabe vorhanden	43%	31%	46%	42%	39%	41%	48%	52%
Durchschnittsalter	24,6	22,1	24,9	23,5	23,9	26,3	25,2	23,6
Altersspanne	13-48	13-41	13-42	13-42	13-44	14-46	14-48	13-47
Altersmedian	23	21	23	22	22	24	24	22
Standartabweichung Alter	7,5	7,5	7,6	6,6	7,5	7,8	7,5	7,7
Bereits Kinder	35%	26%	34%	37%	34%	39%	39%	28%
Telefonberatung	90%	97%	92%	96%	97%	91%	68%	92%
Onlineberatung	10%	3%	8%	4%	3%	9%	32%	8%

In den 1.668 Fällen, in denen Gründe für den Schwangerschaftskonflikt genannt wurden, variierte die Anzahl der genannten Gründe zwischen einem Grund und zwölf verschiedenen, spezifischen Gründen. Die Verteilung der Anzahl der genannten Gründe für den Gesamtzeitraum sowie für die einzelnen Jahre ist in Tabelle 11.2 dargestellt.

Die hilfesuchenden Personen waren zumeist die betroffenen Frauen selbst, jedoch nicht ausschließlich. In 1 % der Fälle war unklar, wer die hilfesuchende Person war. In 99 % der Fälle konnten die Hilfesuchenden einer Personengruppe zugeordnet werden. Davon waren 72 % der Hilfesuchenden die Schwangere selbst, in 28 % der Fälle nahmen andere Personen Kontakt mit der Beratungsstelle auf. Die Verteilung der verschiedenen Gruppen hilfesuchender Personen ist Tabelle 11.3 zu entnehmen.

Tabelle 11.2 Verteilung der Anzahl genannter Konfliktgründe, Angaben in Prozent.

Anzahl genannter Gründe	Insgesamt	2012	2013	2014	2015	2016	2017	2018
1	20,0	26,2	20,5	20,3	17,0	18,1	21,5	20,6
2	23,7	24,3	25,1	24,3	23,6	23,9	22,4	22,7
3	20,0	18,7	19,7	19,6	22,8	19,9	19,8	17,0
4	13,8	16,8	10,9	15,2	12,3	15,0	12,5	17,0
5	9,7	6,5	13,8	9,8	9,8	8,6	8,6	9,9
6	6,7	3,7	6,3	4,7	9,4	6,1	7,6	7,8
7	3,4	0,9	1,3	3,7	2,9	4,9	4,6	4,3
8	1,7	1,9	0,4	2,5	1,6	2,2	1,2	0,7
9	0,7	0,9	1,7	0,4	0,0	1,2	0,7	0,0
10	0,2	0,0	0,4	0,0	0,4	0,0	0,3	0,0
11	0,0	0,0	0,0	0,0	0,0	0,0	0,0	0,0
12	0,1	0,0	0,0	0,0	0,4	0,0	0,0	0,0

Tabelle 11.3 Verteilung der Hilfesuchenden, Angaben in Prozent.

	Insgesamt	2012	2013	2014	2015	2016	2017	2018
Schwangere	71,8	50,4	71,9	73,0	72,0	71,7	78,9	71,5
Kindesvater	12,8	20,7	14,1	11,0	11,7	13,9	10,4	12,5
Bekannter	4,2	7,4	3,0	4,3	3,3	3,7	4,1	6,3
Freundin	3,7	9,1	4,9	2,7	3,0	3,5	2,8	3,5
Verwandter	1,9	0,8	2,3	1,7	2,7	2,1	1,3	1,4
Schwangere + Kindesvater	1,4	1,7	0,4	2,7	1,7	1,1	1,3	1,4
Mutter der Schwangeren	1,2	3,3	0,4	1,3	1,7	1,1	0,3	1,4
Andere Beratungsstelle	1,0	4,1	1,1	0,7	0,7	1,3	0,3	0,7
Verschiedene	0,9	0,0	0,0	1,0	2,3	1,1	0,3	1,4
Partner der Schwangeren	0,7	1,7	1,5	1,0	0,7	0,3	0,0	0,0
Mutter des Kindesvaters	0,3	0,0	0,4	0,3	0,3	0,3	0,3	0,0
Vater der Schwangeren	0,1	0,8	0,0	0,3	0,0	0,0	0,0	0,0
Vater des Kindesvaters	0,0	0,0	0,0	0,0	0,0	0,0	0,0	0,0

Auch die Entscheidung für oder gegen das Kind wurde, sofern Angaben dazu vorlagen, erfasst. Dies war in 73 % aller erfassten Konfliktfälle der Fall. Davon entschieden sich 23 % definitiv für ein Austragen der Schwangerschaft, 45 % trafen keine feste Entscheidung und wollten die Möglichkeiten nochmals überdenken, 4 % ließen sicher einen Abbruch durchführen und bei 28 % lag diesbezüglich keine endgültig gesicherte Information vor, jedoch ist aufgrund der Inhalte des Beratungsprotokolls von einem Abbruch auszugehen.[2] Die Verteilungen sind in Abbildung 11.1 dargestellt.

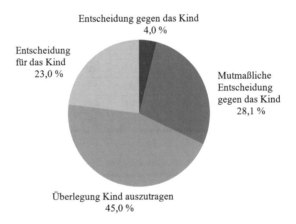

Abbildung 11.1 Verteilung der Entscheidungen für oder gegen das Kind bei Vorliegen von Angaben nach Beratung, n = 1.350.

---

[2] Dass die Zahlen zu einem Großteil keine endgültigen Informationen über die Entscheidung der Schwangeren beinhalten, liegt in dem Beratungsformat der Beratungsstelle begründet, bei dem meist eine punktuelle Beratung der Schwangeren stattfindet, aber keine längere Begleitung. Weitere Ausführungen dazu siehe Abschnitt 10.2 und im elektronischen Zusatzmaterial S. 2–3 (Id).

Quantitative Analyse der Schwangerschaftskonfliktgründe (alle Gründe)

12

In diesem Kapitel werden die von den Hilfesuchenden genannten Gründe für den Schwangerschaftskonflikt der Frau dargestellt. Ein Schwangerschaftskonflikt kann durch viele verschiedene Gründe bedingt sein, weswegen in den meisten Konfliktfällen mehr als ein Grund genannt und dementsprechend erfasst wurde: So gaben 80 % der Hilfesuchenden zwei oder mehr Konfliktgründe an; in einem Fall wurden sogar zwölf verschiedene Konfliktgründe genannt.[1] Dabei ist zu bedenken, dass aus der Perspektive der Schwangeren manche Gründe schwerer wiegen als andere, das heißt, die verschiedenen Gründe haben eine gewisse Wertigkeit. So kann es beispielsweise sein, dass eine zu kleine Wohnung für eine Schwangere zwar ein Konfliktgrund ist, dies jedoch ein kleineres Hindernis für das Austragen der Schwangerschaft darstellt als der ebenfalls vorhandene Konfliktgrund, dass der Partner sie zu einem Schwangerschaftsabbruch drängt. In Kapitel 13 wird auf die Wertigkeit der Konfliktgründe eingegangen, indem dort eine differenzierte Betrachtung nach Hauptkonfliktgründen durchgeführt wird. Im vorliegenden Kapitel werden die Gründe für den Schwangerschaftskonflikt jedoch ohne Beachtung der Gewichtigkeit des jeweiligen Grundes dargestellt, das heißt, Mehrfachnennungen sind möglich und jeder genannte Konfliktgrund

---

[1] Siehe dazu auch Tabelle 11.2. Die gesonderte Auswertung für die Gruppe der Schwangeren verhält sich identisch: Auch hier gaben 80 % zwei oder mehr Konfliktgründe an.

Ergänzende Information Die elektronische Version dieses Kapitels enthält Zusatzmaterial, auf das über folgenden Link zugegriffen werden kann https://doi.org/10.1007/978-3-658-42777-1_12.

zählt gleichermaßen. In diesem Sinne ist es also als eine quantitative Analyse der Schwangerschaftskonfliktgründe zu verstehen.[2]

In den folgenden Abschnitten werden zunächst die Gründe für den Schwangerschaftskonflikt nach Hauptkategorien betrachtet, danach folgt eine Darstellung der Konfliktgründe nach Subkategorien.[3] Wie oben ausgeführt ist dabei zu beachten, dass aufgrund des quantitativen Charakters hierbei im Gegensatz zum nachfolgenden Kapitel 13 Mehrfachnennungen möglich sind.

12.1   Gründe für den Schwangerschaftskonflikt nach Hauptkategorien

Die Betrachtung der Konfliktgründe nach Hauptkategorien wird im Folgenden einerseits als Gesamtauswertung des Beobachtungszeitraums dargestellt, andererseits als Einzelauswertung der jeweiligen Jahre. Außerdem werden die Ergebnisse jeweils als gemeinsame Auswertung aller Gruppen hilfesuchender Personen und als gesonderte Auswertung für die Gruppe der Schwangeren und die Gruppe der Kindesväter dargestellt.[4]

Häufigkeitsverteilungen in der Gesamtauswertung des Beobachtungszeitraums
Betrachtet man die Häufigkeiten der Konfliktgründe nach Hauptkategorien als Gesamtauswertung des Beobachtungszeitraums für alle Gruppen gemeinsam, ergibt sich die in Abbildung 12.1 dargestellte Verteilung.

Mit ca. 62 % stellen Partnerschaftsprobleme mit einigem Abstand den meistgenannten Schwangerschaftskonfliktgrund der Hauptkategorien dar. Gefolgt wird dieser von den Hauptkategorien „Überforderung" (49 %) und „Biografische

---

[2] Die Verwendung der Begriffe „qualitativ" und „quantitativ" ist im vorliegenden Kapitel 12 und im folgenden Kapitel 13 von ihrer strengen Wortbedeutung im Bereich der Statistik abzugrenzen: Kapitel 12 bildet die Menge (also die Quantität) aller Konfliktgründe ab, Kapitel 13 betrachtet die Wertigkeit (also die Qualität) der Konfliktgründe, was jedoch nicht mit den statistischen Methoden quantitativer und qualitativer Forschung gleichzusetzen ist.

[3] Die verschiedenen Gründe für den Schwangerschaftskonflikt werden entsprechend gemeinsamer übergeordneter Merkmale verschiedenen Hauptkategorien zugeordnet. Genauere Ausführungen zu den verschiedenen Haupt- und Subkategorien sind in der Legende zur Erfassungstabelle im elektronischen Zusatzmaterial zu finden.

[4] Dabei ist zu beachten, dass unabhängig von der Gruppenzugehörigkeit der hilfesuchenden Person immer nur die Gründe für den Schwangerschaftskonflikt erfasst wurden, die für die Schwangere (mutmaßlich) einen Konfliktgrund darstellen. Siehe dazu die Ausführungen in Abschnitt 10.2 und in der Legende zur Erfassungstabelle im elektronischen Zusatzmaterial S. 2 (Ia).

Gründe" (44 %). Dabei ist zu beachten, dass bei den beiden letztgenannten Ursachen eine erweiterte Abschätzung von möglicherweise aufgrund der Erfassungskriterien nicht erfassten Fällen vorgenommen wurde. Bei diesen erweiterten Abschätzungen, die in den Diagrammen als Prozentzahl in Klammern und als schraffierte Verlängerung der jeweiligen Balken zu erkennen sind, ist zwar von einer Übererfassung auszugehen, jedoch findet man so einen Rahmen, in dem sich die tatsächliche Häufigkeit des Konfliktgrundes bewegen muss. Details zu den Hintergründen dieser erweiterten Abschätzungen werden in der Legende zur Erfassungstabelle im elektronischen Zusatzmaterial besprochen.[5] Äußerer Druck und materielle Sorgen wurden in knapp 30 % der Fälle als Konfliktgrund angegeben. Weniger noch waren medizinische Gründe auf Seiten der Schwangeren (19 %) oder des ungeborenen Kindes (7 %) Ursache für einen Schwangerschaftskonflikt. Schwangerschaftskonflikte aufgrund von Vergewaltigung stellen mit 1 % den seltensten Konfliktgrund dar.

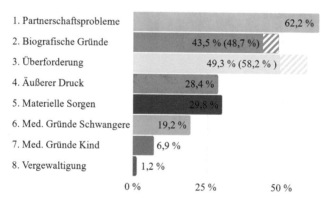

Abbildung 12.1 Konfliktgründe nach Hauptkategorien als Gesamtauswertung des Beobachtungszeitraums, Auswertung aller Gruppen, n = 1.668, Mehrfachnennungen möglich (erweiterte Abschätzungen in Klammern und als schraffierte Flächen, siehe dazu elektronisches Zusatzmaterial S. 8–9, 11).

Die gesonderten Auswertungen für die Gruppe der Schwangeren und die Gruppe der Kindesväter verhalten sich in ihrer Tendenz ähnlich (siehe Abbildung 12.2)[6], wobei in der Gruppe der Schwangeren eine größere Gewichtung

---

[5] Siehe elektronisches Zusatzmaterial S. 8–9, 11.

[6] Dies liegt für die Gruppe der Schwangeren insbesondere darin begründet, dass sie in der gemeinsamen Auswertung aller Gruppen natürlicherweise den größten Anteil ausmacht.

der Hauptkategorie „Überforderung" zu erkennen ist: Insbesondere wenn man die erweiterte Abschätzung in Betracht zieht, liegt sie in etwa gleichauf mit Partnerschaftsproblemen. In der Gruppe der Kindesväter ist dagegen eine deutliche Dominanz der Partnerschaftsprobleme zu erkennen (84 %), Überforderung tritt hier sogar hinter den biografischen Gründen zurück.

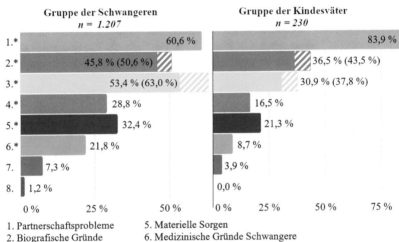

1. Partnerschaftsprobleme   5. Materielle Sorgen
2. Biografische Gründe   6. Medizinische Gründe Schwangere
3. Überforderung   7. Medizinische Gründe Kind
4. Äußerer Druck   8. Vergewaltigung

signifikante Gruppenunterschiede für p < 0,05

Abbildung 12.2 Konfliktgründe nach Hauptkategorien als Gesamtauswertung des Beobachtungszeitraums, Auswertung der Gruppe der Schwangeren / Gruppe der Kindesväter, Mehrfachnennungen möglich (erweiterte Abschätzungen in Klammern und als schraffierte Flächen, siehe dazu elektronisches Zusatzmaterial S. 8–9, 11).

Häufigkeitsverteilungen in der Einzelauswertung der jeweiligen Jahre
Betrachtet man die Häufigkeiten der Konfliktgründe nach Hauptkategorien als Einzelauswertung der jeweiligen Jahre, so ergeben sich die in Tabelle 12.1 dargestellten Verteilungen.[7]

---

[7] Auf eine Darstellung der erweiterten Abschätzungen wurde aus Gründen der Übersichtlichkeit verzichtet. Zudem gibt es aufgrund geringer Fallzahlen in Bezug auf die einzelnen Jahre keine Auflistung der Werte für die Gruppe der Kindesväter.

Tabelle 12.1 Konfliktgründe nach Hauptkategorien als Einzelauswertung der jeweiligen Jahre in Prozent, Auswertung aller Gruppen / Gruppe der Schwangeren, Mehrfachnennungen möglich.

Konfliktgrund nach Hauptkategorie	2012		2013		2014		2015		2016		2017		2018	
	$n=107$	$n=56$	$n=239$	$n=172$	$n=276$	$n=202$	$n=276$	$n=201$	$n=326$	$n=233$	$n=303$	$n=241$	$n=141$	$n=102$
1. Partnerschaftsprobleme	57,9	53,6	56,9	54,7	58,7	58,9	65,2	63,2	64,1	58,4	66,0	66,0	62,4	64,7
2. Biografische Gründe	37,4	30,4	45,2	49,4	40,2	44,1	44,2	45,8	42,0	45,1	45,9	46,5	48,2	52,0
3. Überforderung	38,3	51,8	48,5	50,6	47,5	50,5	48,9	52,2	52,5	59,2	55,8	57,7	42,6	44,1
4. Äußerer Druck	34,6	37,5	33,1	33,1	32,3	34,2	25,0	22,9	27,9	28,8	23,1	23,7	27,0	30,4
5. Materielle Sorgen	29,9	33,9	25,9	31,4	32,6	38,1	33,7	34,3	30,4	32,2	26,2	27,9	29,1	29,4
6. Med. Gründe Schwangere	11,2	14,3	17,2	16,3	19,9	18,8	15,9	18,4	27,9	34,3	17,2	20,8	17,7	21,6
7. Med. Gründe Kind	4,7	3,6	7,5	7,0	9,1	9,4	6,5	7,5	5,2	6,4	6,3	6,6	9,2	8,8
8. Vergewaltigung	0,0	0,0	1,7	0,6	0,4	0,0	1,8	2,5	1,2	1,7	1,0	1,2	2,1	2,0

Die zwei Spalten je Jahr stehen für: alle Gruppen | Gruppe der Schwangeren

Abbildung 12.3 veranschaulicht die Ergebnisse für die gemeinsame Auswertung aller Gruppen hilfesuchender Personen als grafische Darstellung.[8] Trotz vereinzelter Schwankungen unterstreichen die Kurven dieser Grafik die bereits in der Gesamtauswertung des Beobachtungszeitraums erkennbare Häufigkeitsrangfolge der einzelnen Hauptkategorien: Partnerschaftsprobleme führen die Häufigkeiten an, Überforderung und biografische Gründe folgen diesen auf etwas niedrigerem Niveau. Eine weitere Stufe tiefer sind materielle Sorgen und äußerer Druck angesiedelt. Als weitere Abstufungen finden sich medizinische Gründe auf Seiten der Schwangeren, mit einigem Abstand medizinische Gründe beim Ungeborenen und schlussendlich Vergewaltigungen.

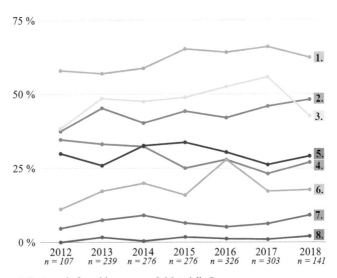

1. Partnerschaftsprobleme   5. Materielle Sorgen
2. Biografische Gründe   6. Medizinische Gründe Schwangere
3. Überforderung   7. Medizinische Gründe Kind
4. Äußerer Druck   8. Vergewaltigung

Abbildung 12.3 Konfliktgründe nach Hauptkategorien als Einzelauswertung der jeweiligen Jahre, Auswertung aller Gruppen, Mehrfachnennungen möglich.

---

[8] Die Werte für die Gruppe der Schwangeren verhalten sich natürlicherweise ähnlich wie die Werte für die Auswertung aller Gruppen, sodass aus Gründen der Übersichtlichkeit auf eine gesonderte grafische Darstellung verzichtet wird.

12.2 Gründe für den Schwangerschaftskonflikt nach Subkategorien

Den soeben aufgeführten Hauptkategorien können – wie im Kapitel eingangs bereits erwähnt – verschiedene spezifische Gründe (Subkategorien) zugeordnet werden, sodass die Untersuchung über die Konfliktursachen in einem differenzierteren Bild dargestellt werden kann. Im Folgenden werden diese Subkategorien genauer betrachtet, wobei sie einerseits als Gesamtauswertung des ganzen Beobachtungszeitraums dargestellt werden, andererseits als Einzelauswertung der jeweiligen Jahre. Außerdem werden die Ergebnisse jeweils als gemeinsame Auswertung aller Gruppen hilfesuchender Personen und als gesonderte Auswertung für die Gruppe der Schwangeren und die Gruppe der Kindesväter dargestellt.[9]

Häufigkeitsverteilungen in der Gesamtauswertung des Beobachtungszeitraums
Betrachtet man die Häufigkeiten der Konfliktgründe nach Subkategorien als Gesamtauswertung des Beobachtungszeitraums für alle Gruppen gemeinsam, ergibt sich die in Abbildung 12.4 dargestellte Verteilung.

Die mit einer Häufigkeit von ca. 30 % herausstechenden Konfliktgründe sind „Kindesvater will das Kind nicht" und „Streit/instabile Beziehung", die beide unter die Hauptkategorie der Partnerschaftskonflikte fallen. In ähnlicher Häufigkeit ist der Konfliktgrund „Andere Belastung" vorzufinden. Dies dürfte im Zusammenhang damit stehen, dass unter diese Subkategorie eine große Vielzahl an Belastungen fallen, die nicht weiter differenziert wurden und teilweise ganz allgemeine Herausforderungen sein können, die sich jeder Frau in einer Schwangerschaft stellen können.[10] Bezieht man die erweiterte Abschätzung mit ein, so

---

[9] Dabei ist zu beachten, dass unabhängig von der Gruppenzugehörigkeit der hilfesuchenden Person immer nur die Gründe für den Schwangerschaftskonflikt erfasst wurden, die für die Schwangere (mutmaßlich) einen Konfliktgrund darstellen. Siehe dazu die Ausführungen in Abschnitt 10.2 und in der Legende zur Erfassungstabelle im elektronischen Zusatzmaterial S. 2 (Ia).

[10] Details dazu sind in der Legende zur Erfassungstabelle zu finden, siehe elektronisches Zusatzmaterial S. 12–13.

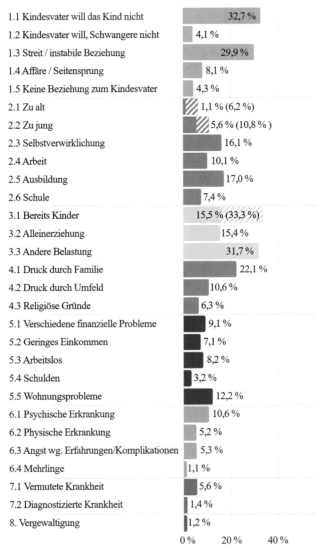

Abbildung 12.4 Konfliktgründe nach Subkategorien als Gesamtauswertung des Beobachtungszeitraums, Auswertung aller Gruppen, n = 1.668, Mehrfachnennungen möglich (erweiterte Abschätzungen in Klammern und als schraffierte Flächen, siehe dazu elektronisches Zusatzmaterial S. 8–9, 11).

ist die Subkategorie „Bereits Kinder" ebenfalls als ein in seiner Häufigkeit herausragender Konfliktgrund zu nennen.[11] Auch die Subkategorien „Druck durch Familie", „Ausbildung", „Selbstverwirklichung" und „Alleinerziehung", die in absteigender Reihenfolge in etwa 20 bis 15 % der Fälle als Konfliktgrund genannt wurden, sind zu erwähnen. Alle anderen Konfliktgründe liegen bei 10 % oder teilweise deutlich darunter. Hierbei soll der Konfliktgrund „Religiöse Gründe" gesondert erwähnt werden: Zwar stellt dieser mit 6 % in seiner Häufigkeit einen prozentual eher kleinen Posten dar, jedoch lohnt sich zur Ursachenfindung eine Differenzierung nach zugrunde liegender Religion: 81 % der religiösen Gründe für einen Schwangerschaftskonflikt wurden mit dem Islam begründet, nur 19 % entfielen auf andere Religionen (siehe Abbildung 12.5).

Abbildung 12.5
Differenzierte Betrachtung des Konfliktgrunds „4.3 Religiöse Gründe", Auswertung aller Gruppen, n = 105, keine Mehrfachnennungen.

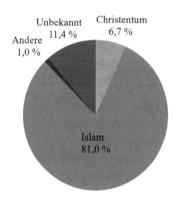

Bei den gesonderten Auswertungen lohnt sich insbesondere ein Blick auf die Gruppe der Kindesväter (siehe Abbildung 12.6): Der Grund, dass der Kindesvater das Kind nicht möchte, ist in seiner prozentualen Häufigkeit im Vergleich zu den anderen Auswertungen deutlich vergrößert (59 %) und auch die Angabe, dass der

---

[11] Zu den Subkategorien „Bereits Kinder", „Zu alt" und „Zu jung" wurden erweiterte Abschätzungen von möglicherweise aufgrund der Erfassungskriterien nicht erfassten Fällen vorgenommen. Diese sind als Prozentzahl in Klammern und als schraffierte Verlängerung der jeweiligen Balken im Diagramm zu erkennen. Details zu den Hintergründen dieser erweiterten Abschätzungen werden in der Legende zur Erfassungstabelle besprochen, siehe elektronisches Zusatzmaterial S. 8–9, 11.

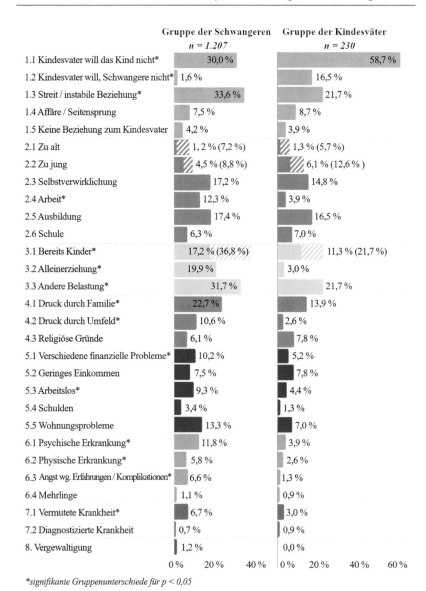

Abbildung 12.6 Konfliktgründe nach Subkategorien als Gesamtauswertung des Beobachtungszeitraums, Auswertung der Gruppe der Schwangeren / Gruppe der Kindesväter, Mehrfachnennungen möglich (erweiterte Abschätzungen in Klammern und als schraffierte Flächen, siehe dazu elektronisches Zusatzmaterial S. 8–9, 11).

Kindesvater das Kind möchte, die Schwangere aber nicht, ist vermehrt dokumentiert (17 %). Die Kontaktaufnahme durch den Kindesvater bei der Beratungsstelle liegt also häufig vor allem darin begründet, dass er das Ungeborene nicht will; in einigen Fällen sucht er aber auch aufgrund des Gegenteils Hilfe, wenn nämlich die Schwangere im Gegensatz zu ihm selbst das Kind ablehnt.

Häufigkeitsverteilungen in der Einzelauswertung der jeweiligen Jahre
Betrachtet man die Häufigkeiten der Konfliktgründe nach Subkategorien als Einzelauswertung der jeweiligen Jahre, so ergeben sich die in Tabelle 12.2 dargestellten Verteilungen.[12]

Abbildung 12.7 veranschaulicht zusätzlich die Ergebnisse für die Auswertung aller Gruppen als grafische Darstellung.[13] Durch die große Anzahl von Subkategorien zeichnet die Grafik ein auf den ersten Blick unübersichtliches und unruhiges Bild. Bei genauerer Betrachtung macht die grafische Darstellung die Abstufungen der Häufigkeiten der einzelnen Subkategorien jedoch sehr gut deutlich. Es ist klar zu erkennen, dass sich die Konfliktgründe „Kindesvater will das Kind nicht", „Streit/instabile Beziehung" und „Andere Belastung" trotz einzelner Schwankungen über die Jahre hinweg auf einem deutlich abgesetzten Niveau im Vergleich zu den anderen Konfliktgründen bewegen. Diese sammeln sich allesamt weiter unterhalb des Konfliktgrunds „Druck durch Familie", welcher wie eine Grenzlinie eine große Lücke zu den drei genannten, führenden Konfliktgründen markiert.

---

[12] Auf eine Darstellung der erweiterten Abschätzungen wurde aus Gründen der Übersichtlichkeit verzichtet. Zudem gibt es aufgrund geringer Fallzahlen in Bezug auf die einzelnen Jahre keine Auflistung der Werte für die Gruppe der Kindesväter.

[13] Die Werte für die Gruppe der Schwangeren verhalten sich natürlicherweise ähnlich wie die Werte für die Auswertung aller Gruppen, sodass aus Gründen der Übersichtlichkeit auf eine gesonderte grafische Darstellung verzichtet wird.

Tabelle 12.2 Konfliktgründe nach Subkategorien als Einzelauswertung der jeweiligen Jahre in Prozent, Auswertung aller Gruppen / Gruppe der Schwangeren, Mehrfachnennungen möglich.

Konfliktgrund nach Subkategorie	2012 alle Gruppen n=107	2012 Gruppe der Schwangeren n=56	2013 alle Gruppen n=239	2013 Gruppe n=172	2014 alle Gruppen n=276	2014 Gruppe n=202	2015 alle Gruppen n=276	2015 Gruppe n=201	2016 alle Gruppen n=326	2016 Gruppe n=233	2017 alle Gruppen n=303	2017 Gruppe n=241	2018 alle Gruppen n=141	2018 Gruppe n=102
1.1 Kindesvater will das Kind nicht	29,0	19,6	31,0	26,7	29,0	27,7	33,7	31,3	34,4	28,3	39,3	39,0	26,2	25,5
1.2 Kindesvater will, Schwangere nicht	6,5	1,8	4,6	2,9	4,0	1,0	3,6	0,0	3,7	1,7	3,6	1,7	5,0	2,9
1.3 Streit/instabile Beziehung	24,3	32,1	25,9	29,1	25,0	28,2	32,6	35,8	31,6	34,8	35,3	38,6	29,8	34,3
1.4 Affäre/Seitensprung	7,5	7,1	7,1	7,6	9,4	7,9	8,0	7,5	7,1	5,2	7,3	7,1	12,1	13,7
1.5 Keine Beziehung zum Kindesvater	4,7	5,4	5,4	5,2	5,4	5,9	4,4	6,0	3,7	2,6	3,0	2,5	3,6	2,9
2.1 Zu alt	0,0	0,0	1,3	1,7	0,7	0,5	1,1	1,5	1,5	1,7	1,0	0,8	1,4	2,0
2.2 Zu jung	8,4	5,4	4,2	2,9	3,6	3,0	8,7	7,0	5,5	5,6	5,0	3,3	5,7	4,9
2.3 Selbstverwirklichung	11,2	3,6	12,6	12,8	13,0	15,4	15,2	15,9	21,2	24,5	16,8	16,6	19,9	23,5
2.4 Arbeit	8,4	12,5	11,7	14,0	9,8	11,4	10,5	13,9	8,9	11,6	10,2	11,6	10,6	11,8
2.5 Ausbildung	14,0	10,7	20,5	21,5	18,5	20,8	15,9	14,4	14,1	14,2	18,5	19,5	15,6	15,7
2.6 Schule	9,4	5,4	7,5	8,1	6,9	6,4	10,5	9,0	4,9	3,4	6,3	4,6	9,2	8,8
3.1 Bereits Kinder	10,3	17,9	15,9	17,4	17,8	18,8	10,5	11,9	15,6	18,0	19,5	19,5	14,9	15,7
3.2 Alleinerziehung	13,1	21,4	15,9	20,9	15,9	20,3	15,9	20,4	15,3	19,7	16,8	20,8	10,6	13,7
3.3 Andere Belastung	26,2	30,4	31,8	30,2	26,8	26,2	33,0	32,8	33,7	36,1	35,3	34,0	29,8	28,4

(Fortsetzung)

Tabelle 12.2 (Fortsetzung)

Konfliktgrund nach Subkategorie	2012 all n=107	2012 Schw. n=56	2013 all n=239	2013 Schw. n=172	2014 all n=276	2014 Schw. n=202	2015 all n=276	2015 Schw. n=201	2016 all n=326	2016 Schw. n=233	2017 all n=303	2017 Schw. n=241	2018 all n=141	2018 Schw. n=102
4.1 Druck durch Familie	21,5	21,4	26,8	26,7	28,3	31,2	20,7	18,9	19,3	20,2	17,5	18,3	22,0	23,5
4.2 Druck durch Umfeld	19,6	25,0	13,4	12,2	9,1	9,4	8,0	7,0	11,7	11,6	8,6	9,1	8,5	10,8
4.3 Religiöse Gründe	5,6	1,8	6,7	7,0	6,9	7,4	7,6	6,5	4,6	5,2	5,6	4,6	7,8	8,8
5.1 Verschiedene finanzielle Probleme	6,5	5,4	5,0	6,4	10,9	12,9	10,5	11,9	10,4	10,3	9,6	10,8	7,1	8,8
5.2 Geringes Einkommen	6,5	7,1	7,1	8,1	9,1	9,9	7,6	7,5	5,5	6,0	5,3	5,4	9,9	10,8
5.3 Arbeitslos	5,6	10,7	10,0	12,2	8,7	11,4	10,5	11,4	9,8	10,3	5,0	4,2	4,3	4,9
5.4 Schulden	4,7	3,6	3,8	5,2	4,7	5,5	3,6	3,5	1,5	1,7	2,3	2,1	3,6	2,9
5.5 Wohnungsproblem	16,8	19,6	8,8	11,1	9,8	11,9	14,5	13,4	12,3	12,9	12,5	14,5	14,2	13,7
6.1 Psychische Erkrankung	6,5	7,1	8,4	7,6	10,9	10,4	8,7	10,0	15,6	18,9	9,6	11,2	10,6	12,8
6.2 Physische Erkrankung	2,8	3,6	5,9	5,8	5,4	4,0	5,4	7,0	8,0	9,4	3,6	4,6	2,1	2,9
6.3 Angst wg. Erfahrungen/Komplikationen	1,9	3,6	2,9	3,5	5,4	6,4	4,7	5,5	7,4	9,0	5,9	7,5	7,1	8,8
6.4 Mehrlinge	0,9	1,8	1,3	1,2	1,1	1,0	0,7	0,0	1,5	1,7	1,0	1,2	0,7	1,0
7.1 Vermutete Krankheit	2,8	3,6	6,7	7,0	7,6	8,9	6,2	7,5	4,6	6,0	5,0	5,8	4,3	5,9
7.2 Diagnostizierte Krankheit	1,9	0,0	0,8	0,0	1,5	0,5	0,7	0,5	0,6	0,4	1,3	0,8	5,0	2,9
8. Vergewaltigung	0,0	0,0	1,7	0,6	0,4	0,0	1,8	2,5	1,2	1,7	1,0	1,2	2,1	2,0

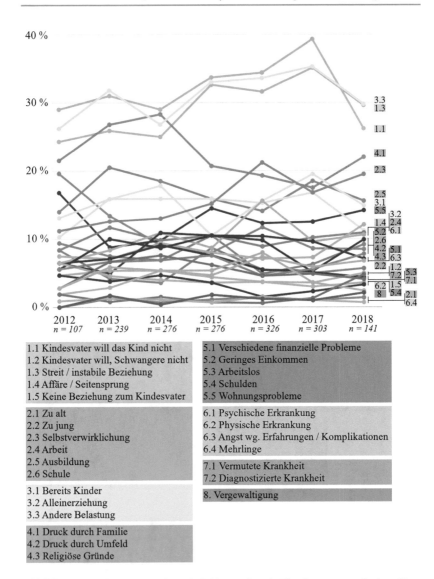

Abbildung 12.7 Konfliktgründe nach Subkategorien als Einzelauswertung der jeweiligen Jahre, Auswertung aller Gruppen, Mehrfachnennungen möglich.

12.3 Fazit der quantitativen Analyse

Betrachtet man allein die Häufigkeiten der genannten Schwangerschaftskonfliktgründe, ohne die unterschiedlichen Wertigkeiten der Konfliktgründe zu berücksichtigen, so stellen Partnerschaftskonflikte den häufigsten Konfliktgrund dar. Differenziert man die Konfliktgründe weiter, so sind „Druck durch den Kindesvater" und „Streit/instabile Beziehung" neben dem unspezifischen Konfliktgrund „Andere Belastung" die prozentual einflussreichsten Konfliktgründe. Darauf deuten sowohl die Gesamtbetrachtungen des Beobachtungszeitraums und die Einzelauswertungen der jeweiligen Jahre wie auch die Auswertungen für alle Gruppen und die gesonderten Auswertungen für die Gruppe der Schwangeren und Gruppe der Kindesväter hin. Unterschiedliche Betrachtungsweisen ändern also nichts an der klaren Tendenz hinsichtlich der Häufigkeitsrangfolge der Konfliktgründe, auch wenn sich dadurch die Größe der Ausprägung dieser Tendenzen teilweise verschiebt.

Qualitative Analyse der Schwangerschaftskonfliktgründe (Hauptgründe)

13

In diesem Kapitel werden die von den Hilfesuchenden genannten Hauptgründe für den Schwangerschaftskonflikt dargestellt, in diesem Sinne ist es also als eine qualitative Analyse der Konfliktgründe zu verstehen.[1] Zwar ist der Schwangerschaftskonflikt meist eine multikausale Situation[2], jedoch kristallisieren sich oftmals Hauptgründe heraus. So lagen in nur 12 % der Fälle keine besonders herausragenden Gründe für die Konfliktsituation vor, beziehungsweise die Hilfesuchenden gaben keine Auskunft über eine Gewichtung der genannten Konfliktgründe. Hingegen gaben 88 % der Hilfesuchenden an, dass ein oder mehrere gleichwertige Hauptgründe für die Konfliktsituation vorlagen. Diese verteilten sich zu 77 % innerhalb von jeweils einer Hauptkategorie. In 23 % waren sie auf verschiedene Hauptkategorien verteilt und konnten somit nicht einer einzigen Hauptkategorie zugeordnet werden. 66 % der Fälle, in denen Hauptgründe angegeben wurden, ließen sich auf jeweils eine einzelne herausstechende Subkategorie der Hauptkategorie herunterbrechen, das heißt, von 1.471 Fällen mit Angabe von

---

[1] Die Verwendung der Begriffe „qualitativ" und „quantitativ" ist im vorliegenden Kapitel 13 und im vorherigen Kapitel 12 von ihrer strengen Wortbedeutung im Bereich der Statistik abzugrenzen: Kapitel 12 bildet die Menge (also die Quantität) aller Konfliktgründe ab, Kapitel 13 betrachtet die Wertigkeit (also die Qualität) der Konfliktgründe, was jedoch nicht mit den statistischen Methoden quantitativer und qualitativer Forschung gleichzusetzen ist.

[2] Siehe Kapitel 12 und Tabelle 11.2.

Ergänzende Information Die elektronische Version dieses Kapitels enthält Zusatzmaterial, auf das über folgenden Link zugegriffen werden kann https://doi.org/10.1007/978-3-658-42777-1_13.

© Der/die Autor(en), exklusiv lizenziert an Springer Fachmedien Wiesbaden GmbH, ein Teil von Springer Nature 2023
F. M. Dienerowitz, *Der Diskurs um § 218 StGB und Ursachen von Abtreibungen*, Medizin, Kultur, Gesellschaft, https://doi.org/10.1007/978-3-658-42777-1_13

Hauptgründen bezogen sich diese in 970 Fällen auf eine einzelne Subkategorie (siehe Abbildung 13.1).[3]

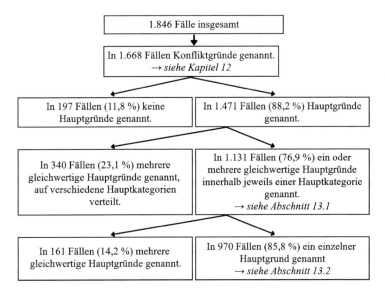

Abbildung 13.1 Verteilung der verschiedenen Angaben zu Hauptgründen des Schwangerschaftskonflikts in Bezug auf die Gesamtheit aller Fälle

In den folgenden Abschnitten wird zunächst die Verteilung der Hauptgründe auf die verschiedenen Hauptkategorien abgebildet (allgemeine Hauptgründe des Schwangerschaftskonflikts). Im Anschluss folgt eine Darstellung, wie sich die Hauptgründe – wenn sie sich weiter spezifizieren ließen – auf die einzelnen Subkategorien verteilten (spezifische Hauptgründe des Schwangerschaftskonflikts). Wie oben ausgeführt ist dabei zu beachten, dass aufgrund des qualitativen Charakters hierbei im Gegensatz zu Kapitel 12 keine Mehrfachnennungen vorkommen.

---

[3] Betrachtet man ausschließlich die Gruppe der Schwangeren unter den Hilfesuchenden, sind die prozentualen Angaben zu Hauptgründen ähnlich: 88 % der hilfesuchenden Schwangeren gaben Hauptgründe an, davon ließen sich 75 % einer Hauptkategorie zuordnen und bei 65 % konnte ein spezifischer Hauptgrund ausgemacht werden.

13.1 Hauptgründe für den Schwangerschaftskonflikt nach Hauptkategorien

Die Betrachtung der Hauptkonfliktgründe nach Hauptkategorien (allgemeine Hauptgründe) wird im Folgenden einerseits als Gesamtauswertung des Beobachtungszeitraums dargestellt, andererseits als Einzelauswertung der jeweiligen Jahre. Außerdem werden die Ergebnisse jeweils als gemeinsame Auswertung aller Gruppen hilfesuchender Personen und als gesonderte Auswertung für die Gruppe der Schwangeren und die Gruppe der Kindesväter dargestellt.[4]

Häufigkeitsverteilung in der Gesamtauswertung des Beobachtungszeitraums
Betrachtet man die Häufigkeiten der Hauptkonfliktgründe nach Hauptkategorien als Gesamtauswertung des Beobachtungszeitraums für alle Gruppen gemeinsam, ergibt sich die in Abbildung 13.2 dargestellte Verteilung.

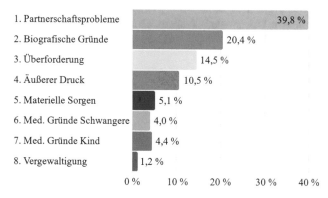

Abbildung 13.2 Hauptkonfliktgründe nach Hauptkategorien als Gesamtauswertung des Beobachtungszeitraums, Auswertung aller Gruppen, n = 1.131, keine Mehrfachnennungen.

---

[4] Dabei ist zu beachten, dass unabhängig von der Gruppenzugehörigkeit der hilfesuchenden Person immer nur die Gründe für den Schwangerschaftskonflikt erfasst wurden, die für die Schwangere (mutmaßlich) einen Konfliktgrund darstellen. Siehe dazu die Ausführungen in Abschnitt 10.2 und in der Legende zur Erfassungstabelle im elektronischen Zusatzmaterial S. 2 (Ia).

Es zeigt sich dabei eine klare Abstufung der allgemeinen Hauptgründe für den Schwangerschaftskonflikt. Mit 40 % führen Partnerschaftsprobleme die Liste der Hauptkonfliktgründe deutlich an. Biografische Gründe sind mit 20 % der zweithäufigste allgemeine Hauptkonfliktgrund, gefolgt von Überforderung mit 15 %. Äußerer Druck macht 11 % aller allgemeinen Hauptkonfliktgründe aus. Materielle Sorgen, medizinische Gründe auf der Seite der Schwangeren oder des Kindes und Vergewaltigung bewegen sich an beziehungsweise unter der 5 %-Marke.

Die in Kapitel 12 noch etwas unscharfen Abgrenzungen in der Häufigkeitsreihenfolge der Konfliktgründe treten durch eine Fokussierung auf den jeweiligen Hauptgrund also wesentlich deutlicher hervor, wobei die Hauptkategorie „Überforderung" im Vergleich zu Kapitel 12 ihren Platz mit „Biografische Gründe" tauscht und „Materielle Sorgen" deutlich hinter „Äußerer Druck" zurücktritt.

Die gesonderte Auswertung für die Gruppe der Schwangeren stellt sich ähnlich dar (siehe Abbildung 13.3).[5] Die Auswertung für die Gruppe der Kindesväter hat ebenfalls die gleichen Tendenzen, jedoch treten hier biografische Gründe etwas mehr hervor (25 %) und „Äußerer Druck" (13 %) findet sich noch vor „Überforderung" (10 %).

---

[5] Dies liegt vor allem darin begründet, dass die Gruppe der Schwangeren in der gemeinsamen Auswertung aller Gruppen natürlicherweise den größten Anteil ausmacht.

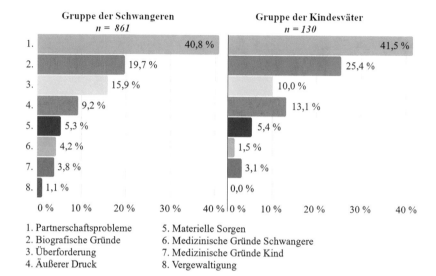

Abbildung 13.3 Hauptkonfliktgründe nach Hauptkategorien als Gesamtauswertung des Beobachtungszeitraums, Auswertung der Gruppe der Schwangeren / Gruppe der Kindesväter, keine Mehrfachnennungen

Häufigkeitsverteilung im Verlauf der jeweiligen Jahre
Betrachtet man die Häufigkeiten der Hauptkonfliktgründe nach Hauptkategorien als Einzelauswertung der jeweiligen Jahre, so ergeben sich die in Tabelle 13.1 dargestellten Verteilungen.[6]

---

[6] Aufgrund geringer Fallzahlen gibt es in Bezug auf die einzelnen Jahre keine Auflistung der Werte für die Gruppe der Kindesväter.

Tabelle 13.1   Hauptkonfliktgründe nach Hauptkategorien als Einzelauswertung der jeweiligen Jahre in Prozent, Auswertung aller Gruppen / Gruppe der Schwangeren, keine Mehrfachnennungen.

| Hauptkonfliktgrund nach Hauptkategorie | alle Gruppen \| Gruppe der Schwangeren | | | | | | | | | | | | |
| | 2012 | | 2013 | | 2014 | | 2015 | | 2016 | | 2017 | | 2018 | |
	n = 80	n = 45	n = 177	n = 129	n = 195	n = 142	n = 180	n = 140	n = 205	n = 162	n = 197	n = 167	n = 97	n = 76
1. Partnerschaftsprobleme	45,0	48,9	33,3	34,9	37,4	38,0	41,1	42,1	42,0	38,9	44,7	48,5	35,1	35,5
2. Biografische Gründe	16,3	15,6	20,9	21,7	20,0	18,3	21,7	19,3	22,9	24,1	16,8	14,4	23,7	25,0
3. Überforderung	7,5	13,3	14,7	16,3	13,3	14,1	12,8	14,3	15,6	16,7	18,8	19,2	14,4	14,5
4. Äußerer Druck	17,5	13,3	11,9	9,3	13,9	12,7	8,9	7,9	6,3	6,8	9,1	7,8	10,3	10,5
5. Materielle Sorgen	8,8	6,7	7,3	9,3	7,2	9,2	5,0	4,3	3,4	2,5	2,5	3,0	3,1	4,0
6. Med. Gründe Schwangere	1,3	0,0	5,1	3,9	3,1	3,6	3,3	4,3	7,3	8,0	3,1	3,0	2,1	2,6
7. Med. Gründe Kind	3,8	2,2	5,1	4,7	4,6	4,2	5,0	5,0	1,0	1,2	4,6	3,6	9,3	6,6
8. Vergewaltigung	0,0	0,0	1,7	0,0	0,5	0,0	2,2	2,9	1,5	1,9	0,5	0,6	2,1	1,3

Abbildung 13.4 veranschaulicht zusätzlich die Ergebnisse für die Auswertung aller Gruppen als grafische Darstellung.[7] Die Kurven der Grafik unterstreichen die Häufigkeitsrangfolge der Gesamtauswertung des Beobachtungszeitraums. Vergleicht man das Ergebnis mit Kapitel 12, so ist zu erkennen, dass sich unter Beachtung einer qualitativen Wertung der Konfliktgründe Partnerschaftsprobleme noch deutlicher absetzen, während die anderen Hauptkategorien in ihren Häufigkeiten weiter nach unten gedrängt werden.

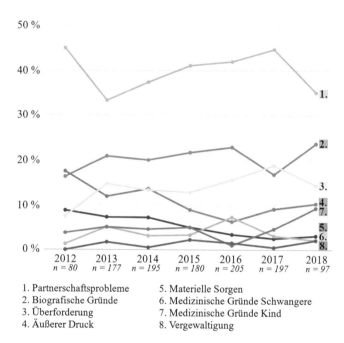

1. Partnerschaftsprobleme
2. Biografische Gründe
3. Überforderung
4. Äußerer Druck
5. Materielle Sorgen
6. Medizinische Gründe Schwangere
7. Medizinische Gründe Kind
8. Vergewaltigung

Abbildung 13.4 Hauptkonfliktgründe nach Hauptkategorien als Einzelauswertung der jeweiligen Jahre, Auswertung aller Gruppen, keine Mehrfachnennungen.

---

[7] Die Werte für die Gruppe der Schwangeren verhalten sich natürlicherweise ähnlich wie die Werte für die Auswertung aller Gruppen, sodass aus Gründen der Übersichtlichkeit auf eine gesonderte grafische Darstellung verzichtet wird.

13.2   Hauptgründe für den Schwangerschaftskonflikt nach Subkategorien

Aus den soeben aufgeführten allgemeinen Hauptgründen konnten – wie im Kapitel eingangs bereits erwähnt – vielfach spezifische Hauptgründe (Subkategorien) ausgemacht werden, sodass die Untersuchung über die Hauptkonfliktursachen in einem noch differenzierteren Bild dargestellt werden kann. Im Folgenden werden diese spezifischen Hauptgründe des Schwangerschaftskonflikts genauer betrachtet, wobei sie einerseits als Gesamtauswertung des Beobachtungszeitraums dargestellt werden, andererseits als Einzelauswertung der jeweiligen Jahre. Außerdem werden die Ergebnisse jeweils als gemeinsame Auswertung aller Gruppen hilfesuchender Personen und als gesonderte Auswertung für die Gruppe der Schwangeren und die Gruppe der Kindesväter dargestellt.[8]

Häufigkeitsverteilung in der Gesamtauswertung des Beobachtungszeitraums
Betrachtet man die Häufigkeiten der Hauptkonfliktgründe nach Subkategorien als Gesamtauswertung des Beobachtungszeitraums, ergibt sich die in Abbildung 13.5 dargestellte Verteilung.

---

[8] Dabei ist zu beachten, dass unabhängig von der Gruppenzugehörigkeit der hilfesuchenden Person immer nur die Gründe für den Schwangerschaftskonflikt erfasst wurden, die für die Schwangere (mutmaßlich) einen Konfliktgrund darstellen. Siehe dazu die Ausführungen in Abschnitt 10.2 und in der Legende zur Erfassungstabelle im elektronischen Zusatzmaterial S. 2 (Ia).

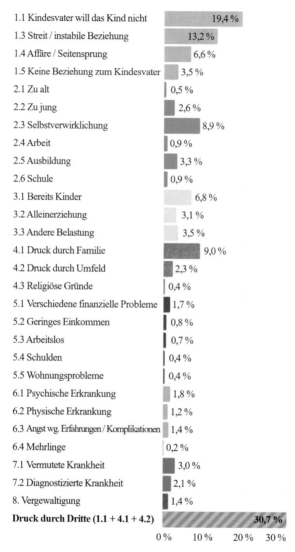

Abbildung 13.5 Hauptkonfliktgründe nach Subkategorien als Gesamtauswertung des Beobachtungszeitraums, Auswertung aller Gruppen, n = 970, keine Mehrfachnennungen.

Hierbei zeigt sich, dass mit knapp 20 % der führende spezifische Hauptgrund für den Schwangerschaftskonflikt die Ablehnung der Schwangerschaft durch den Kindesvater ist. Gefolgt wird dieser von dem Konfliktgrund „Streit/instabile Beziehung" mit 13 % aller Fälle, in denen ein spezifischer Hauptgrund angegeben wurde. Mit jeweils etwa 9 % liegen die Gründe „Druck durch Familie" und „Selbstverwirklichung" an dritter Stelle. Mit Ausnahme der Gründe „Bereits Kinder" und „Affäre/Seitensprung", welche an vierter Position in der Häufigkeitsverteilung der spezifischen Hauptkonfliktgründe rangieren, liegen alle anderen Gründe teilweise deutlich unter der 5 %-Marke. Ähnlich wie bei den Hauptkategorien zeigt die Analyse nach Hauptgründen im Vergleich zu der quantitativen Auswertung von Kapitel 12 klarere Abstufungen und unterstreicht die Dominanz einiger weniger Konfliktgründe.

Die Konfliktgründe „Kindesvater will das Kind nicht", „Druck durch Familie" und „Druck durch Umfeld" haben gemeinsam, dass sie allesamt eine Druck ausübende Beeinflussung Dritter auf die Frau und ihre Schwangerschaft darstellen. Addiert man diese Konfliktgründe zu einer gemeinsamen Gruppe („Druck durch Dritte"), so ergibt sich, dass über 30 % aller spezifischer Hauptgründe für den Schwangerschaftskonflikt durch den Einfluss Dritter auf die Schwangere bedingt sind.

Bei den gesonderten Auswertungen (siehe Abbildung 13.6) fällt auf, dass bei der Gruppe der Schwangeren sogar noch etwas mehr Gewicht auf dem Konfliktgrund „Kindesvater will das Kind nicht" liegt, während sich in der Gruppe der Kindesväter Partnerschaftsprobleme eher gleichmäßig auf die Subkategorien „Kindesvater will das Kind nicht", „Streit/instabile Beziehung" und „Affäre/ Seitensprung" verteilen. Ungeachtet dessen bleibt auch bei den beiden gesonderten Auswertungen der Druck durch Dritte der klar dominierende Hauptgrund für den Schwangerschaftskonflikt.

Häufigkeitsverteilung im Verlauf der jeweiligen Jahre
Betrachtet man die Häufigkeiten der Hauptkonfliktgründe nach Subkategorien als Einzelauswertung der jeweiligen Jahre, so ergeben sich die in Tabelle 13.2 dargestellten Verteilungen.[9]

---

[9] Aufgrund geringer Fallzahlen gibt es in Bezug auf die einzelnen Jahre keine Auflistung der Werte für die Gruppe der Kindesväter.

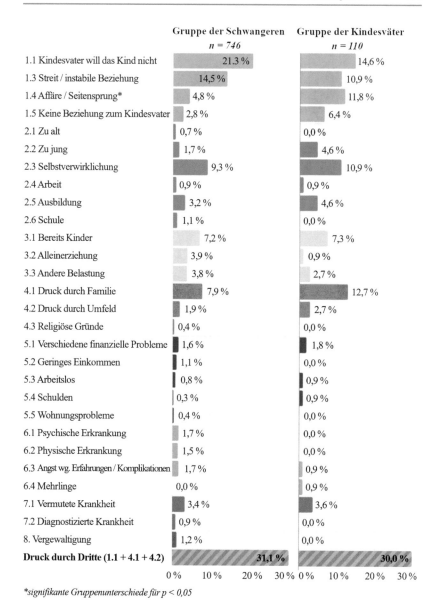

*signifikante Gruppenunterschiede für p < 0,05

Abbildung 13.6 Hauptkonfliktgründe nach Subkategorien als Gesamtauswertung des Beobachtungszeitraums, Auswertung der Gruppe der Schwangeren / Gruppe der Kindesväter, keine Mehrfachnennungen.

Tabelle 13.2 Hauptkonfliktgründe nach Subkategorien als Einzelauswertung der jeweiligen Jahre in Prozent, Auswertung aller Gruppen / Gruppe der Schwangeren, keine Mehrfachnennungen.

Hauptkonfliktgrund nach Subkategorie	2012 n=74	2012 n=43	2013 n=166	2013 n=123	2014 n=175	2014 n=126	2015 n=151	2015 n=118	2016 n=168	2016 n=136	2017 n=161	2017 n=140	2018 n=75	2018 n=60
1.1 Kindesvater will das Kind nicht	16,2	16,3	13,3	13,8	17,7	22,2	21,9	24,6	22,0	22,1	26,7	29,3	13,3	11,7
1.3 Streit/instabile Beziehung	14,9	20,9	13,3	14,6	10,3	9,5	13,9	13,6	11,3	13,2	16,8	17,9	13,3	16,7
1.4 Affäre/Seitensprung	10,8	9,3	4,8	4,9	8,0	4,8	8,0	6,8	6,0	2,2	2,5	2,1	10,7	10,0
1.5 Keine Beziehung zum Kindesvater	5,4	4,7	4,2	3,3	4,0	4,0	1,3	1,7	5,4	3,7	2,5	2,1	1,3	0,0
2.1 Zu alt	0,0	0,0	0,0	0,0	0,0	0,0	0,0	0,0	1,8	2,2	0,6	0,7	1,3	1,7
2.2 Zu jung	6,8	7,0	1,2	0,8	2,3	0,8	4,6	3,4	1,2	0,7	1,2	0,7	4,0	3,3
2.3 Selbstverwirklichung	2,7	2,3	6,6	7,3	7,4	8,7	9,9	7,6	13,1	14,7	9,3	7,9	10,7	13,3
2.4 Arbeit	0,0	0,0	1,8	1,6	1,1	0,8	1,3	1,7	0,6	0,7	0,6	0,7	0,0	0,0
2.5 Ausbildung	6,8	7,0	4,8	6,5	4,6	2,4	2,0	2,5	1,8	1,5	2,5	2,9	1,3	1,7
2.6 Schule	0,0	0,0	3,0	3,3	1,1	1,6	0,0	0,0	0,0	0,0	0,6	0,7	1,3	1,7
3.1 Bereits Kinder	5,4	9,3	6,0	5,7	5,7	6,4	5,3	5,9	9,5	8,8	6,8	7,1	9,3	10,0
3.2 Alleinerziehung	0,0	0,0	5,4	6,5	2,9	4,0	3,3	4,2	2,4	2,9	4,4	5,0	0,0	0,0
3.3 Anderer Belastung	2,7	4,7	4,2	5,7	3,4	2,4	4,0	3,4	3,6	4,4	3,7	3,6	1,3	1,7
4.1 Druck durch Familie	12,2	7,0	9,6	7,3	12,6	13,5	8,0	6,8	5,4	5,9	6,2	5,0	12,0	11,7
4.2 Druck durch Umfeld	6,8	7,0	3,0	2,4	2,9	1,6	1,3	1,7	1,2	0,7	1,2	1,4	1,3	1,7
4.3 Religiöse Gründe	0,0	0,0	0,0	0,0	0,0	0,0	0,0	0,0	0,0	0,0	1,9	1,4	1,3	1,7

alle Gruppen | Gruppe der Schwangeren

(Fortsetzung)

Tabelle 13.2 (Fortsetzung)

Hauptkonfliktgrund nach Subkategorie	alle Gruppen | Gruppe der Schwangeren													
	2012		2013		2014		2015		2016		2017		2018	
	$n=74$	$n=43$	$n=166$	$n=123$	$n=175$	$n=126$	$n=151$	$n=118$	$n=168$	$n=136$	$n=161$	$n=140$	$n=75$	$n=60$
5.1 Verschiedene finanzielle Probleme	0,0	0,0	2,4	2,4	2,9	3,2	0,7	0,9	1,8	0,7	1,9	2,1	0,0	0,0
5.2 Geringes Einkommen	0,0	0,0	1,8	2,4	0,6	0,8	1,3	1,7	1,2	1,5	0,0	0,0	0,0	0,0
5.3 Arbeitslos	0,0	0,0	1,2	1,6	0,6	0,8	1,3	0,9	0,6	0,7	0,6	0,7	0,0	0,0
5.4 Schulden	2,7	0,0	0,6	0,8	0,6	0,8	0,0	0,0	0,0	0,0	0,0	0,0	0,0	0,0
5.5 Wohnungsproblem	1,4	2,3	0,0	0,0	1,1	1,6	0,7	0,0	0,0	0,0	0,0	0,0	0,0	0,0
6.1 Psychische Erkrankung	1,4	0,0	3,0	2,4	0,0	0,0	2,0	2,5	3,0	3,7	1,2	0,7	1,3	1,7
6.2 Physische Erkrankung	0,0	0,0	1,8	1,6	1,1	1,6	0,7	0,9	2,4	2,9	0,6	0,7	1,3	1,7
6.3 Angst wg. Erfahrungen/Komplikationen	0,0	0,0	0,0	0,0	1,7	2,4	0,7	0,9	3,0	2,9	2,5	2,9	1,3	1,7
6.4 Mehrlinge	0,0	0,0	0,6	0,0	0,6	0,0	0,0	0,0	0,0	0,0	0,0	0,0	0,0	0,0
7.1 Vermutete Krankheit	2,7	2,3	4,2	4,9	4,0	5,6	4,6	5,1	0,6	0,7	2,5	2,1	1,3	1,7
7.2 Diagnostizierte Krankheit	1,4	0,0	1,2	0,0	2,3	0,8	0,7	0,0	0,6	0,7	2,5	1,4	9,3	5,0
8. Vergewaltigung	0,0	0,0	1,8	0,0	0,6	0,0	2,7	3,4	1,8	2,2	0,6	0,7	2,7	1,7
Druck durch Dritte (1.1 + 4.1 + 4.2)	35,2	30,3	25,9	23,5	33,2	37,3	31,2	33,1	28,6	28,7	34,1	35,7	26,6	25,1

Abbildung 13.7 veranschaulicht zusätzlich die Ergebnisse für die Auswertung aller Gruppen als grafische Darstellung.[10] Trotz des durch die große Anzahl von Subkategorien unruhigen Bildes macht die Grafik die Dominanz einiger weniger spezifischer Hauptgründe über die Jahre hinweg deutlich: Zu nennen sind insbesondere „Kindesvater will das Kind nicht", „Streit/instabile Beziehung", „Selbstverwirklichung", „Druck durch Familie", „Bereits Kinder" und „Affäre/Seitensprung". Alle anderen Konfliktgründe drängen sich – mehr noch als bei der quantitativen Analyse der Konfliktgründe – im unteren Bereich der Grafik. Imposant setzt sich um die 30 %-Linie der aus verschiedenen Subkategorien summierte Aspekt des Drucks durch Dritte ab.

13.3   Fazit der qualitativen Analyse

Die quantitative Analyse der Schwangerschaftskonfliktgründe in Kapitel 12 zeigte bereits die Tendenz, dass Partnerschaftsprobleme und darunter insbesondere der Druck durch den Kindesvater, einen Schwangerschaftsabbruch durchzuführen, die hervorstechenden Gründe für den Schwangerschaftskonflikt sind. Dies kristallisiert sich durch die obige qualitative Analyse, also die Betrachtungen der Hauptgründe für den Schwangerschaftskonflikt, noch deutlicher heraus. Die etwas unscharfen Abstufungen der verschiedenen Konfliktgründe und ihrer Haupt- und Subkategorien können durch die Betrachtung hinsichtlich ihrer qualitativen Bedeutung für die Schwangere klarer ausgemacht werden. Dabei zeigt sich, dass manche Konfliktgründe in ihrer absolut genannten Häufigkeit anderen zwar überlegen sind, unter Beachtung ihrer qualitativen Gewichtigkeit für die Schwangere in ihrer Häufigkeit jedoch hinter diese zurücktreten oder sogar zahlenmäßig in die Bedeutungslosigkeit abrutschen.[11]

So ergibt sich für die allgemeinen Hauptkonfliktgründe die folgende, in ihrer Häufigkeit absteigende Rangfolge: Partnerschaftsprobleme, biografische Gründe, Überforderung, äußerer Druck, materielle Sorgen, medizinische Gründe auf Kindesseite, medizinische Gründe auf Seite der Schwangeren und Vergewaltigung. Die prozentual bedeutendsten spezifischen Hauptkonfliktgründe stellen sich in absteigender Rangfolge folgendermaßen dar: Kindesvater will das Kind nicht, Streit/instabile Beziehung, Druck durch Familie, Selbstverwirklichung, bereits

---

[10] Die Werte für die Gruppe der Schwangeren verhalten sich natürlicherweise ähnlich wie die Werte für die Auswertung aller Gruppen, sodass aus Gründen der Übersichtlichkeit auf eine gesonderte grafische Darstellung verzichtet wird.

[11] Zu nennen sind hier beispielsweise die Subkategorien „Andere Belastung" und „Wohnungsproblem".

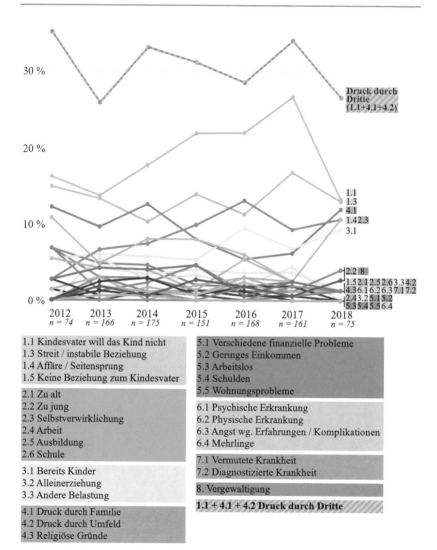

Abbildung 13.7 Hauptkonfliktgründe nach Subkategorien als Einzelauswertung der jeweiligen Jahre, Auswertung aller Gruppen, keine Mehrfachnennungen.

Kinder und Affäre/Seitensprung.[12] Von grundlegender Bedeutung ist der verschiedene Subkategorien umfassende Aspekt des Drucks durch Dritte auf die Schwangere. Dieser stellt in allen Auswertungen den prozentual mit Abstand größten spezifischen Faktor des Schwangerschaftskonflikts dar.

---

[12] Angaben für die gemeinsame Auswertung aller Gruppen, die Reihenfolge in der gesonderten Auswertung für die Gruppe der Schwangeren weicht nur geringfügig ab: So sind dort bei den allgemeinen Hauptkonfliktgründen „Medizinische Gründe Schwangere" minimal vor „Medizinische Gründe Kind" und bei den spezifischen Hauptkonfliktgründen findet sich „Selbstverwirklichung" noch knapp vor „Druck durch Familie".

Nebenaspekte der Untersuchung 14

Die Betrachtung der (Haupt-) Gründe für den Schwangerschaftskonflikt stellt den Kernaspekt der vorliegenden Untersuchung dar. Darüber hinaus konnten jedoch weitere Inhalte den Beratungsprotokollen entnommen werden, die in diesem Kapitel als Nebenaspekte vorgestellt werden sollen. So wurde versucht, die Ressourcen, die einer Schwangeren das Austragen des Kindes ermöglichen können, zu erfassen. Ferner wurde bei bereits stattgehabter Schwangerschaftskonfliktberatung durch eine andere Beratungsstelle die Bewertung dieser Beratung seitens der Schwangeren betrachtet. Auch das Auftreten von (subjektiv) negativen Folgen bei bereits vorangegangenen Schwangerschaftsabbrüchen in der Vorgeschichte der Schwangeren fand in den Protokollen immer wieder Erwähnung, sodass dieses ebenfalls in die statistische Erfassung und Auswertung aufgenommen wurde.

14.1 Ressourcen, die das Austragen des Kindes ermöglichen können

Dieser Abschnitt stellt die Ressourcen und Hilfsmöglichkeiten dar, die den betroffenen Frauen zur Verfügung standen beziehungsweise angeboten wurden und so dazu beitragen konnten, dass sich die Schwangere gegebenenfalls für das Kind entschied. Erfasst wurden diesbezüglich bei Vorliegen von Angaben einerseits die Fälle, in denen sich die Schwangere definitiv für das Kind entschied und andererseits jene, bei denen sich die Schwangere nach der Beratung nochmals

Ergänzende Information Die elektronische Version dieses Kapitels enthält Zusatzmaterial, auf das über folgenden Link zugegriffen werden kann https://doi.org/10.1007/978-3-658-42777-1_14.

F. M. Dienerowitz, *Der Diskurs um § 218 StGB und Ursachen von Abtreibungen*, Medizin, Kultur, Gesellschaft, https://doi.org/10.1007/978-3-658-42777-1_14

überlegen wollte, ob sie nicht vielleicht doch die Möglichkeit für ein Austragen der Schwangerschaft sieht. Entsprechend diesen beiden Gruppen sind
die Häufigkeitsverteilungen der verschiedenen Ressourcen und Hilfsangebote
in Abbildung 14.1 dargestellt. Eine detaillierte Auflistung, was diese Ressourcen und Hilfen beinhalten, findet sich in der Legende zur Erfassungstabelle im
elektronischen Zusatzmaterial.[1]

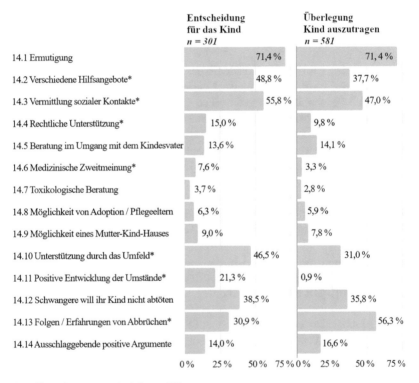

signifikante Gruppenunterschiede für p < 0,05

Abbildung 14.1 Ressourcen, die zu einer möglichen Entscheidung der Schwangeren für
das Kind beitragen konnten, Mehrfachnennungen möglich.

Es zeigt sich trotz gewisser prozentualer Unterschiede der beiden Gruppen,
dass einige Ressourcen und Hilfen in ihrer genannten Häufigkeit dominieren.

---

[1] Siehe elektronisches Zusatzmaterial S. 26–32.

Angeführt wird die Liste von „Ermutigung". Weitere wichtige Ressourcen sind „Vermittlung sozialer Kontakte", „Verschiedene Hilfsangebote", „Unterstützung durch das Umfeld", „Schwangere will ihr Kind nicht abtöten" und „Folgen/Erfahrungen von Abbrüchen". Die positive Entwicklung von Umständen stellte sich bei einer definitiven Entscheidung für das Kind ebenfalls als eine wichtige Ressource heraus.[2] Die vielen anderen Hilfen mögen zwar für den individuellen Fall wichtige Angebote sein und in der absoluten Zahl der Schwangerschaftskonflikte ebenfalls beachtlich sein, jedoch stellen sie im prozentualen Gesamtbild aller Ressourcen einen eher kleinen Anteil dar.

14.2 Bewertung von vorherigen Schwangerschaftskonfliktberatungen

8 % aller hilfesuchenden Schwangeren gaben an, dass sie bereits zuvor eine Schwangerschaftskonfliktberatungsstelle aufgesucht hatten. Die Gründe für den erneuten Kontakt zu einer anderen Beratungsstelle waren vielfältig: Manche benötigten noch weiterführende Informationen für den beabsichtigten Schwangerschaftsabbruch, wie beispielsweise eine Adresse für eine wohnortnahe Abtreibungsmöglichkeit oder Finanzierungsmöglichkeiten für den Abbruch. Andere suchten eine weitere Gesprächsmöglichkeit oder wollten eine Zweitmeinung. Zudem fühlten sich manche an zuvor aufgesuchter Stelle nur unzureichend beraten und in ihren Problemen nicht ernst genommen, sodass sie – auf der Suche nach anderer Hilfe – auf das Beratungsangebot von *VitaL* stießen.

Zwar blieben die Schwangeren in einem Großteil der Fälle, in denen bereits zuvor eine Konfliktberatung stattgefunden hatte, in ihrem Urteil neutral oder es gab keine Angaben bezüglich einer Wertung der vorausgegangenen Beratung (40 %). Ein ebenso großer Anteil war jedoch unzufrieden, weil nur unzureichend Hilfsmöglichkeiten und Alternativen zu einer Abtreibung betrachtet wurden oder der Schein für einen Abbruch gänzlich ohne ein möglicherweise helfendes Gespräch ausgehändigt wurde. Knapp 13 % hingegen ließen erkennen, in erster Beratung nicht die erwünschte Unterstützung und ausreichend Informationen für den angestrebten Schwangerschaftsabbruch erhalten zu haben. Nur 8 %

---

[2] In der anderen Gruppe, in der es die Schwangere lediglich in Betracht zieht, das Kind auszutragen, macht die positive Entwicklung der Umstände einen nur sehr geringen Posten aus, vermutlich weil es sich in diesen Fällen meist um eine Momentaufnahme handelte und die Schwangeren zum Zeitpunkt der Beratung keine positiven Entwicklungen erlebt haben, die sie zum Austragen des Kindes ermutigen würden.

äußerten sich positiv über die vorherige Beratung, unabhängig von der jeweiligen Intention (siehe Abbildung 14.2).[3]

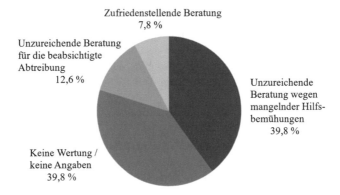

Abbildung 14.2 Subjektive Bewertung von vorausgehenden Konfliktberatungen durch die Schwangere, n = 103, keine Mehrfachnennungen.

14.3 Vorherige Schwangerschaftsabbrüche und ihre Folgen

7 % aller hilfesuchenden Schwangeren gaben an, dass sie in ihrer Vorgeschichte bereits einen Schwangerschaftsabbruch erlebt hatten. 58 % dieser betroffenen Frauen gaben negative Folgen unterschiedlicher Ausprägung und Schweregrades aufgrund jenes vorherigen Abbruchs an: So ließen manche lediglich verlauten, eine Abtreibung nicht noch einmal erleben zu wollen, ohne jedoch die Folgen weiter zu spezifizieren. Andere sprachen von konkreten negativen Konsequenzen in Bezug auf die Lebensumstände, beispielsweise Distanzierung vom Partner

---

[3] Die Zahlen für die gemeinsame Auswertung aller Gruppen hilfesuchender Personen stellen sich ähnlich dar: In 7 % aller erfassten Beratungsprotokolle gaben die Hilfesuchenden an, dass die Schwangere bereits zuvor eine Schwangerschaftskonfliktberatungsstelle aufgesucht hatte (n = 130). 45 % machten keine Angaben, wie die Wertung der Schwangeren bezüglich dieser Beratung war. In 36 % war diese wegen unzureichender Hilfen negativ, 13 % forderten mehr Unterstützung für einen Abbruch. 6 % werteten die vorherige Beratung positiv. Diese leichte Verschiebung der Prozentzahlen im Vergleich zu der isolierten Betrachtung der Gruppe der Schwangeren ist wahrscheinlich darauf zurückzuführen, dass ein hilfesuchender Dritter zwar häufig Kenntnis über eine vorangegangene Beratung hat, jedoch nicht immer über die Wertung der Schwangeren diesbezüglich informiert ist.

bis hin zu Hassgefühlen und Trennung oder Arbeitsunfähigkeit, beispielsweise in erziehenden Berufen, bei denen häufiger Kontakt zu Kindern besteht. Wieder andere sprachen von schweren Trauerphasen bis hin zu manifesten Depressionen und Aufenthalten in psychiatrischen Kliniken. 14 % betonten, den vorherigen Abbruch gut verkraftet zu haben und sich keiner negativen Folgen bewusst zu sein. Knapp 28 % gaben keine Wertung zu dem erlebten Schwangerschaftsabbruch ab, beziehungsweise es lagen keine Angaben zu etwaigen Folgen vor.[4] Die Verteilungen sind in Abbildung 14.3 aufgeführt.

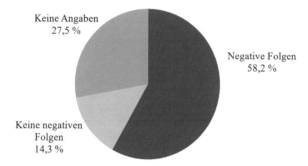

Abbildung 14.3 Folgen von vorausgegangenen Schwangerschaftsabbrüchen, n = 91, keine Mehrfachnennungen.

---

[4] Die Zahlen für die gemeinsame Auswertung aller Gruppen hilfesuchender Personen stellen sich ähnlich dar: In 6 % aller erfassten Beratungsprotokolle gaben die Hilfesuchenden an, dass die Schwangere bereits zuvor einen Schwangerschaftsabbruch hatte (n = 110). Davon erwähnten 54 % negative Folgen für die Schwangere, 14 % verneinten Negativfolgen und 32 % machten keine weiteren Angaben. Diese leichte Verschiebung der Prozentzahlen ist im Vergleich zu der isolierten Betrachtung der Gruppe der Schwangeren wahrscheinlich darauf zurückzuführen, dass ein hilfesuchender Dritter zwar häufig Kenntnis über einen vorangegangenen Schwangerschaftsabbruch hat, jedoch nicht immer über die Folgen für die Betroffenen informiert ist.

Vergleichbare Untersuchungen und Statistiken

15

Um die Aussagen der vorliegenden Untersuchung über die Gründe des Schwangerschaftskonflikts zu erhärten oder gegebenenfalls kritisch zu hinterfragen ist es hilfreich, vergleichbare Untersuchungen und Statistiken heranzuziehen. Derartige Abgleichungen soll Inhalt dieses Kapitels sein.

Um vergleichbare Informationen zu erhalten, wurden schriftliche Anfragen an verschiedene Organisationen, die wichtige Träger des staatlich anerkannten Beratungssystems sind und die den Beratungsschein für einen etwaigen Schwangerschaftsabbruch ausstellen, gerichtet. Es wurde nachgefragt, ob innerhalb der jeweiligen Organisation Untersuchungen zu Ursachen des Schwangerschaftskonflikts durchgeführt wurden oder empirisch erfasste Daten über die Konfliktgründe und ihre Häufigkeiten vorliegen und ob diese zur Verfügung gestellt werden können. Angeschrieben wurden *Pro Familia*, die *Diakonie*, das *Deutsche Rote Kreuz (DRK)*, die *Arbeiterwohlfahrt (AWO)*, *Donum Vitae* und der *Paritätische Wohlfahrtsverband*.

Die zuständigen Stellen dieser verschiedenen Träger von Schwangerschaftskonfliktberatungsstellen meldeten allesamt zurück, dass derartige Untersuchungen organisationsintern bisher nicht durchgeführt wurden. *Pro Familia* und das *Deutsche Rote Kreuz* wiesen jedoch auf eine von der *Bundeszentrale für gesundheitliche Aufklärung (BZgA)* in Auftrag gegebene Studie von 2013 beziehungsweise 2016 hin, die einige Hauptkonfliktursachen betrachtet. *Donum Vitae* wollte sich bemühen, hilfreiche Informationen zu Verfügung zu stellen, eine weitere Rückmeldung blieb jedoch aus. Die *Diakonie* verwies auf die zuständigen Stellen der Bundesländer, denen gemäß dem Schwangerschaftskonfliktgesetz in regelmäßigen Abständen über die Beratungstätigkeit berichtet werden muss.[1] Diese Meldung beinhaltet unter anderem auch Informationen über Konfliktursachen, welche in dem je nach Bundesland unterschiedlich normierten Meldungsformular angekreuzt werden können.

Die verantwortlichen Ministerien aller Bundesländer wurden daraufhin ebenfalls mit der Bitte um Zugriff auf Daten über Gründe des Schwangerschaftskonflikts kontaktiert, sollten derartige Informationen aufgrund der Berichterstattungspflicht der Beratungsstellen vorliegen. Bayern, Berlin, Brandenburg und Schleswig-Holstein konnten Daten in unterschiedlichem Umfang zur Verfügung stellen. Bremen leitete die Anfrage an *Pro Familia* weiter.[2] Rheinland-Pfalz verwies auf die Inhalte einer bundeslandspezifischen Sonderauswertung der bereits erwähnten Studie der Bundeszentrale für gesundheitliche Aufklärung. Hessen gab an, wegen fehlender Erfassung über keine derartigen Auswertungen zu verfügen. Hamburg, Niedersachsen und Sachsen verweigerten eine Auskunft wegen rechtlicher Bedenken.[3] Von allen anderen Bundesländern ging bis zum Abschluss der vorliegenden Arbeit keine inhaltliche Antwort ein.

Des Weiteren wurde versucht, Kontakt mit zwei Organisationen aufzunehmen, die zwar Schwangerschaftskonfliktberatung als eine Kerntätigkeit betrachten, jedoch keine Beratungsscheine ausstellen: Die katholische *Caritas* und die freie Beratungsstelle *Pro Femina*. Die *Caritas* gab trotz mehrfacher schriftlicher Anfrage keine Rückmeldung. Dafür reagierte *Pro Femina* umso ausführlicher: Neben dem Zurverfügungstellen zweier umfangreicher Auswertungen über die

---

[1] Vgl. § 10 SchKG.

[2] Bei einem daraus resultierenden Telefonat am 27. Oktober 2020 mit der Geschäftsführerin des *Pro Familia* Landesverbands Bremen, Monika Börding, wurde betont, dass zum Schutz der Frauen vor Kriminalisierung nur wenig dokumentiert würde und keine schriftlichen Informationen weitergegeben werden könnten, diese dienten nur zur Vorlage bei staatlicher Prüfung. Allerdings seien erfahrungsgemäß die Hauptgründe für den Schwangerschaftskonflikt Schwierigkeiten in der Partnerschaft, finanzielle Nöte und psychische Probleme.

[3] Die Sozialbehörde Hamburg vermeldete, dass aus den Meldungen der Beratungsstellen Hauptgründe wie abgeschlossene Familienplanung und schwierige Partnerschafts- oder Lebensverhältnisse abzulesen seien. Entsprechende Auswertungen könnten aber nicht zur Verfügung gestellt werden – diese seien nur den Ärztinnen und Ärzten zur Schwangerschaftskonfliktberatung vorbehalten. Das Ministerium für Soziales, Gesundheit und Gleichstellung Niedersachsen lehnte das Zurverfügungstellen von Unterlagen mit Hinweis auf die im Bundes- und niedersächsischen Verwaltungsverfahrensgesetz verankerten Geheimhaltungspflichten ab. Auch das Sozialministerium Sachsen betonte, dass eine Weitergabe derartiger Daten an Dritte vom Gesetzgeber nicht vorgesehen sei.

Konfliktgründe von 2015 und 2019 wurde detailliert und offen in einem persönlichen Gespräch die ihren Auswertungen zugrundeliegende Erfassungsmethode dargelegt.

In den folgenden Abschnitten werden die Ergebnisse der soeben beschriebenen Recherchen dargestellt. Dazu wird zunächst die bereits erwähnte Studie der *Bundeszentrale für gesundheitliche Aufklärung* betrachtet. Dann folgt eine Darstellung der Informationen, welche die genannten Bundesländer vereinzelt zur Verfügung stellen konnten. Abschließend werden die Auswertungen von *Pro Femina* vorgestellt.

15.1   Studie der Bundeszentrale für gesundheitliche Aufklärung

Im Auftrag der *Bundeszentrale für gesundheitliche Aufklärung* führte das Sozialwissenschaftliche Frauenforschungsinstitut Freiburg in Kooperation mit dem Institut für Soziologie der Universität Freiburg zwischen 2011 und 2014 eine umfangreiche Studie mit dem Titel: „Frauen leben 3 – Familienplanung im Lebenslauf von Frauen" durch. Dabei wurden die verschiedenen Umstände und Hintergründe gewollter und insbesondere ungewollter Schwangerschaften untersucht, wobei auch einige Hauptgründe für den Schwangerschaftskonflikt Erwähnung fanden. Die Ergebnisse sind in einem Zwischenbericht von 2013 und dem Abschlussbericht von 2016 dokumentiert. Darüber hinaus wurde die Befragung in den Folgejahren auf einzelne Bundesländer ausgeweitet und die Ergebnisse in Sonderauswertungen für einzelne Länder präsentiert. Die verschiedenen Ergebnisse sollen im Folgenden dargestellt und besprochen werden.

Der Zwischenbericht von 2013

In dem Zwischenbericht, der 2013 erste Forschungsergebnisse präsentierte, wird unter anderem über Problemlagen berichtet, in denen sich Frauen befanden, die ihr Kind zwar letztendlich ausgetragen haben, jedoch ein Beratungsangebot während der Schwangerschaft aufgesucht hatten. Diese Problemlagen wurden in ihrer Häufigkeit von unsicheren Partnerschaftssituationen angeführt (41 %). Die anderen Konfliktlagen, wie berufliche und finanzielle Unsicherheit, unzureichende Wohnsituation und eine noch nicht beendete Ausbildung, lagen in etwa bei jeweils 30 % (siehe Abbildung 15.1).[4]

---

[4] Vgl. Helfferich et al. (2013), S. 28.

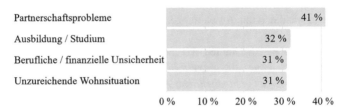

Abbildung 15.1 Problemlagen beim Aufsuchen einer Beratungsstelle nach Daten der BZgA, Mehrfachnennungen möglich (eigene Darstellung).

Der Abschlussbericht von 2016

Der finale Bericht der Studie von 2016 berichtet, wie in Tabelle 15.1 aufgeführt, über die Hauptgründe für die Entscheidung zum Schwangerschaftsabbruch.[5] Es wird deutlich, dass auch hierbei der führende Grund Partnerschaftsprobleme sind und dass dieser Grund auch über die verschiedenen Altersgruppen hinweg ein stabiler Faktor bleibt. Die anderen Gründe für den Abbruch variieren je nach Alter und haben in der Gesamtbetrachtung einen deutlichen Abstand zum Konfliktgrund Partnerschaftsprobleme.[6]

Tabelle 15.1 Hauptgründe für die Entscheidung zum Schwangerschaftsabbruch nach Daten der BZgA in Prozent, Mehrfachnennungen möglich (eigene Darstellung).

	Alter bei Abbruch (in Jahren)			
Hauptgrund für Abbruch	**unter 25 Jahre**	**25-34 Jahre**	**35 Jahre und älter**	**Gesamt**
	n = 166	*n = 133*	*n = 36*	*n = 335*
Schwierige/keine Partnerschaft	34,9	34,6	27,8	34,0
Berufliche/finanzielle Unsicherheit	22,3	18,1	19,4	20,3
Gesundheitliche Bedenken	11,5	26,3	33,3	19,7
Jung/unreif	30,7	3,0	/	16,4
In Ausbildung/Studium	25,3	12,8	/	17,6

---

[5] Zu bedenken ist hierbei, dass es sich um die Gründe bei einem definitiv stattgehabten Abbruch handelt, die zwar wahrscheinlich eine hohe Übereinstimmung mit den Schwangerschaftskonfliktursachen ohne feststehenden Ausgang haben, jedoch nicht zwingend.

[6] Vgl. Helfferich et al. (2016a), S. 152.

Die Studie der *Bundeszentrale für gesundheitliche Aufklärung* hat den Vorteil, dass eine Auffächerung der Gründe nach Altersgruppen vorgenommen wurde, sodass erkenntlich ist, dass einige Konfliktgründe in ihren Häufigkeiten Schwankungen entsprechend dem jeweiligen Alter der Schwangeren unterworfen sind. Allerdings ist die Analyse über die Konfliktursachen relativ knapp und wenig detailliert. So beinhalten die aufgeführten Kategorien ein sehr weites Spektrum vielfältiger Konfliktgründe, aber eine weitere Differenzierung wurde nicht vorgenommen. Dies ist insbesondere in Bezug auf die Frage nach dem Einfluss Dritter auf den Schwangerschaftskonflikt der Frau bedauerlich. Es kann beispielsweise nur angenommen werden, dass der bedeutsame Faktor „Kindesvater will das Kind nicht" unter den Partnerschaftsproblemen subsummiert wird. Zwar wird auf den Aspekt der partnerschaftlichen Entscheidung bei einer Schwangerschaft in einem späteren Kapitel der Studie ausführlich eingegangen, jedoch wird auch hier der möglicherweise vorhandene und unterschiedlich stark ausgeprägte Druck des Partners auf die Schwangere nur wenig thematisiert.[7]

Die Sonderauswertungen für einzelne Länder
Auch die Sonderauswertungen zu einzelnen Bundesländern betrachten die Hauptgründe für die Entscheidung zum Schwangerschaftsabbruch und sind zusammenfassend in Tabelle 15.2 dargestellt. Dabei wird deutlich, dass auch hier Partnerschaftsprobleme mit einigen Ausnahmen führender Konfliktgrund sind. Anzumerken ist jedoch, dass – wie auch im Bericht von 2016 – eine detaillierte Aufschlüsselung der Konfliktgründe ausbleibt und es sich ferner um kleine Fallzahlen handelt, auf denen die Ergebnisse beruhen.[8]

---

[7] Vgl. Helfferich et al. (2016a), S. 249–261.
[8] Vgl. Helfferich et al. (2016b), S. 28; Helfferich et al. (2016c), S. 32; Helfferich/Bühler (2016d), S. 14; Helfferich et al. (2016e), S. 25; Helfferich et al. (2016f), S. 30; Helfferich/Bühler (2017), S. 14 und Helfferich/Bühler (2018), S. 14.

Tabelle 15.2 Hauptgründe für die Entscheidung zum Schwangerschaftsabbruch in einzelnen Bundesländern nach Daten der BZgA in Prozent, Mehrfachnennungen möglich (eigene Darstellung).

Hauptkonfliktgrund	Baden-Württemberg $n = 59$	Berlin $n = 156$	Mecklenburg-Vorpommern $n = 92$	Niedersachsen $n = 69$	Nordrhein-Westfalen $n = 54$	Rheinland-Pfalz $n = 67$	Sachsen $n = 76$
Schwierige/keine Partnerschaft	33,9	39,1	36,2	34,8	27,8	37,3	23,7
Jung/unreif	27,1	18,6	23,4	11,6	27,8	23,9	17,1
In Ausbildung/Studium	22,0	20,5	/	17,4	35,2	/	7,9
Gesundheitliche Bedenken	20,3	16,0	/	10,1	/	/	31,6
Berufliche/finanzielle Unsicherheit	18,6	18,0	28,0	18,8	27,8	32,8	27,6

Trotz des Fehlens einer differenzierteren Aufschlüsselung der Konfliktgründe kann die Studie der *Bundeszentrale für gesundheitliche Aufklärung* mit ihren zahlreichen Veröffentlichungen zumindest als eine grobe Bestätigung der Ergebnisse der in dieser Arbeit durchgeführten Untersuchung betrachtet werden – insbesondere was die herausragende Rolle der Hauptkategorie „Partnerschaftsprobleme" im Schwangerschaftskonflikt anbelangt.

15.2   Statistiken der Bundesländer

Die Länder Bayern, Berlin, Brandenburg und Schleswig-Holstein reagierten auf die eingangs beschriebene Anfrage und gaben Informationen über erfasste Gründe für den Schwangerschaftskonflikt weiter. Details dazu werden im Folgenden aufgeführt.

Bayern
Das Bayerische Staatsministerium für Familie, Arbeit und Soziales (StMAS) stellte die Daten von Gründen für den Schwangerschaftskonflikt bei Erstberatung von 2017 bis 2019 zur Verfügung, wie sie in Tabelle 15.3 dargestellt sind.

Tabelle 15.3 Gründe für den Schwangerschaftskonflikt in Bayern in absoluten Zahlen, Mehrfachnennungen möglich (eigene Darstellung nach Daten des StMAS Bayern).

Konfliktgrund	2017	2018	2019
Fühlt sich psychisch/physisch überfordert	13.502	13.124	13.109
Angst vor Verantwortung/Zukunftsangst	9.969	9.682	9.658
Sonstiges	7.770	7.243	7.745
Berufliche Probleme/Ausbildung gefährdet	7.173	6.844	6.840
Finanzielle Probleme/Schulden	6.540	5.968	5.756
Schwierigkeiten in der Partnerbeziehung	6.182	5.863	5.940
Alter der Schwangeren	4.931	4.860	5.074
Alleinerziehend	4.408	4.013	4.114
Gesundheitliche Situation der Schwangeren	4.403	4.301	4.342
Wohnungsprobleme	3.982	4.017	3.969
Fehlende Kinderbetreuung	3.741	3.465	3.423
Angst vor Schädigung des Kindes	2.230	2.202	2.253
Druck der Familie/des sozialen Umfelds	2.060	1.977	1.876
Ausländerrechtliche Probleme	1.211	1.208	1.192
Soziale Isolation	1.133	1.063	1.085
Arbeitslosigkeit	1.080	969	929

Insgesamt werden 16 Kategorien von Konfliktgründen benannt, die Auflistung präsentiert sich somit als relativ gut differenziert. Angeführt wird die Liste in absteigender Reihenfolge von drei sehr weit gefassten und somit relativ unspezifischen Kategorien: „Psychische/physische Überforderung", „Angst vor Verantwortung/Zukunftsangst" und „Sonstiges". Die darauffolgenden Konfliktgründe sind deutlich fassbarer: „Berufliche Probleme/Ausbildung gefährdet", „finanzielle Probleme/Schulden" und „Schwierigkeiten in der Partnerbeziehung". Auch die anderen Kategorien sind inhaltlich relativ klar abgrenzbar, auch wenn die jeweilige Zuordnung der Konfliktgründe zu einer Kategorie nicht wie in der Untersuchung dieser Arbeit nach klaren Kriterien standardisiert ist, sondern der jeweiligen Beratungsfachkraft obliegt.[9]

---

[9] Alle Angaben beziehen sich auf Informationen des Referats IV 3 – Familienförderung, Familienbildung, Schutz des ungeborenen Lebens des Bayerischen Staatsministeriums für Familie, Arbeit und Soziales.

Insgesamt betrachtet lässt sich sagen, dass in der bayerischen Statistik Partnerschaftsprobleme nicht den führenden Konfliktgrund ausmachen, sie aber trotzdem durch ihre Häufigkeit im oberen Mittelfeld einen bedeutenden Aspekt darstellen. Eine Differenzierung hinsichtlich einer möglichen Ablehnung des Kindes durch den Kindesvater fehlt aber auch hier. Dafür ist – ähnlich wie in der Untersuchung dieser Arbeit – Druck durch die Familie und das soziale Umfeld als eigener Konfliktgrund aufgeführt. Dieser bewegt sich in der bayerischen Statistik im unteren Mittelfeld, in der Untersuchung dieser Arbeit eher im oberen Mittelfeld.

Berlin

Berlin bietet online in seinem Gesundheitsinformationssystem umfangreiche Daten zu der Frage nach Gründen des Schwangerschaftskonflikts. Die Häufigkeiten der bis zu 20 verschiedenen Kategorien an Konfliktgründen, die im Verlauf der Jahre angepasst und verändert wurden, können dort nicht nur als Gesamtauswertung betrachtet werden, sondern auch nach Familienstand und teilweise nach Altersgruppe differenziert werden. Tabelle 15.4 bildet die wesentlichen Werte der Jahre 2011 bis 2017 ab; auf eine differenzierte Darstellung wurde aus Gründen der Übersichtlichkeit verzichtet.

Über die Jahre hinweg konstant am häufigsten genannt wurden „familiäre/partnerschaftliche Probleme", gefolgt von den Gründen „Ausbildungs-/Arbeitsplatzprobleme" und „wirtschaftliche Probleme". Den vierten Rang nimmt der Konfliktgrund „körperliche/psychische Gesundheit der Frau" ein. Die anderen Konfliktgründe folgen mit deutlichem Abstand, mit Ausnahme der Kategorie „persönliche Gründe", welche in den verschiedenen Jahren starke Schwankungen aufweist.[10]

Die Berliner Statistik bestätigt also die Ergebnisse der Untersuchung dieser Arbeit und die Ergebnisse der Studie der *Bundeszentrale für gesundheitliche Aufklärung* insofern, als Partnerschaftsprobleme die zahlenmäßig herausragendste Rolle im Schwangerschaftskonflikt spielen. Leider gibt auch die Berliner Statistik keinen Aufschluss über differenzierte Inhalte von familiären- und partnerschaftlichen Problemen. Es ist davon auszugehen, dass der Druck durch Dritte, sei es der Partner oder das restliche soziale Umfeld, in diesem Konfliktgrund enthalten ist. Die in Berlin genannten Häufigkeiten an Konfliktgründen decken sich außerdem

---

[10] Alle Angaben beziehen sich auf Informationen des Referats I A der Berliner Senatsverwaltung für Gesundheit, Pflege und Gleichstellung (SenGPG) und die im zugehörigen Gesundheitsinformationssystem hinterlegten Daten.

Tabelle 15.4 Gründe für den Schwangerschaftskonflikt in Berlin in Prozent, Mehrfachnennungen möglich (eigene Darstellung nach Daten der SenGPG Berlin).

Konflikt-grund	Durch-schnitt	2011 n = 12.796	2012 n = 12.511	2013 n = 12.140	2014 n = 12.354	2015 n = 12.495	2016 n = 12.446	2017 n = 12.680
1.	40,7	43,0	42,2	41,6	40,5	41,0	38,0	38,4
2.	35,9	38,8	37,8	37,7	36,0	35,4	33,2	32,6
3.	31,0	37,1	33,6	33,3	29,8	29,2	27,7	26,2
4.	22,2	22,8	22,1	21,7	22,2	23,6	21,7	21,6
5.	20,2	8,6	10,4	26,6	26,8	26,6	29,9	12,8
6.	10,9	9,8	10,1	/	/	/	/	12,8
7.	5,7	5,4	6,0	/	/	/	/	5,6
8.	5,3	4,4	5,1	4,8	6,1	6,1	5,5	/
9.	4,0	4,3	3,9	4,5	3,9	4,0	3,8	3,5
10.	3,1	2,1	2,0	2,0	2,3	2,3	2,6	8,1
11.	1,3	1,1	1,4	1,2	1,3	0,9	1,4	1,5
12.	0,6	/	/	/	/	/	/	0,6
13.	0,4	0,3	0,3	0,3	0,4	0,3	0,7	0,5
14.	0,3	0,1	0,2	0,2	0,2	0,4	0,5	0,5
15.	0,3	0,3	0,3	/	/	/	/	0,3
16.	0,3	0,3	0,3	/	/	/	/	0,3
17.	0,2	0,2	0,2	0,2	0,2	0,3	0,2	0,2
18.	0,2	0,3	0,2	/	/	/	/	0,1
19.	0,2	0,2	0,2	/	/	/	/	0,1
20.	0,1	0,1	0,0	/	/	/	/	0,1

1. Familiäre/partnerschaftliche Probleme
2. Ausbildungs-/Arbeitsplatzproblem
3. Wirtschaftliche Probleme
4. Körperliche/psychische Gesundheit der Frau
5. Persönliche Gründe
6. Familienplanung abgeschlossen
7. Überforderung
8. Keine Angaben
9. Befürchtete kindliche Schädigung
10. Unbekannt

11. Ohne Partner
12. Andere Gründe (nicht spezifiziert)
13. Aufenthaltstatus
14. Wohnungssituation
15. Gesellschaft/Moral/Religion
16. Trotz Verhütung schwanger
17. Vergewaltigung
18. Medikamenteneinnahme
19. Bereits ein behindertes Kind
20. Arbeitslos

mit den Ergebnissen der Kapitel 12 und 13, welche deutlich machten, dass biografische Gründe, beispielsweise Ausbildung und Beruf, in ihrer Häufigkeit noch vor wirtschaftlichen Gründen, das heißt vor materiellen Nöten, angesiedelt sind.

Brandenburg
Brandenburg erfasst ebenfalls ausführlich Daten zu den Gründen des Schwangerschaftskonflikts, die neben anderen Statistiken zum Themenfeld der Schwangerschaftskonflikt- und Sexualberatung in jährlichen Berichten vom Amt für Statistik Berlin-Brandenburg (AfS) veröffentlicht werden. Dabei werden 17 verschiedene Konfliktkategorien unterschieden und in der Gesamtauswertung für das Bundesland wie auch für die einzelnen Verwaltungsbezirke dargestellt. Außerdem wird aufgeführt, wie sich die Angaben zu den Konfliktgründen auf die einzelnen Beratungsträger verteilen. Tabelle 15.5 bildet die wesentlichen Werte von zehn Jahrgängen der Erfassung ab (2010 bis 2019); auf eine differenzierte Darstellung wurde aus Gründen der Übersichtlichkeit verzichtet.[11]

Die brandenburgische Statistik ähnelt in ihrer Tendenz der bayerischen, auch wenn die einzelnen Kategorien in ihren Bezeichnungen und Differenzierungen nicht ganz identisch sind. Gründe der Überforderung führen die Liste an, finanzielle und biografische Gründe wie Beruf und momentan fehlender Kinderwunsch liegen ebenfalls noch vor Partnerschaftsproblemen, welche sich im oberen Mittelfeld befinden. Allerdings ist anzumerken, dass Brandenburg partnerschaftliche und familiäre Probleme – anders als die Berliner Statistik – getrennt erfasst. Bei einer gemeinsamen Erfassung – die wohl auch insbesondere Druck durch Dritte subsummieren würde – käme ihr wahrscheinlich eine führende Rolle hinsichtlich der Häufigkeiten zu.

Auch wenn sich die brandenburgischen Werte über die Jahre hinweg sehr stabil darstellen, zeigt ein genauer Blick auf die Statistik eine allgemeine Schwäche der Erfassung von Schwangerschaftskonfliktgründen auf: die fehlende Standardisierung, welche zu sehr unterschiedlichen Ergebnissen führen kann. So zeigt die Aufschlüsselung nach Beratungseinrichtungen teilweise erhebliche Unterschiede in den Häufigkeiten der Gründe, beispielsweise gibt der *Demokratische Frauenbund* bei „Sonstigen Gründen" in der Auswertung von 2019 ein Vorkommen von 3,6 % an, während kommunale Träger diesen Aspekt mit 70,5 % anführen.[12]

---

[11] Alle Angaben beziehen sich auf Informationen der Abteilung 2, Referat 22 – Schwangerschaftskonfliktgesetz, assistierte Reproduktion des Brandenburgischen Ministeriums für Soziales, Gesundheit, Integration und Verbraucherschutz (MSGIV) und Daten des Amts für Statistik Berlin-Brandenburg.

[12] Vgl. Amt für Statistik Berlin-Brandenburg (2020), S. 9.

Tabelle 15.5 Gründe für den Schwangerschaftskonflikt in Brandenburg in Prozent, Mehrfachnennungen möglich (eigene Darstellung nach Daten des AfS Berlin-Brandenburg).

Konfliktgrund	Durchschnitt	2010 n = 5.527	2011 n = 5.336	2012 n = 5.180	2013 n = 5.006	2014 n = 4.940	2015 n = 5.046	2016 n = 4.916	2017 n = 5.081	2018 n = 4.969	2019 n = 5.003
1.	59,0	58,6	60,5	59,3	61,7	61,3	58,2	55,9	56,9	57,5	59,7
2.	47,2	48,9	50,3	49,5	49,1	47,6	46,6	45,0	43,7	44,2	46,7
3.	35,1	46,0	45,1	43,2	40,3	36,6	31,4	27,5	28,1	28,0	25,1
4.	33,0	37,2	37,9	36,8	37,4	34,4	31,5	30,6	28,4	28,3	27,9
5.	32,2	30,5	30,9	32,3	30,4	31,5	32,3	32,2	33,5	34,4	34,0
6.	30,3	32,2	32,8	31,2	33,0	32,2	30,3	27,7	27,4	28,4	27,4
7.	26,5	28,8	28,0	28,0	25,8	26,0	25,6	24,9	26,5	26,2	25,0
8.	21,9	24,6	24,3	22,6	23,2	22,6	21,5	20,7	19,3	19,8	20,3
9.	21,9	23,8	22,0	22,6	21,5	22,8	21,4	20,8	20,9	21,5	21,4

1. Angst vor Verantwortung, körperliche/psychische Überforderung
2. Zur Zeit kein Kinderwunsch
3. Finanzielle Probleme
4. Berufliche Situation
5. Abgeschlossene Familienplanung
6. Partnerschaftskonflikt
7. Sonstige Gründe
8. Situation als Alleinerziehende
9. Alter der Mutter

(Fortsetzung)

Tabelle 15.5   (Fortsetzung)

Konflikt-grund	Durch-schnitt	2010 n = 5.527	2011 n = 5.336	2012 n = 5.180	2013 n = 5.006	2014 n = 4.940	2015 n = 5.046	2016 n = 4.916	2017 n = 5.081	2018 n = 4.969	2019 n = 5.003
10.	**20,5**	22,6	23,6	22,4	23,1	21,4	19,5	18,2	18,0	18,1	18,2
11.	**17,9**	22,5	21,7	19,9	19,2	18,0	16,4	16,0	15,8	14,4	14,8
12.	**17,0**	14,6	14,6	16,4	16,4	16,3	16,8	17,6	18,1	19,8	18,9
13.	**6,5**	6,6	5,5	5,4	6,6	7,0	6,3	6,0	6,3	7,2	7,7
14.	**4,6**	5,1	4,4	4,6	4,5	4,2	4,6	4,7	4,4	4,4	4,8
15.	**4,4**	3,6	2,4	2,3	3,2	3,6	4,4	6,0	6,3	6,4	5,6
16.	**2,8**	2,0	1,7	2,1	2,1	2,8	3,2	3,3	3,3	3,7	3,7
17.	**0,6**	0,4	0,8	0,7	0,7	0,9	0,9	0,4	0,4	0,7	0,3
18.	**0,3**	0,1	0,2	0,3	0,3	0,3	0,4	0,3	0,5	0,4	0,3

10. Familiäre Schwierigkeiten

11. Schulbesuch/Ausbildung/Studium

12. Gesundheit der Schwangeren

13. Wohnungssituation/Obdachlosigkeit

14. Voraussichtliche Schädigung des Kindes

15. Probleme als Ausländerin

16. Generell kein Kinderwunsch

17. Keine Aussage/unbekannt

18. Vergewaltigung

Schleswig-Holstein

Schleswig-Holstein stellt die Schwangerschaftskonfliktgründe aus der Beratungs-statistik für 2019, wie sie in Tabelle 15.6 dargestellt sind, zur Verfügung. Sie stellt sich ebenfalls ähnlich wie die bayerische Statistik dar: Die „körperliche/psychische Belastung der Frau" und „berufliche Gründe/Vereinbarkeit" führen die Liste der Konfliktgründe an. Erst dann folgen „Gründe in der Partnerschaft", welche sich in ihrer Häufigkeit hier allerdings in etwa gleicher Anzahl wie „ab-geschlossene Familienplanung" noch vor „Finanzielle Gründe/Arbeitslosigkeit" positioniert.[13]

Insgesamt bleibt die schleswig-holsteinische Statistik in der Auffächerung der Konfliktgründe relativ unspezifisch und ist von daher vor allem als eine grobe Orientierung zu sehen.

Tabelle 15.6 Gründe für den Schwangerschaftskonflikt in Schleswig-Holstein 2019 in absoluten Zahlen, Mehrfachnennungen möglich (eigene Darstellung nach Daten des MSGJFS Schleswig-Holstein).

Körperliche/Psychische Belastung der Frau	2.117
Berufliche Gründe/Vereinbarkeit	2.073
Gründe in der Partnerschaft	1.526
Abgeschlossene Familienplanung	1.472
Finanzielle Gründe/Arbeitslosigkeit	1.206
Sonstiges	1.161
Alter (zu jung/zu alt)	986
Situation als Alleinerziehende	959
Vergewaltigung	24

---

[13] Alle Angaben beziehen sich auf Informationen des Referats Familienpolitik des Ministeri-ums für Soziales, Gesundheit, Jugend, Familie und Senioren des Landes Schleswig-Holstein (MSGJFS).

15.3   Auswertungen von Pro Femina

Pro Femina ist ein unabhängiges und gemeinnütziges Beratungsangebot für Schwangere in Not, das Niederlassungen in Heidelberg, München und Berlin unterhält und 27 Beraterinnen in Voll- und Teilzeit beschäftigt.[14] Hauptarbeitsfeld ist die Online-Beratung als niederschwellige Anlaufmöglichkeit für Frauen im Schwangerschaftskonflikt, aber auch telefonischer Kontakt oder Beratung vor Ort wird angeboten. Ähnlich wie *VitaL* vertritt *Pro Femina* die Ansicht, dass ein Schwangerschaftsabbruch keine für die Frau nachhaltige Lösung sei und stellt deswegen keine Beratungsscheine aus. Auf Anfrage wurden ausführliche Auswertungen zu den Konfliktgründen aus den Jahren 2015 und 2019 zur Verfügung gestellt. 2015 hat *Pro Femina* 2.439 Frauen beraten, wobei sich 85 % im „existentiellen Schwangerschaftskonflikt" befanden. 2019 waren es 15.400 Frauen, davon 84 % im „existentiellen Schwangerschaftskonflikt".[15]

Die Auswertungen von *Pro Femina* gliedern sich in die gleichen Hauptkategorien wie die der Untersuchung dieser Arbeit, auch die Subkategorien ähneln sich.[16] Somit ist die *Pro Femina*-Statistik am ehesten mit der vorliegenden Arbeit vergleichbar. Allerdings unterscheidet sich die Erfassungsmethode: *Pro Femina* erfasst für ihre Auswertungen nur „existentielle Schwangerschaftskonflikte" und ausschließlich den Hauptgrund des Konflikts, das heißt, Mehrfachnennungen gehen nicht in die Statistik ein.[17] Außerdem obliegt die inhaltliche Zuordnung eines Konfliktgrundes – wie auch bei den Statistiken der Bundesländer – der jeweiligen Beraterin.[18]

Die Abbildungen 15.2 und 15.3 stellen die Ergebnisse der Jahre 2015 und 2019 dar. Es zeigt sich, dass „Partnerschaftsprobleme" gefolgt von „Biografische

---

[14] Stand: 1. November 2020.

[15] Alle Angaben beruhen auf Informationen, die infolge schriftlicher Anfragen von *Pro Femina* zur Verfügung gestellt wurden, sowie auf Inhalte der *Pro Femina* Jahresberichte, vgl. Pro Femina (2015) und Pro Femina (2019).

[16] Grund dafür ist, dass als Ausgangspunkt der Erfassungstabelle dieser Arbeit die Konfliktkategorien herangezogen wurden, die auch im *Pro Femina* Jahresbericht von 2015 zu finden sind, vgl. Pro Femina (2015), S. 15–24.

[17] Die Auswertungen der Untersuchung dieser Arbeit hingegen beziehen ein größeres Feld von Schwangeren in Not mit ein (siehe Abschnitt 10.2) und betrachten in Kapitel 12 alle genannten Konfliktgründe.

[18] Im Gegensatz zu der Untersuchung dieser Arbeit, bei der die Beraterin die Inhalte der Beratung in Textform dokumentierte und die Konfliktgründe bei der Erfassung anhand einer klar definierten Legende zugeordnet wurden.

Gründe" und „Überforderung" in ihrer Anzahl die führenden Ränge einnehmen –
so wie sich das auch in Kapitel 13 der vorliegenden Untersuchung herausstellte.
Die anderen Hauptkategorien liegen alle auf einem Niveau von unter 10 % und
differieren nicht nur innerhalb der beiden Auswertungen von *Pro Femina* in ihrer
Rangfolge, sondern zeigen auch kleine Unterschiede zu der Untersuchung dieser
Arbeit: So hat beispielsweise „Äußerer Druck" insbesondere in der *Pro Femina*
Auswertung von 2019 weniger Gewicht als bei den Ergebnissen aus Kapitel 13.

Die detaillierte Aufschlüsselung der *Pro Femina* Auswertungen zu den
jeweiligen Hauptkategorien zeichnet ein weitestgehend ähnliches Bild wie die
Untersuchung dieser Arbeit: Insbesondere die herausragende Rolle der Ablehnung durch den Kindesvater und somit der Druck auf die Schwangere in Richtung
Schwangerschaftsabbruch durch den Erzeuger wird bestätigt.[19]

15.4 Fazit vergleichbarer Daten

Eine eindeutige Vergleichbarkeit der unterschiedlichen Untersuchungen und Statistiken herzustellen, erweist sich bei den jeweils differierenden Kategorien von
Konfliktgründen und Erfassungsmethoden oftmals als schwierig, insbesondere da
bei der Datenerhebung zumeist keine klaren Definitionen für die Inhalte der Konfliktgründe zugrunde liegen und die Zuordnung der jeweiligen Beraterin obliegt.
So zeigte sich, dass manche gleiche oder ähnliche Begrifflichkeiten, die einen
Konfliktgrund überschreiben, verschieden gewertet und erfasst wurden und je
nach Untersuchung stark unterschiedliche Ergebnisse ergaben.[20]

Dennoch können über alle betrachteten Auswertungen hinweg deutliche Tendenzen in der Bedeutung verschiedener Schwangerschaftskonfliktgründe ausgemacht werden, was mehr oder weniger detailliert die Ergebnisse der vorliegenden
Untersuchung bestätigt. So sticht beispielsweise klar heraus, dass Partnerschaftsprobleme ein bedeutender Faktor – wenn nicht sogar der bedeutendste – des
Schwangerschaftskonflikts ist. Biografische Gründe wie Ausbildung und Arbeit
sowie der relativ unscharf begrenzte Aspekt der Überforderung machen in allen

---

[19] Die Darstellung der Subkategorien differiert jedoch von der Herangehensweise der vorliegenden Arbeit: *Pro Femina* stellt die prozentualen Angaben der Subkategorien in Bezug auf
die jeweilige Hauptkategorie dar, während bei dieser Arbeit in Kapitel 13 die spezifischen
Hauptgründe in Bezug auf das Gesamtkollektiv dargestellt werden.

[20] Beispielhaft sei hier der Konfliktgrund „Überforderung" genannt. Während Berlin diesen Konfliktgrund nicht näher erläutert und er in nur relativ geringer Häufigkeit vorkommt,
wird in Bayern von „fühlt sich psychisch/physisch überfordert" gesprochen, was dort den am
häufigsten genannten Konfliktgrund ausmacht.

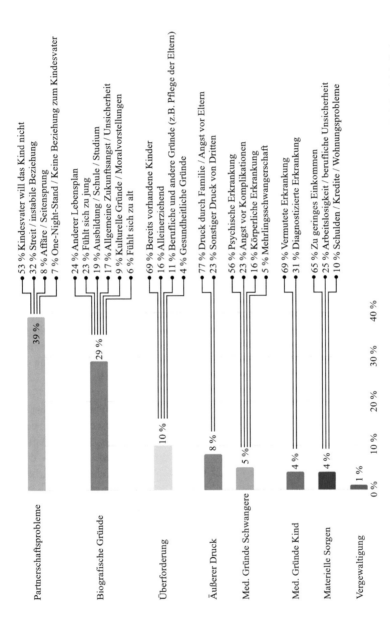

Abbildung 15.2 Hauptgründe für den Schwangerschaftskonflikt nach Pro Femina 2015 in Prozent, n = 2.439, keine Mehrfachnennungen (eigene Darstellung, Farbgebung an Konfliktkategorien vorheriger Kapitel angepasst).

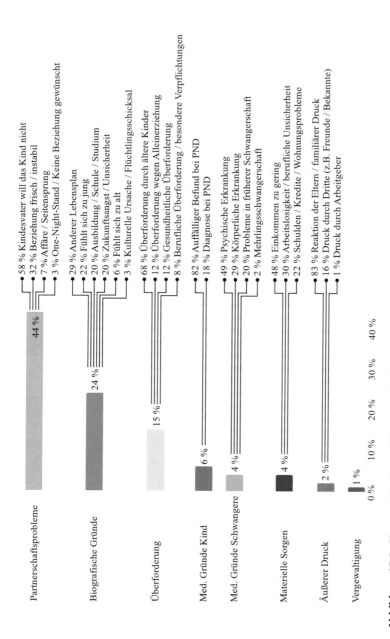

Abbildung 15.3 Hauptgründe für den Schwangerschaftskonflikt nach Pro Femina 2019 in Prozent, n = 15.400, keine Mehrfachnennungen (eigene Darstellung, Farbgebung an Konfliktkategorien vorheriger Kapitel angepasst).

Auflistungen ebenfalls einen wichtigen Posten aus. Die Tendenz der dominanten Stellung von Partnerschaftsproblemen bei den Schwangerschaftskonfliktgründen verstärkt sich, wenn aus der absoluten Menge der Konfliktgründe die für die betroffenen Frauen hervorstechenden Hauptgründe herausgefiltert werden, wie es die Ansätze von *Pro Femina* und der *Bundeszentrale für gesundheitliche Aufklärung* verfolgen.

Auch wenn einige Auswertungen eine große Vielzahl an Konfliktgründen aufführen, bleiben sie oftmals in einem elementaren Punkt lückenhaft: In der Frage nach dem Einfluss und Druck Dritter auf die Schwangere. Nur die Auswertungen von *Pro Femina* betrachten diesen Aspekt der Konfliktgründe genauer und kommen zu einem ähnlichen Ergebnis wie die vorliegende Untersuchung: Druck und Einflussnahme Dritter, insbesondere durch den Kindesvater, ist die wahrscheinlich einflussreichste spezifische Ursache im Schwangerschaftskonflikt.

In der Zusammenschau aller hier aufgeführten Untersuchungen und Statistiken lässt sich also sagen, dass trotz Herausforderungen in der Vergleichbarkeit die Tendenzen hinsichtlich der Häufigkeit verschiedener Konfliktgründe und ihrer Bedeutung für Schwangere in Konfliktlagen ähnlich sind und dass die vorliegende Untersuchung somit durchaus eine für Deutschland repräsentative Aussagekraft hat.

Teil IV
Diskussion der Ergebnisse

Auch ohne weitere Kommentierung sprächen die Ergebnisse der theoretischen Betrachtung von Teil II und der empirischen Untersuchung von Teil III für sich – sowohl in Bezug auf die medizinrechtlichen und medizinethischen Herausforderungen wie auch hinsichtlich der ganz persönlichen Schwierigkeiten von Frauen im Schwangerschaftskonflikt. Gleichwohl sollen in den folgenden Kapiteln einige Inhalte der vorangegangenen Teile aufgegriffen und im Zusammenhang diskutiert werden. Dabei wird kein Anspruch auf Vollständigkeit erhoben, vielmehr soll dieser Teil IV der vorliegenden Arbeit einige Denkanstöße liefern, Verknüpfungen herstellen und auf einige unausweichliche Schlussfolgerungen hinweisen. Dazu sind die einzelnen Kapitel als Fragen formuliert und beginnen jeweils mit einem Zitat verschiedener Frauen im Schwangerschaftskonflikt beziehungsweise mit kurzen, anonymisierten Auszügen der Beratungsprotokolle.[1]

---

[1] Einzig das letzte Kapitel zitiert keine Inhalte der Beratungsprotokolle.

Welche Schlussfolgerungen sind hinsichtlich der Untersuchungsergebnisse zu erwägen?

16

> *„Ich fragte auch, wie seine Tochter das sähe. – ‚Wie meine Tochter das sieht? Tja, das weiß ich nicht. Aber ich finde, es ist nicht der richtige Partner. Und es ist schon alles für die Abtreibung vorbereitet. Der Termin steht schon. Es hat nicht zu sein mit einem Kind! Nicht unter den Voraussetzungen!'"*
>
> *(Auszug aus einem Beratungsprotokoll)*

Die Ergebnisse der Untersuchung über die Gründe des Schwangerschaftskonflikts lassen eine Vielzahl von Schlussfolgerungen und Ansatzpunkten zur Diskussion zu, wobei manche Aspekte eine sehr gründliche Betrachtung erfahren haben, andere eher als Nebenbeobachtungen in die Auswertung mit eingegangen sind.

Zunächst unterstreicht die Untersuchung, dass es für den Schwangerschaftskonflikt sehr viele unterschiedliche Gründe gibt. Deutlich wird dies darin, dass für die Erfassung acht Hauptkategorien und 29 Subkategorien gebildet werden mussten, um das Geschehen nicht nur grob vereinfacht darzustellen, was bei Untersuchungen mit weniger Kategorien zwangsläufig der Fall ist. Doch selbst bei dieser umfangreichen Darstellung wäre eine weitere Differenzierung in noch mehr Kategorien möglich gewesen, da manche Subkategorien immer noch sehr

Ergänzende Information Die elektronische Version dieses Kapitels enthält Zusatzmaterial, auf das über folgenden Link zugegriffen werden kann https://doi.org/10.1007/978-3-658-42777-1_16.

F. M. Dienerowitz, *Der Diskurs um § 218 StGB und Ursachen von Abtreibungen*, Medizin, Kultur, Gesellschaft, https://doi.org/10.1007/978-3-658-42777-1_16

weit gefasst sind.[1] Festzustellen ist auch, dass nicht nur die Vielzahl von Frauen eine Vielzahl verschiedener Konfliktgründe bedingt, sondern auch im individuellen Schwangerschaftskonflikt häufig mehrfache Gründe vorliegen, auch wenn meist ein Hauptgrund auszumachen ist.

Des Weiteren zeigt die Untersuchung, dass Druck und Einflussnahme Dritter auf die Schwangere ein massives Problem darstellen. Deutlich wird dies darin, dass jener Aspekt unter den vielen verschiedenen Gründen für den Konflikt eine herausragende Position einnimmt. Bis zu einem Drittel der Frauen im Schwangerschaftskonflikt gaben als Hauptgrund für den Konflikt den Druck durch ihr Umfeld an. Die Repräsentativität der Untersuchung kann zwar – wie in Abschnitt 10.2 besprochen – kritisch hinterfragt werden, durch den Abgleich mit anderen Erhebungen lässt sich die Problematik jedoch nicht verleugnen: Auch wenn nicht alle Statistiken explizit den Druck durch Dritte erfasst haben und die Kategorien, unter die ein solcher Konfliktgrund fällt, in ihrer Rangfolge variieren, lässt sich aus allen Ergebnissen herauslesen, dass das Umfeld der Schwangeren, insbesondere der Partner, eine enorm wichtige Einflussgröße auf den Schwangerschaftskonflikt von Frauen ist. Das überrascht insofern, als diese Problematik – obgleich die wahrscheinlich einflussreichste in Bezug auf den Ausgang des Konflikts[2] – nur wenig thematisiert wird und in Anbetracht der gegensätzlichen Argumente von Selbstbestimmung und Lebensrecht des Ungeborenen im Diskurs um den Schwangerschaftsabbruch oft in den Hintergrund tritt.

Für das Ausblenden des Problems der Einflussnahme Dritter auf Schwangere gibt es viele Beispiele. Ein Artikel auf der Internetseite des *Deutschlandfunks (DLF)* berichtete 2018 folgendermaßen über einen Abtreibungsarzt aus Bayern: „An diesem Tag, erzählt der weißhaarige Mann freimütig, seien zehn Frauen da gewesen. Im Monat hätte er rund 34 Operationen, vergangenen November sogar 44. Warum? Danach fragt er nicht. […] Er will Frauen einfach nur Hilfe anbieten."[3] Auch die für ihren Kampf gegen das Werbeverbot von Schwangerschaftsabbrüchen bekannt gewordene Ärztin Kristina Hänel betont: „Keine Frau würde eine Entscheidung für einen Schwangerschaftsabbruch treffen, wenn

---

[1] So beispielsweise die Kategorie „Andere Belastung", siehe Legende zur Erfassungstabelle im elektronischen Zusatzmaterial S. 12–13.

[2] Natürlich muss man beachten, dass die Gründe für den Konflikt und die letztendlichen Gründe für einen Abbruch differieren können – es ist aber davon auszugehen, dass es diesbezüglich starke Korrelationen gibt.

[3] Lettenbauer (2018).

sie das nicht selbst wollte."[4] In Anbetracht der Ergebnisse vorliegender Untersuchung sind solche Positionen und gutgemeinte Haltungen jedoch als fatale Fehleinschätzung zu werten. Fatal ist auch, dass – wie die Recherchen für diese Arbeit ergaben[5] – selbst die verschiedenen Träger der staatlich anerkannten Beratungsstellen aufgrund fehlender eigener empirischer Untersuchungen im Wesentlichen keine fundierten Aussagen zu den Gründen des Schwangerschaftskonflikts machen konnten und so dazu beitragen, dass die vom Umfeld ausgehende Manipulation der Schwangeren zuungunsten des Kindes trotz ihres offensichtlich großen Einflusses ein Schattendasein im öffentlichen Diskurs führt.

Dabei ist das Problem der Einflussnahme Dritter schon seit langem bekannt: Schon 1998 stellte der *Caritasverband* in einer Erhebung fest, dass rund 35 % der Frauen, die in seine damals noch nach §§ 5 bis 10 SchKG anerkannten Konfliktberatungsstellen kamen, dem Druck ihres Partners, ihrer Familie oder ihres sozialen Umfelds ausgesetzt waren.[6] Auch das Bundesverfassungsgericht mahnte in seinem Urteil bereits 1993 an, dass Personen des familiären und des weiteren sozialen Umfeldes von Schwangeren „häufig – und dies nicht selten in strafwürdiger Weise – gegen das Kind beeinflussen"[7] und betonte, dass „Schwangerschaftskonflikte, die schließlich zum Schwangerschaftsabbruch führen, ihre Ursache zu einem erheblichen Teil nicht primär in wirtschaftlich-sozialen Notlagen, sondern in gestörten Partnerschaftsbeziehungen, in der Ablehnung des Kindes durch den Vater oder die Eltern der Frau sowie in einem Druck, der von diesen ausgeübt wird" hätten.[8] Umso mehr müsste die Einflussnahme Dritter auf die Schwangere den Diskurs um den Schwangerschaftskonflikt und -abbruch bestimmen, insbesondere im Hinblick darauf, Lösungen für diese schwerwiegende Problematik zu finden.

Auch hierfür liefert die vorliegende Untersuchung Ansatzpunkte. So deuten die neben den Gründen für den Konflikt untersuchten Inhalte darauf hin, dass eine der wichtigsten Ressourcen, die zum Austragen des Kindes ermutigen können – gepaart mit praktischer und materieller Hilfe – die mental aufbauende Unterstützung durch Menschen ist. In Anbetracht des überdurchschnittlich häufigen destruktiven Drucks durch Dritte scheint die Ermutigung und Bestärkung der

---

[4] Zit. n. DÄ (2017b).

[5] Siehe Kapitel 15.

[6] Vgl. Spieker (1999a), S. 7.

[7] BVerfGE 88, 203, 271.

[8] BVerfGE 88, 203, 297. Auch die Verfassungsrichterin Graßhof bestätigte dies in ihrem Kommentar zum Urteil: „Nicht selten wirkt das Umfeld auf einen Schwangerschaftsabbruch hin oder bewirkt durch verwerfliches Verhalten, dass die Frau sich zu einem Abbruch entschließt.", Graßhof (1993), S. 302.

Schwangerschaft durch andere Dritte wie ein Gegenpol zu sein, nach dem sich viele Schwangere in ihrer verzweifelten Lage ausstrecken. Dies zeigt sich unter anderem darin, dass die rein verbale Ermutigung der Beraterin, die Vermittlung sozialer Kontakte und die Unterstützung des Umfelds im Entscheidungsprozess der Schwangeren für das Kind die am häufigsten aufgeführten Ressourcen waren.

Ein interessanter Nebenaspekt der Untersuchung ist das Ergebnis, dass viele Frauen aus Sorge vor diversen negativen Folgen einen Schwangerschaftsabbruch vermeiden wollen. Dass die Mehrheit der Frauen, die in der Beratung einen früheren Schwangerschaftsabbruch angaben, Negativfolgen von diesem zu ertragen hatten, deutet darauf hin, dass diese Befürchtungen nicht grundlos sind, auch wenn die Beobachtungen dazu nur eine deskriptive Beschreibung der vorliegenden Informationen und dementsprechend in ihrer Aussagekraft begrenzt sind.

In Anbetracht der genannten Aspekte scheint eine individuelle und tiefgründige Beratung, welche die Gründe für den Konflikt – insbesondere bei manipulativer Einflussnahme durch Dritte – aufzudecken vermag und den Schwangeren in ihren vielschichtigen Nöten passende Lösungsansätze anbieten kann, umso wichtiger zu sein. Doch gerade hier scheint es Lücken zu geben: Auch wenn ein großer Teil der Frauen im Hinblick auf vorausgegangene Beratungen neutral blieb oder keine Angaben machte, äußerte ein ebenso großer Teil schlechte Erfahrungen, weil ihnen – ihrem subjektiven Empfinden nach – nicht ausreichend in ihrer Situation geholfen wurde. Nur sehr wenige gaben ein gutes Urteil ab. Es ist jedoch zu bedenken, dass die Ergebnisse hinsichtlich der Wertung vorangegangener Beratungen keine repräsentativen Zahlen für die Zufriedenheit mit der Gesamtheit der deutschlandweiten Schwangerschaftskonfliktberatung darstellen, weil eher die mit der ersten Beratung unzufriedenen Schwangeren eine weitere Beratungsmöglichkeit aufsuchen. Dennoch sind die Zahlen ein Hinweis darauf, dass es auch aus der Sicht von Schwangeren Verbesserungsbedarf hinsichtlich der Qualität der Beratung gibt und dass eine kritische Betrachtung der Effektivität der Beratung in jedem Fall in die Diskussionen um die Regelungen des Schwangerschaftsabbruchs aufgenommen werden muss.

Insgesamt lässt sich festhalten, dass die Untersuchung wichtige und durchaus aussagekräftige Ergebnisse für die Gründe des Schwangerschaftskonflikts liefert. Sie kann mit ihren Ergebnissen einerseits einen inhaltlichen Beitrag für die Diskussion um den Schwangerschaftsabbruch leisten und zum anderen einen Ausgangspunkt für weitere Untersuchungen darstellen. Das für die vorliegende Untersuchung etablierte, standardisierte Erfassungssystem ist dafür eine gute Basis, die noch weiter verfeinert werden kann, um so den Diskurs um das Thema Schwangerschaftsabbruch mit Daten und Fakten zu speisen. Weniger aussagekräftig, aber dennoch diskussionswürdig und deswegen umso mehr zum Gegenstand repräsentativer Forschung zu machen sind die untersuchten Nebenaspekte wie Ressourcen für das Austragen der Schwangerschaft, Wertung der Konfliktberatung und Folgen des Schwangerschaftsabbruchs.

Werden etwaige Negativfolgen des Schwangerschaftsabbruchs adäquat beachtet?

„Ich merke, es fehlt was aus meinem Körper und ich kann es nicht mehr rückgängig machen. Es fehlt mir mein Kind so sehr. Ich kann es nie wieder in meinen Armen haben. Wieso habe ich das gemacht?! Für einen Mann, den ich jetzt von Herzen hasse. Wie soll ich so weiterleben, wie soll ich es schaffen?!"

(Frau nach einem Schwangerschaftsabbruch)

Mögliche Folgen des Schwangerschaftsabbruchs sind ein vielschichtiges und im ideologischen Kampf um Abtreibungsregelungen vieldiskutiertes Thema. Ernsthaft zu untersuchen, ob der Schwangerschaftsabbruch mit negativen Folgen belastet ist, ist in vielerlei Hinsicht ein wohl noch umfangreicheres und komplexeres Thema als die Erforschung der Gründe für den Schwangerschaftskonflikt. So stellt sich beispielsweise die Frage, welcher Zeitrahmen für eine solche Untersuchung anzusetzen ist, schließlich beschränken sich der akute Konflikt und die Abbruchsituation auf ein sehr kurzes Zeitfenster. Wie auch bei anderen traumatischen Erfahrungen könnten aber psychische Probleme aufgrund eines Schwangerschaftsabbruchs noch Jahre später auftreten, was bei konsequenter Vorgehensweise eine Betrachtung der gesamten Lebenszeit einer Frau nach einem Abbruch notwendig macht. Auch ist zu überlegen, ob man die Folgen allein auf psychische Folgeerscheinungen reduzieren oder auch andere Aspekte, wie beispielsweise die Trennung vom Partner und eine damit einhergehende Verschlechterung der Lebenssituation, berücksichtigen möchte.

F. M. Dienerowitz, *Der Diskurs um § 218 StGB und Ursachen von Abtreibungen*, Medizin, Kultur, Gesellschaft, https://doi.org/10.1007/978-3-658-42777-1_17

Das Bundesverfassungsgericht ging in seinem für die aktuelle Gesetzgebung grundlegenden Urteil 1993 davon aus, dass psychische Folgen eines Schwangerschaftsabbruchs ein ernstzunehmender Faktor seien.[1] Seither sind im Ausland zahlreiche Studien zu dieser Thematik durchgeführt worden. Einer Dokumentation der *Wissenschaftlichen Dienste des Deutschen Bundestages (WD)* zufolge zeigten sie jedoch „eine hohe Diskrepanz in ihren Ergebnissen, die von der Verneinung psychischer Folgewirkungen bis hin zur Bejahung eines sogenannten Post-Abortion-Syndroms als mögliche Unterkategorie einer Posttraumatischen Belastungsstörung reichen"; eine aktuelle auf Deutschland bezogene Studie existiere aber nicht.[2] Nicht zuletzt deswegen plante das Bundesgesundheitsministerium 2019 eine groß angelegte Studie zu psychischen Folgen von Schwangerschaftsabbrüchen.

Liberale Abtreibungsbefürworter kritisierten das fünf Millionen Euro teure Vorhaben scharf, da die Studienlage klar sei und psychische Probleme demnach hauptsächlich auf Stigmatisierung der Frauen zurückzuführen seien. Eine solche Studie sei wissenschaftlich unsinnig und ein ideologisch motiviertes Zugeständnis an radikale Lebensschützer, das Misstrauen gegenüber Frauen belege und ihnen ihre Eigenmächtigkeit und Selbstbestimmung abspreche.[3] Die Gegenseite sieht sich jedoch gerade in der Ablehnung der liberalen Kräfte gegenüber einer solchen Studie in der Annahme bestätigt, dass diese versuchen würden, Frauen unvoreingenommenes Wissen bezüglich möglicher Folgen eines Schwangerschaftsabbruchs zu verweigern, um Abtreibungen nicht weiter zu erschweren. Jedes noch so unbedenkliche Medikament werde auf alle gesundheitlichen Risiken und Nebenwirkungen klinisch untersucht und in Beipackzetteln darauf hingewiesen – nur bei einem so gravierenden Eingriff wie dem Schwangerschaftsabbruch vermeide man eine adäquate Information.[4] Und so warnen Abtreibungsgegner vor einer Unterwanderung der Studie durch Forschungseinrichtungen der Pro-Choice-Bewegung mit entsprechend ideologisch passenden Ergebnissen.[5]

---

[1] Vgl. BVerfGE 88, 203, 283.

[2] Vgl. WD (2019), S. 4–5.

[3] Vgl. DÄ (2019a).

[4] So die Publizistin Birgit Kelle in einem Interview, vgl. Lorleberg (2019).

[5] Beispielsweise wertete es die Abtreibungsbefürworterin Kersten Artus bei einer Rede zum 40-jährigen Bestehen des medizinischen Zentrums von *Pro Familia* Bremen als „pfiffig" von der Pro-Choice Bewegung, sich mit „jeder Menge Bewerbungen" um die Durchführung der „völlig sinnlosen Studie" zu bemühen, vgl. Artus (2019) und Bundesverband Lebensrecht (2019).

Die Beeinflussung von Studienergebnissen durch Lobbygruppen ist ein durchaus beachtenswertes Thema. So hat in den USA der ideologische Kampf um Abtreibung längst Einzug in die Wissenschaft gehalten[6]: Einflussreiche abtreibungsbefürwortende Stiftungen sind Mitfinanziers großer Studien, deren Ergebnisse die Unbedenklichkeit von Abbrüchen untermauern und die positiven Effekte eines uneingeschränkten Zugangs zum Schwangerschaftsabbruch nahelegen.[7] Umgekehrt versuchen Pro-Life-nahe Think Tanks in eigenen Publikationen ihre Position wissenschaftlich begründet zu verteidigen.[8]

Abseits der wissenschaftlichen und politischen Diskussion findet man im Internet zahlreiche Erfahrungsberichte Betroffener. Die einen verneinen negative Folgen, andere warnen aufgrund der eigenen Erfahrungen vor einem Abbruch. Dass diese Berichte nicht im großen Stil zur politischen Meinungsbildung ins Netz gestellt wurden, unterstreichen Medienbeiträge zu Folgen des Schwangerschaftsabbruchs und Einzelinitiativen wie beispielsweise die Bochumer Einrichtung *Villa Vie*. Hier finden vor allem Frauen mit Problemen nach einem Schwangerschaftsabbruch, aber auch Väter und an Abbrüchen beteiligtes medizinisches Personal eine Anlaufstelle zur Verarbeitung. Solche Beispiele zeigen, dass sich unabhängig von ideologischen Positionen die problematische Situation mancher Frauen nach einem Abbruch nicht einfach ignorieren lässt und durchaus Handlungsbedarf für Forschungs- wie auch für therapeutische Ansätze besteht.

Auch eine genaue Betrachtung der vor einem Abbruch bestehenden vielfältigen Gründe eines Schwangerschaftskonflikts lassen vermuten, dass sich gewisse Probleme in die Zeit nach dem Abbruch fortsetzen, die bei einer Fragestellung zu Folgen des Schwangerschaftsabbruchs berücksichtigt werden müssen. Negative Folgen eines Abbruchs einseitig auf angebliche „Stigmatisierung" zurückzuführen, zeichnet ein unscharfes und einseitiges Bild der vielschichtigen Realität einer komplexen Gesamtsituation, durch die ein Schwangerschaftsabbruch schon im

---

[6] Vgl. Yoder (2014) und Martin (2016).

[7] So ist beispielsweise eine 2019 publizierten Studie zu Effekten *der Mexico City Policy* von der *William and Flora Hewlett Foundation* und der *David and Lucile Packard Foundation* mitfinanziert, vgl. Brooks et al. (2019), S. 1046. Den beiden Stiftungen wird vorgeworfen, große Unterstützer der Abtreibungsinfrastruktur zu sein, vgl. Live Action (2020). Auch eine Studie aus dem Jahr 2020 zu den Folgen von Schwangerschaftsabbrüchen bekam finanzielle Zuwendungen von selbigen wie auch von einer „anonymous foundation", vgl. Rocca et al. (2020). Hinter dem anonymen Spender verbirgt sich mutmaßlich die *Susan Thompson Buffett Foundation*, vgl. Martin (2016). Die Finanzmittel dieser diskret handelnden Stiftung stammen von Warren Buffett, dem mutmaßlich größten Finanzier von Schwangerschaftsabbrüchen in den USA, vgl. Ludwig (2020a-d).

[8] Zu nennen ist hier beispielsweise das *Center for Family and Human Rights Institute (C-Fam)* und *The Heritage Foundation*.

Vorfeld charakterisiert ist und die sich dann auch im Nachgang fortsetzen kann. Es ist beispielsweise denkbar, dass Frauen, die durch den Druck Dritter zu einem Abbruch mehr oder weniger offensichtlich genötigt wurden, im Nachgang darunter leiden, etwas getan zu haben beziehungsweise zu etwas gezwungen worden zu sein, von dem sie selbst nicht wirklich überzeugt waren. Ähnliche Muster wie bei Opfern sexuellen Missbrauchs sind zu diskutieren und zu untersuchen.

Derartige Zusammenhänge zu ignorieren bagatellisiert eine nicht unwahrscheinliche und wie bei Missbrauch oftmals verschwiegene Not von Frauen nach einem Abbruch. Dass es sich dabei nicht nur um Einzelfälle handeln könnte, legt die obige Untersuchung nahe – in Anbetracht des beachtlichen Anteils von Frauen, die unter dem Druck Dritter im Schwangerschaftskonflikt stehen. Die Untersuchung von Gründen für den Schwangerschaftskonflikt ist also auch ein wichtiger Schlüssel für Untersuchungen zu möglichen Folgen des Schwangerschaftsabbruchs und ist bei weitem kein abgeschlossenes Forschungsgebiet.

Wird die Selbstbestimmung der Frau angemessen bewertet und hat sie Grenzen?

18

„Das Kind ist erst ein Kind, wenn ich das will!"

(Abtreibungswillige Schwangere)

Die Selbstbestimmung der Frau ist unter dem Begriff der „sexuellen und reproduktiven Rechte" eines der führenden Argumente, Schwangerschaftsabbrüche zu
legitimieren. Die Vorstellungen diesbezüglich gehen weit über den Kompromiss
von Beratung und 12-Wochen-Frist hinaus. Während manche an eine deutliche
Ausweitung der Frist auf die extrauterine Überlebensfähigkeit des Ungeborenen
denken, sehen beispielsweise die Forderungen der Jungsozialisten (Jusos) aus
dem Jahr 2018 sogar keinerlei Frist vor. Auf die Frage, ob damit Abtreibungen
auch im 9. Monat einer Schwangerschaft ermöglicht würden, antwortete die Juso-
Vizevorsitzende Katharina Andres ausweichend mit der Aussage, es sei absurd
zu glauben, „dass sich eine Frau im achten oder neunten Monat auf einmal zu
einem Schwangerschaftsabbruch entscheidet" und betont, dass das Selbstbestimmungsrecht der Frau aber trotzdem zu respektieren sei.[1] In bioethischen Debatten
wird sogar über postnatale Abtreibungen, also Schwangerschaftsabbrüche nach
der Geburt, diskutiert.[2] Bei der Mehrheit der Bevölkerung mag eine derartige
Vorstellung noch Entrüstung auslösen, und auch wenn die Begrifflichkeit in sich
völlig widersprüchlich ist – eine Schwangerschaft endet mit der Geburt und kann
folglich danach nicht mehr beendet werden –, so scheint eine solche Möglichkeit
im Rahmen unbegrenzter Selbstbestimmung ein folgerichtiger Gedanke zu sein

---

[1] So Andres in einem Interview mit der Welt am 6. Dezember 2018, vgl. Heimbach (2018).

[2] Vgl. Giubilini/Minerva (2012), S. 263. Eine ähnliche Position vertritt auch Peter Singer,
siehe Abschnitt 9.3.

F. M. Dienerowitz, *Der Diskurs um § 218 StGB und Ursachen von Abtreibungen*,
Medizin, Kultur, Gesellschaft, https://doi.org/10.1007/978-3-658-42777-1_18

und stellt in der Menschheitsgeschichte ohnehin keine Neuheit dar.[3] Einer solchen Argumentationslinie, welche die Selbstbestimmung über alles andere erhebt und sich als ein Fass ohne Boden erweist, sind dennoch im Wesentlichen drei Punkte entgegenzuhalten:

(1) Die Selbstbestimmung findet dort ihre Grenzen, wo die Rechte eines Dritten in für diesen unzumutbarer Weise beeinträchtigt werden. In vielen Lebensbereichen ist uns dies bewusst und ein unverrückbarer Grundsatz geworden. Als aktuelles Beispiel können hier die Maßnahmen in der Coronakrise aufgeführt werden: Um potenzielle Infektionen und daraus möglicherweise resultierende Todesfälle zu vermeiden oder zumindest zu reduzieren, wurden weitreichende Grundrechtseinschränkungen umgesetzt – die Einschränkung der Selbstbestimmung wurde hierbei vielfach als selbstverständlich vorausgesetzt. Um wieviel mehr müsste das für einen Abbruch der Schwangerschaft gelten, bei dem die zum Tod eines Dritten führende Kausalkette viel unmittelbarer ist als bei einem schwer nachzuvollziehenden Infektionsgeschehen. Auch bei einem sehr viel abstrakteren Thema, weil es in Bezug auf die Handlungskonsequenzen des Einzelnen noch sehr viel indirekter ist, sind Einschränkungen in der Selbstbestimmung gesellschaftlich und politisch weitestgehend akzeptiert: der Klimaschutz. Da wir zukünftigen – sogar noch nicht einmal gezeugten – Generationen ein gutes Leben auf diesem Planeten ermöglichen wollen, unterliegen wir Regulierungen und Verboten.[4] Um wieviel mehr müsste dies für den Abbruch einer Schwangerschaft gelten, wo es unmittelbar um das

---

[3] Der Infantizid war in kultivierten Völkern wie bei den Griechen und Römern gängige Praxis und ein Bürgerrecht des *pater familias*, vgl. Stein (2013). Siehe dazu auch Kapitel 2, Fußnote 2 und Kapitel 9, Fußnote 29.

[4] So räumte der 1. Senat des Bundesverfassungsgerichts in seinem Urteil vom 24. März 2021 dem Klimaschutz im Hinblick auf zukünftige Generationen Verfassungsrang ein und gewährt entsprechend dem Schutzauftrag für künftige Generationen sogar staatliche Eingriffe in Grundrechte vgl. BVerfG, Beschluss vom 24. März 2021 – 1 BvR 2656/18. Auch auf der Internetseite der SPD wird der Klimaschutz direkt mit dem Wohlergehen künftiger Generationen in Zusammenhang gebracht: „Natürlich sollen unsere Kinder und Enkel noch eine Welt haben, in der sie leben können.", vgl. SPD (2021a). Der Klimaschutz könnte sich jedoch in eine konträre und lebensfeindliche Ideologie verwandeln: Es mehren sich Positionen, die das Kinderkriegen als klimaschädlich und deswegen als „unmoralisch" kritisieren. Zu den ohnehin schon vielfältigen Konfliktursachen könnte sich eine weitere Belastung für Schwangere anbahnen: Der pseudomoralische Druck abzutreiben, um einen weiteren, ohnehin vielleicht ungewollten, klimaschädlichen Menschen zu vermeiden, vgl. beispielsweise Haas (2019) und Focus (2020).

Leben eines bereits gezeugten Menschen geht.[5] Betrachtet man das Ungeborene als einen Menschen mit unantastbarer Würde und einem Recht auf Leben, so muss das Selbstbestimmungsrecht hinter die Grenze über Leben und Tod des ungeborenen Dritten entscheiden zu dürfen zurücktreten, und der Schwangerschaftsabbruch verbietet sich infolgedessen.

(2) In den meisten Fällen geht dem Schwangerschaftsabbruch eine selbstbestimmte Entscheidung zum Geschlechtsakt voraus. Ignoriert man dieses grundlegende Faktum, wird ein wesentliches Hindernis, das der oben skizzierten Spirale grenzenloser (und letztlich grausamer) Selbstbestimmung entgegensteht, übergangen. Der Mensch muss sich bewusst sein, dass bei jeder Entscheidung zum Geschlechtsverkehr zwischen Mann und Frau ein ungeborenes Leben entstehen kann und dass dann beide Geschlechtspartner dafür Verantwortung zu tragen haben. Auch muss jedem bewusst sein, dass Verhütung die Wahrscheinlichkeit einer Schwangerschaft zwar verringert, aber nicht völlig ausschließt und damit nicht die Verantwortung für die möglichen Folgen des Geschlechtsverkehrs erlischt. Insofern sind Entscheidungen und Handlungen, welche die Zeugung als grundlegende Grenzlinie von Entscheidungsfreiheit ignorieren und die Vernichtung menschlichen Lebens in Kauf nehmen, nicht als Selbstbestimmung, sondern im besten Fall als Verantwortungslosigkeit zu werten. Würde sich die Gesellschaft in Bezug auf Sexualität auf ein bewusst verantwortliches Handeln besinnen, das unabhängig von der Verwendung von Verhütungsmaßnahmen stets die Möglichkeit der Entstehung eines Dritten und die daraus resultierende Verantwortung berücksichtigt, und würde zu solch nachhaltigem Verhalten beispielsweise in Schulen und Medien ermutigt, so ist anzunehmen, dass weniger Frauen in die missliche Lage des Schwangerschaftskonflikts geraten und sich die Anzahl an Schwangerschaftsabbrüchen folglich ebenfalls reduziert. Selbst wenn man das Ungeborene noch nicht als ein schützenswertes menschliches Leben betrachtet oder das Selbstbestimmungsrecht der Frau über das ungeborene Kind stellt, muss man anerkennen, dass mit solch einer verantwortungsvoll gelebten Sexualität viel Leid und Not, das mit einem Schwangerschaftskonflikt und einem möglichen Abbruch in vielschichtiger Weise einhergeht, vermieden werden könnte. Dies gilt insbesondere für die nicht zu unterschätzende Anzahl von Frauen, die – wie die obige Untersuchung nahelegt – trotz der ungewollten Schwangerschaft nicht von einer

---

[5] Ähnliche Kritik äußerte bereits Anfang der 1990er Jahre der SPD-Politiker und langjährige Bundestagsabgeordnete Robert Antretter: „Es will mir nicht einleuchten, dass […] der Schutz von Natur und Umwelt selbstverständlich unter Strafandrohung durchgesetzt wird, nicht aber der Schutz ungeborener Kinder", vgl. Antretter (1993), S. 360–361.

Abtreibung überzeugt sind, sich jedoch durch die verschiedensten Ursachen dazu unausweichlich gezwungen fühlen. Wenn Menschen jedoch nicht bereit sind, ihr Sexualverhalten verantwortungsvoll zu gestalten, so müssen alle Beteiligten – also sowohl die Frau wie auch der Mann – die Konsequenzen ihres freiwilligen Handelns tragen; jedoch nicht auf Kosten des Lebens eines unbeteiligten Dritten, dem Ungeborenen. Natürlich erreicht diese Argumentation dort seine Grenzen, wo ein Mensch aufgrund von unfreiwilligem Geschlechtsverkehr gezeugt wurde. So schlimm ein solcher Fall auch ist, macht dies in der Gesamtheit von Schwangerschaftsabbrüchen nur einen sehr geringen Anteil aus und muss gesondert diskutiert werden.[6] Von dieser „unfreiwilligen" Minderheit ein Recht der „freiwilligen" Mehrheit auf Abtreibung herzuleiten ist als ein übergeneralisierender induktiver Fehlschluss zu werten.

(3) Eine vollkommen uneingeschränkte Selbstbestimmung entspricht zwar einem idealen, nicht aber einem realistischen Bild. Das Idealbild einer selbstbestimmten Frau, die ihre Entscheidungen in voller Souveränität trifft, ist als Illusion zu hinterfragen, weil wir als Menschen alle aufeinander angewiesen und in ein soziales Gefüge gestellt sind, das uns immer in irgendeiner Form und in irgendeine Richtung bewusst oder unbewusst beeinflussen wird. Das gilt für jeden Menschen, also sowohl für den Mann wie auch für die Frau. Jedoch ist gerade eine Schwangere naturgemäß umso stärker von diesem Sozialgefüge abhängig. Idealerweise gibt ihr dieses den ihr zustehenden Schutz und alle notwendige Unterstützung. Das Gegenteil scheint jedoch häufig der Fall zu sein, wie die obigen Untersuchungsergebnisse nahelegen. Folglich ist anzunehmen, dass in vielen Fällen die vermeintlich selbstbestimmte Entscheidung der Schwangeren zum Abbruch lediglich das sich Fügen unter die Einflüsse ihres sozialen Umfelds und der Umstände ist. Die erhoffte Selbstbestimmung verkehrt sich in der realen Welt also nicht selten in das Gegenteil dessen, was sie in einer idealen Welt zu sein vorgibt: Statt eine freie Entscheidung zu ermöglichen, wird sie als Waffe auf die Frau gerichtet, der als Spielball des Willens Dritter und der Umstände auch noch vorgegaukelt wird, emanzipiert und eigenständig zu handeln. Aus dem Begriff weitgefasster Selbstbestimmung werden im Kampf um liberale Abtreibungsregelungen realitätsferne Schlüsse gezogen, was viele Frauen hilflos stellt und ihrer Freiheit beraubt. Die Selbstbestimmung der Frau wird also oft falsch

---

[6] Siehe Abschnitt 3.1.

interpretiert; ihr sind in der Realität zwangsläufig enge Grenzen gesetzt. Ignoriert man diese Grenzen, reduziert sich der Begriff der Selbstbestimmung auf eine leere Worthülse mit fatalen Folgen für viele Frauen.

Es lässt sich also zusammenfassen: Die Selbstbestimmung der Frau wird im Kontext des Themas Schwangerschaftsabbruch vielfach nicht angemessen bewertet, vielmehr wird sie häufig aus ihrem Kontext isoliert und folglich überhöht betrachtet, weil das Recht eines unbeteiligten Dritten und die Eigenverantwortung oftmals nicht miteinbezogen werden. Zudem wird die Selbstbestimmung in Bezug auf Abtreibungen häufig falsch bewertet, weil die Lebenswirklichkeit vieler Frauen in ihrem sozialen Gefüge verkannt und ignoriert wird.

Ist eine Verankerung des Schwangerschaftsabbruchs im Strafgesetz notwendig?

19

> *„Sie [die Schwangere] hat nämlich einen Plan. Sie will ihm [dem Kindesvater] sagen, dass sie schwanger ist, wenn seine Eltern in der Nähe sind. Und erst in fünf Wochen, wenn er sie nicht mehr [zur Abtreibung] drängen kann. Dann werden die ihr schon beistehen."*
>
> *(Auszug aus einem Beratungsprotokoll)*

Abtreibungsbefürwortern ist die Verankerung des Schwangerschaftsabbruchs im Strafgesetzbuch ein Dorn im Auge. Auch wenn das Bundesverfassungsgericht 1993 klargestellt hat, dass Abtreibungen als Unrecht zu betrachten und somit im Strafgesetzbuch zu regeln sind, mehren sich erneut Stimmen, die eine Streichung der §§ 218 und 219 StGB erreichen und den Schwangerschaftsabbruch zu einem „normalen" medizinischen Eingriff wie jeden anderen machen wollen. So heißt es beispielsweise im Grundsatzprogramm der Grünen aus dem Jahr 2020, dass selbstbestimmte Schwangerschaftsabbrüche im Strafgesetzbuch nichts verloren hätten und ihre Kosten grundsätzlich übernommen werden müssten.[1] Auch die SPD schloss sich mit ihrem „Zukunftsprogramm" vom 9. Mai 2021 den Forderungen der Grünen an: Schwangerschaftskonflikte gehörten nicht ins Strafrecht, und Abtreibungen sollten in staatlich geförderten Krankenhäusern Teil der Grundversorgung sein.[2] Die Jusos hatten bereits 2018 gefordert „dass Abtreibungen […] nicht mehr im Strafgesetzbuch geregelt sind" und kritisierten es als

---

[1] Vgl. Bündnis 90/Die Grünen (2020), S. 56.

[2] Vgl. SPD (2021b), S. 43.

F. M. Dienerowitz, *Der Diskurs um § 218 StGB und Ursachen von Abtreibungen*, Medizin, Kultur, Gesellschaft, https://doi.org/10.1007/978-3-658-42777-1_19

einen Missstand, dass diese als einziger medizinischer Eingriff im Strafgesetzbuch genannt seien.[3] Ebenso fordert *Pro Familia* schon seit Jahren die Streichung
der §§ 218 und 219 StGB.[4] Diese Positionen sind jedoch in zweifacher Hinsicht
zu hinterfragen:

(1) Wenn das Ungeborene als Mensch betrachtet wird und ihm infolgedessen
    unantastbare Würde und Recht auf Leben zukommt, so ist es vor der Bedro-
    hung seines Lebens durch den Schwangerschaftsabbruch unweigerlich durch
    das Strafgesetz zu schützen und Unrecht ist an dieser im Rechtssystem vor-
    gesehenen Stelle auch Unrecht zu nennen. Wie Kapitel 5 und Kapitel 9
    ausführlich darstellen, führen bereits die aktuellen Regelungen zu erheblichen
    Rissen in der Rechtsordnung. Eine komplette Aufgabe einer strafrechtlichen
    Verankerung des Schwangerschaftsabbruchs unter Beibehaltung der Auffas-
    sung des Bundesverfassungsgerichts, dass es sich bei dem Ungeborenen um
    einen Menschen handelt, würde jedoch die völlige Demontage des rechts-
    staatlichen Systems bedeuten. Schafft man §§ 218 bis 219 StGB – wie
    von manchen gefordert – vollständig ab, eröffnet man die Möglichkeit, bis
    unmittelbar vor der Geburt abzutreiben. Der Argumentation, Abtreibungen
    zu einem späten Zeitpunkt in der Schwangerschaft seien unwahrscheinlich,
    sind zum einen Zahlen entgegenzuhalten[5], zum anderen wird dabei ignoriert,
    dass der Schutz des Strafrechts auf schützenswerten Rechtsgütern beruht und
    nicht auf statistischen Wahrscheinlichkeiten: Auch wenn ein Delikt fast nie
    vorkommt, bleibt es strafbar. Ebenso ist eine von „gemäßigt liberalen" Vertre-
    tern vorgeschlagene Grenzverschiebung der Strafbarkeit auf die extrauterine
    Lebensfähigkeit des Ungeborenen schwer haltbar[6], da sich diese in den letz-
    ten Jahrzehnten deutlich nach vorne verschoben hat und mit medizinischem
    Fortschritt vielleicht noch weiter verschieben lässt: Wären demnach Unge-
    borene in späteren Schwangerschaftswochen vor wenigen Jahren weniger

---

[3] So Katharina Andres, stellvertretende Bundesvorsitzende der Jusos, in einem Interview mit
der Zeitung *Die Welt* am 6. Dezember 2018, vgl. Heimbach (2018).

[4] Siehe Abschnitt 6.3 und Abschnitt 8.3.

[5] Siehe Abschnitt 7.2.

[6] Einen derartigen Vorschlag machte Katharina Andres, stellvertretende Bundesvorsitzende
der Jusos, vgl. Heimbach (2018). In Bezug auf Schwangerschaftsabbrüche aufgrund von
Behinderung des Ungeborenen forderte die *Bundesärztekammer* 1998 ebenfalls eine Begrenzung von Abbrüchen auf die extrauterine Lebensfähigkeit, siehe Abschnitt 7.1 und vgl. BÄK
(1998), S. 3016. Siehe auch Abschnitt 9.3.

schützenswerte Menschen als Ungeborene unserer Tage in bedeutend früheren Schwangerschaftswochen, nur weil sie Dank der modernen Medizin und Technik heutzutage trotz enormer Frühgeburtlichkeit überleben können?

(2) Eine Verankerung des Schwangerschaftsabbruchs im Strafgesetz mag sich für manche Frauen subjektiv wie eine ungerechtfertigte Kriminalisierung anfühlen, für viele andere Frauen ist jedoch gerade dies ein wichtiger und notweniger Schutz, um nicht Opfer einer Nötigung zu werden. Die Wahrscheinlichkeit, dass das Umfeld die Nötigung zu einem Abbruch unterlässt, ist größer, wenn der Schwangerschaftsabbruch klar als strafbares Unrecht gekennzeichnet und dieses auch in der Bevölkerung als solches bekannt ist. Die Untersuchung in Teil III legt nahe, dass dieser Druck beziehungsweise die Einflussnahme und Manipulation von schwangeren Frauen durch Dritte ein ernstzunehmendes Problem ist und sich nicht auf Einzelfälle beschränkt: Glaubt man den Zahlen, so nannten 30 % der Frauen die Ablehnung des Ungeborenen durch den Kindesvater als einen Faktor für den Schwangerschaftskonflikt, über 20 % den Druck durch die Familie, und in etwa 10 % der Fälle spielte die negative Einflussnahme des breiteren sozialen Umfeldes eine Rolle. Beschränkt man die Untersuchung einzig auf die qualitativ hervorstechenden Faktoren, so gelangt man zu der ernüchternden Erkenntnis, dass bei bis zu einem Drittel aller Konfliktsituationen der Druck durch Dritte der entscheidende Grund für die Erwägung eines Schwangerschaftsabbruchs ist.[7] Diese schwerwiegende Bedrohung von Schwangeren und ihren Ungeborenen lässt sich nicht allein durch Hilfs- und Präventivmaßnahmen beseitigen, ihr muss vielmehr mit dem Mittel des Strafrechts entgegengetreten werden – einerseits durch die rechtliche Missbilligung einer solchen Einflussnahme an sich, andererseits aber auch bereits durch den strafrechtlichen Entzug der Argumentationsgrundlage Dritter, nämlich dass die ungewollt Schwangere einfach abtreiben könne, um das Problem vermeintlich zu lösen. Auch das Werbeverbot für Schwangerschaftsabbrüche ist unter diesem Aspekt zu beleuchten: Eine Aufgabe dieser strafrechtlichen Einschränkung könnte bedeuten, dass sich noch mehr Frauen ungewollt zu einem Schwangerschaftsabbruch nötigen lassen, weil ihnen die Abtreibung als vermeintlich leichteste Lösung beispielsweise bei einer Google-Suchanfrage angeboten wird und Informationen, die ihr zum Austragen der Schwangerschaft helfen könnten, in den Hintergrund abgedrängt werden.[8]

---

[7] Siehe Abschnitt 12.2 und Abschnitt 13.2. Die Problematik wird auch durch andere, externe Statistiken bestätigt, siehe Kapitel 15 und Kapitel 16.

[8] Vgl. hierzu auch Reufels (2018), S. 718.

Es lässt sich also festhalten, dass sowohl die Anerkennung des Ungeborenen als Mensch die Regelung des Schwangerschaftsabbruchs im Strafgesetzbuch verlangt, aber auch die Problemsituation der Frau, um sie vor dem manipulativen Zugriff ihres Sozialgefüges effektiv schützen zu können. Die Forderung einer Streichung der §§ 218 bis 219 StGB zum scheinbaren Vorteil der Frauen ist also zu kurz gedacht. Es ist vielmehr als fatal zu betrachten, wenn in Gesellschaft und Politik restriktive Abtreibungsregeln als „Stigmatisierung von Frauen in Notsituationen" gebrandmarkt werden[9], ohne dass man sich bewusst ist, dass die Notsituation oftmals die direkte oder indirekte Nötigung zu einem Abbruch ist und durch eine weitere Liberalisierung dem Druck ausübenden Umfeld eine Waffe in die Hand gegeben wird, womit die Not- und Zwangslage vieler Frauen nur noch weiter verschärft wird.

---

[9] Vgl. DÄ (2019b).

Hat sich das Beratungssystem bewährt?

20

> *„Sie [die Schwangere] sagte, dass ihr die [vorangegangene] Beratung nichts gebracht hat. Die Beraterin wollte nur wissen, wieviel Prozent für eine Abtreibung und wieviel gegen eine Abtreibung sprechen. Sie antwortete: ‚75 % für Abtreibung, 25 dagegen.‘ Dann bekam sie den Schein."*
>
> *(Auszug aus einem Beratungsprotokoll)*

Ob sich das Beratungssystem innerhalb der letzten 25 Jahre bewährt hat und als Erfolg zu werten ist, liegt im Auge des Betrachters: Wenn man bis zur 12. Schwangerschaftswoche post conceptionem auch ohne schwerwiegende Gründe einen weitestgehend uneingeschränkten Zugang zu sicheren Abtreibungsmethoden gewährleistet sehen will, so ist die Frage nach dem Erfolg trotz gewisser Hürden für die abtreibungswilligen Frauen mit *Ja* zu beantworten. *Nein* lautet hingegen die Antwort, wenn man von der Beratungsregelung ein System erwartet hat, das den Schwangerschaftsabbruch zu einer zeitlich unbefristeten und voll finanzierten Gesundheitsleistung macht. Das war jedoch niemals das vorgegebene Ziel, auch wenn sich die aktuellen Regelungen in Anbetracht der Entwicklungen als ein Zwischenschritt zu derartigen Zuständen herausstellen könnten.

Stellt man sich die Frage des Erfolges hinsichtlich der grundlegenden Zielvoraussetzungen, unter denen das Bundesverfassungsgericht die Beratungsregelung überhaupt duldete, nämlich ob sie eine wesentliche Reduzierung der Zahlen von Schwangerschaftsabbrüchen ermöglicht hat, so ist dieses nicht nur angesichts der

F. M. Dienerowitz, *Der Diskurs um § 218 StGB und Ursachen von Abtreibungen*, Medizin, Kultur, Gesellschaft, https://doi.org/10.1007/978-3-658-42777-1_20

absoluten Zahlen kritisch zu hinterfragen[1], sondern vor allem unter Beachtung
der Relation von Abbrüchen zu allen Schwangerschaften und im Vergleich zu
den Zahlen der alten Regelungen der BRD eher zu verneinen.[2] Als Ursache der
fragwürdigen Erfolgsquote hinsichtlich dieser grundlegenden Erwartung an das
Beratungssystem muss man zweierlei Ansätze in Erwägung ziehen: Entweder ist
das gesamte System prinzipiell ein realitätsferner Ansatz, der auch bei optima-
ler Umsetzung die Zahl der Abbrüche nicht effektiv zu reduzieren vermag, oder
aber er weist an entscheidender Stelle Lücken beziehungsweise eine unzureichende Umsetzung auf, nämlich bei der Beratung der Schwangeren. Um mit dem
theoretischen Prinzip „Hilfe statt Strafe" einen effektiven Schutz für das ungeborene Leben zu etablieren, ist der Staat auf Beratungsstellen angewiesen, die
seine Vorstellungen hinsichtlich der Beratung mit Überzeugung umsetzen. Für
die Gratwanderung, den klaren Einsatz für das ungeborene Leben zu gewährleisten und gleichzeitig Schwangerschaftsabbrüche zu ermöglichen, benötigt er
Beratungsträger, die einem solchen Konzept loyal gegenüberstehen.

Diesbezüglich ist festzustellen, dass beispielsweise die katholische Kirche für
ihren zunächst ambivalenten Kurs hinsichtlich der Schwangerschaftskonfliktberatung zwar berechtigterweise viel Kritik geerntet, jedoch zuletzt folgerichtig
gehandelt hat: Weil das Beratungskonzept nicht im Einklang mit ihren eigenen Überzeugungen steht, war der Ausstieg aus den Beratungen gemäß §§ 5 bis
10 SchKG die unausweichliche Konsequenz zur Wahrung der eigenen Integri-
tät einerseits, andererseits aber auch, weil eine Beratung gemäß den essenziellen
Prinzipien eines so sensiblen Konzepts wie die Beratungsregelung eben nicht
gewährleistet werden kann, wenn die beratende Organisation nicht mit Überzeugung dahintersteht. *Pro Familia* zog im Gegensatz dazu nicht die gleichen
Konsequenzen und führt weiterhin flächendeckend und in großer Zahl Beratungen durch, obgleich sie – wenngleich motiviert von einem der katholischen
Kirche entgegengesetzten ideologischen Standpunkt – ganz offensichtlich das
Beratungssystem gemäß den gesetzlichen Regelungen ablehnt und durch politische Einflussnahme auf die Abschaffung der Pflichtberatung hinarbeitet.[3] Auch
wenn eine dem Gesetz und den Vorstellungen des Bundesverfassungsgerichts entsprechende Beratung zum Schutz des ungeborenen Lebens letztlich entscheidend

---

[1] In den 25 Jahren der Beratungsregelung wurden nach offiziellen Statistiken 2.897.101
Abtreibungen vorgenommen, was einer Entvölkerung von nahezu der doppelten Einwohner-
zahl Münchens entspricht.

[2] In der alten BRD wurden nach offizieller Statistik im Durchschnitt 11,2 % aller Schwangerschaften beendet, in den 25 Jahren nach der Neuregelung von 1995 im Durchschnitt 13,7 %,
siehe Abschnitt 3.1.

[3] Siehe Abschnitt 6.3, Abschnitt 7.2 und Abschnitt 8.3.

von den einzelnen Beraterinnen und ihren Überzeugungen abhängt, drängt sich dennoch die Vermutung auf, dass das Beratungskonzept massiv untergraben wird, wenn einer der größten Beratungsanbieter in seinen offiziellen Positionen das System als Ganzes ablehnt und abgeschafft sehen will.

Dabei würde es fatale Folgen haben, auf dem Weg einer weiteren Liberalisierung der Abtreibungsregelungen fortzuschreiten. Unabhängig von den Konsequenzen eines Schwangerschaftsabbruchs für das ungeborene Kind würde der Wegfall einer Pflichtberatung vor einem Abbruch zahlreichen Frauen, die eigentlich gar nicht abtreiben wollen, den letzten Rettungsanker nehmen, um einen anderen Ausweg und die dafür notwendige Unterstützung zu finden, weil sie ohne Pflicht niemals eine Beratung in Anspruch nehmen würden oder es ihnen von Dritten gar versagt wird. Dass eine Beratung ein solcher Rettungsanker sein kann, setzt aber voraus, dass die Beratungsstelle wirklich daran interessiert ist, die Gründe für den Konflikt herauszufinden und effektive individuelle Hilfsangebote und Lösungsmöglichkeiten anzubieten, die den Schrecken der widrigen Umstände relativieren können. Außerdem muss in einer solchen Beratung die Frau dazu befähigt werden, unabhängig von den Umständen, die gegen das Kind sprechen, sich über ihren persönlichen, tatsächlichen Willen klar zu werden. Gerade zu Beginn einer ungewollten Schwangerschaft kann dieser möglicherweise für die Frau selbst nicht deutlich erkennbar sein, nicht nur, weil eine Schwangerschaft weitreichende und selbst innerhalb von neun Monaten Schwangerschaft nicht absehbare Konsequenzen hat, sondern auch, weil er durch die hormonellen Veränderungen während einer Schwangerschaft Schwankungen unterworfen sein kann. Zusätzlich erschwert ist die Willensbildung der Frau durch den nicht seltenen Druck Dritter, durch vielschichtige andere belastende äußere Umstände und nicht zuletzt durch den Zeitdruck, dem sie aufgrund der 12-Wochen-Frist nach § 218a Absatz 1 StGB ausgesetzt ist. All dies in eine Beratung miteinzubeziehen, in der keine Zeit für den Aufbau eines wirklichen Vertrauensverhältnisses bleibt und bei der sich beständig die Abtreibung als die Lösung mit dem geringsten Widerstand aufdrängt, ist eine anspruchsvolle und vielleicht sogar unmögliche Aufgabe. Wenn eine Beratung aber keine gründliche Arbeit leistet und ohne zu hinterfragen Beratungsscheine als Zugang zur Abtreibung ausstellt, kommt dies einem Wegfall der Beratungspflicht gleich und stellt zahlreiche Frauen schutz- und hilflos.

Die Argumentation, Abtreibung müsse im Zuge der Selbstbestimmung der Frau weiter liberalisiert werden und die Beratung ein freiwilliges Angebot sein, ist also objektiv gesehen nur teilweise als gültig zu betrachten, da sie nur jene Schwangeren berücksichtigt, die sich tatsächlich in völliger Selbstbestimmung für einen Abbruch entscheiden, jedoch den nicht zu unterschätzenden Anteil an

Frauen außen vor lässt, die für ihre Selbstbestimmung den Schutz und Rückhalt des Staates im Sinne einer zutiefst gründlichen Pflichtberatung benötigen. Eine solche scheint jedoch häufig nicht gegeben zu sein, was sich nicht nur aus den soeben ausgeführten theoretischen Betrachtungen schließen lässt, sondern auch Erfahrungs- und Medienberichte bestätigen.[4]

Doch selbst wenn ideale Voraussetzungen seitens aller Beratungsstellen gegeben wären, blieben die im Diskurs um den Schwangerschaftsabbruch seit 1995 vielfach genannten Zweifel am Beratungskonzept unausgeräumt. Insbesondere muss sich der Staat nach über 25 Jahren erneut die Frage stellen, ob es richtig und erfolgreich war, fundamentale rechtliche Grundsätze über Bord zu werfen beziehungsweise diese für die Anfangsphase menschlichen Lebens zugunsten des Beratungskonzepts auszuklammern, um das (quantitative) Ausmaß von Unrecht gegenüber Ungeborenen möglichst gering zu halten und Frauen eine (vermeintlich) bestmögliche Hilfe anzubieten. Schließlich muss man beide Ziele – den effektiven Schutz Ungeborener und ebenso die effektive Hilfe für alle Schwangeren – als gescheitert betrachten. Der Staat hat zwar richtigerweise erkannt, dass Hilfen für Frauen im Schwangerschaftskonflikt von grundlegender Bedeutung auch für das Leben des Ungeborenen sind. Diese Hilfen können sich jedoch – realistisch betrachtet – niemals allein auf eine Beratung stützen, um Lösungen für die vielfältigen Probleme der Schwangeren zu finden, wie es insbesondere der Druck und die Manipulation durch Dritte deutlich machen. Dies gilt umso mehr, wenn – wie in den jetzigen Regelungen – die Beratung gleichzeitig das Mittel zum von der Frau gewünschten oder vom Umfeld erzwungenen Ziel der Abtreibung ist.

---

[4] Derartige negative Erfahrungen schildern die Frauen in den ausgewerteten Schwangerschaftskonfliktberatungsprotokollen immer wieder, siehe Abschnitt 14.2. Auch in den Medien wurde die Problematik von Beratungen, die nicht den Bedürfnissen der Schwangeren begegnen, thematisiert, so beispielsweise in einem Spiegel-Artikel vom 14. Juli 2018, vgl. Bolmer (2018).

In welchem Maß ist die Frage nach dem Status des Ungeborenen notwendig?

21

> *„Es hat ja schon Arme und Beine und einen Kopf!"*
>
> *(Schwangere im Konflikt nach der ersten Ultraschalluntersuchung)*

Es mehren sich Stimmen, die den Diskurs um den Schwangerschaftsabbruch mehr folgenorientiert als statusorientiert geführt sehen möchten.[1] Die Ergebnisse der vorangegangenen Teile der vorliegenden Arbeit legen nahe, dass dies nicht zwangsläufig für eine weitere Liberalisierung des Schwangerschaftsabbruchs sprechen muss, sondern dass es auch unter Aussparung des Argumentes eines etwaigen Lebensrechts des Ungeborenen zahlreiche, allein auf die Frau fokussierende Gründe gibt, die gegen eine solche weitgehende Freigabe des Schwangerschaftsabbruchs sprechen. Dennoch ist das Lebensrecht des Ungeborenen eines der führenden Argumente von Abtreibungsgegnern und auch in der hier geführten Diskussion ein immer wiederkehrendes und gewichtiges Argument, das mit der Frage steht oder fällt, ob es sich beim ungeborenen Leben *erstens* um einen Menschen handelt und ob dieses *zweitens* (strafrechtlich) schützenswert ist:

(1) Der erste Punkt – ob es sich bei dem Ungeborenen um einen Menschen handelt – ist rein biologisch betrachtet unstrittig. Treffend beschrieb dieses Faktum der Embryologe Erich Blechschmidt (1940–1992), indem er – wie auch das Bundesverfassungsgericht[2] – betonte, dass sich der Mensch nicht

---

[1] So beispielsweise die ehemalige Verfassungsrichterin Gertrude Lübbe-Wolff am 3. Juni 2002, vgl. Beckmann (2002b), S. 33.

[2] Vgl. BVerfGE 88, 203, 251–252.

© Der/die Autor(en), exklusiv lizenziert an Springer Fachmedien Wiesbaden GmbH, ein Teil von Springer Nature 2023
F. M. Dienerowitz, *Der Diskurs um § 218 StGB und Ursachen von Abtreibungen*, Medizin, Kultur, Gesellschaft, https://doi.org/10.1007/978-3-658-42777-1_21

zum Menschen, sondern *als* Mensch entwickele: „Die Individualität eines menschlichen Lebewesens bleibt von der Befruchtung an während der ganzen Dauer der Entwicklung bis zum Tode erhalten, und nur das Erscheinungsbild ändert sich. Das ist heute ein als elementares Prinzip in der Biologie nachgewiesener Sachverhalt. […] Ein Mensch wird nicht Mensch, sondern ist Mensch von der Befruchtung an. […] Es ist daher irreführend, von werdendem Leben zu sprechen. Menschsein ist kein Phänomen, das aus der Ontogenese resultiert, sondern eine Wirklichkeit, die eine Voraussetzung der Ontogenese ist."[3] Tatsächlich ist der Mensch ständigem körperlichem Umbau und Veränderung unterworfen – auch wenn dies freilich in der Embryonal- und Fetalphase, im Kindes- und Jugendalter und am Lebensende äußerlich betrachtet offensichtlicher ist als in der Lebensmitte. Dem häufigen Argument, es handele sich bei einem Schwangerschaftsabbruch lediglich um die Entfernung von Schwangerschaftsgewebe beziehungsweise eines kleinen Zellhaufens wäre rein biologisch konsequenterweise entgegenzuhalten, dass bei der Tötung eines Kindes oder eines Erwachsenen lediglich ein mittelgroßer oder großer Zellhaufen eliminiert werde und dass es sich beim Sterben eines Greises nur um das Ende eines alten Zellhaufens handele. Der Versuch einen Zeitpunkt im Verlauf der Schwangerschaft zu finden, ab dem man das ungeborene Leben als Menschen definieren kann, wird immer scheitern, weil die Entwicklung des Menschen ein kontinuierlicher Prozess ist. Deutlich wird dies, wenn man sich retrospektiv betrachtet die Frage stellt, ab wann es legitim wäre ein menschliches Leben zu beenden, weil es sich – biologisch betrachtet – noch nicht um einen Menschen handelt. Darf man ein Kind von 2 Jahren töten? Oder ein Jahr zuvor? Wie sieht es mit einem Neugeborenen kurz nach der Entbindung aus? Ist es eine, zwei, drei oder vier Minuten vor der Entbindung ethisch noch unbedenklich, das Leben zu beenden? Die Fragereihe kann im gleichen Minutentakt oder in noch kleineren Zeiteinheiten fortgesetzt werden. Auch wenn man so die komplette Schwangerschaft zurückverfolgen würde, fände man keinen Zeitpunkt, zu dem man biologisch solide begründet feststellen könnte, dass dem Ungeborenen noch ein bestimmter Schritt zum Menschsein fehlt und es aufgrund eines solchen Entwicklungseinschnitts, der es zwischen dem Mensch- und Nicht-Menschsein abgrenzen würde, eliminiert werden darf. Das gilt auch für die formalrechtlich festgesetzten Fristen wie die 22. oder die 12.

---

[3] Blechschmidt (1982), S. 25.

Schwangerschaftswoche.[4] Der einzig klar definierte Einschnitt und gleichzeitig Endpunkt der obigen Fragenreihe ist die Befruchtung der Eizelle – der biologische Beginn eines Menschen. Freilich kann man die biologischen Grundlagen ignorieren und beispielsweise auf philosophischer oder religiöser Ebene versuchen, das Menschsein zu definieren und zu begrenzen oder vom Personsein zu entkoppeln.[5] Solche Versuche werden aber immer menschlicher Willkür ausgesetzt und je nach Betrachtungsweise und Interessenslage beliebig veränderbar sein – mit potentiell sehr gefährlichen Folgen.

(2) Den zweiten Punkt – ob der ungeborene Mensch schützenswert ist – bejahte das Bundesverfassungsgericht in seinen Urteilen aus den Jahren 1975 und 1993 eindeutig. Im Einklang mit den allen Menschen zukommenden Grundsätzen der unveräußerlichen Menschenwürde und dem Recht auf Leben begründete es in seinen Ausführungen den Schutzwert des Ungeborenen ausführlich und betonte, dass dieser „jedenfalls vom 14. Tage nach der Empfängnis (Nidation, Individuation) an" bestünde.[6] Selbst wenn hinsichtlich des menschlichen Status und der daraus folgenden Frage, ab welchem Zeitpunkt dem Ungeborenen Lebensrecht und Würde zukommt und ein rechtlicher Schutz geboten wäre, rechtsdogmatische Unklarheit bestünde, wäre es in Anbetracht der Möglichkeit, bei einem Schwangerschaftsabbruch das Leben eines möglicherweise existierenden Menschen zu gefährden, angebracht, die größtmögliche Vorsicht in Bezug auf die zeitliche Begrenzung des potentiell zu schützenden Rechtsgutes „Mensch" walten zu lassen. Auch so würde es zwangsläufig wieder auf die Befruchtung als den einzig unbedenklichen – weil hinsichtlich des Status unkritischen – Startpunkt des Schutzzeitraums hinauslaufen.

Schließlich gilt bezüglich der Statusfrage noch zu ergänzen, dass selbst der medizinische und juristische Laie das Ungeborene oftmals als vollwertigen Menschen anerkennt – zumindest wenn jener ungeborene Mensch gewollt ist. So werden die Ultraschallbilder der stolzen Eltern nicht selten als die ersten „Babybilder" präsentiert. Im Gegensatz dazu stellte sich bei der Lektüre der Beratungsprotokolle obiger Untersuchung immer wieder heraus, dass Frauenärzte ungewollt Schwangeren bewusst keine Ultraschallbilder mit nach Hause geben oder diese selbst die Fotos ablehnen, um nicht mit dem Faktum konfrontiert zu werden, dass sie einen „echten" Menschen in sich tragen. Es lässt sich also sagen, dass die Frage

---

[4] Vgl. § 218a Abs. 1, 4 StGB.
[5] Siehe Abschnitt 9.3.
[6] BVerfGE 39, 1, 37.

nach dem Status des Ungeborenen weder in der Lebensrealität der Menschen ignoriert werden kann noch die biologischen und juristischen Fakten beiseitegeschoben werden können. Die Statusfrage wird also nicht überbewertet und ist schon gar nicht als überflüssig zu betrachten, sondern muss immer als wichtiger und grundlegender Aspekt in Diskussion, Rechtsprechung und Gesetzgebung des Schwangerschaftsabbruchs miteinbezogen werden.

Welche Lösungsansätze sind hinsichtlich des Schwangerschaftskonflikts abzuleiten?

> *„Es tut mir leid, ich muss dich leider töten, aber es geht dir bei mir so schlecht, dass ich keinen anderen Weg sehe."*
>
> *(Frau im Schwangerschaftskonflikt)*

Der Schwangerschaftsabbruch ist im Fall eines Schwangerschaftskonflikts eine der naheliegendsten Ideen und oftmals die vermeintlich leichteste und schnellste Lösungsmöglichkeit. Sie beachtet aber nicht das etwaige Lebensrecht eines unbeteiligten Dritten – das des Ungeborenen – und ist auch aus alleiniger Sicht der Schwangeren zu hinterfragen: Neben dem Faktum, dass es Frauen gibt, die wegen eines Abbruchs mit negativen Konsequenzen in unterschiedlicher Hinsicht konfrontiert sind, muss man sich die Frage stellen, ob man mit einer Abtreibung sowieso schon vorhandene Grundprobleme lediglich überdeckt anstatt ihnen zu begegnen oder gar eine zwar herausfordernde, aber positive Lebensveränderung ausschlägt.[1] Insofern ist der Schwangerschaftsabbruch in den meisten der jährlich über 100.000 Fälle nicht als Lösungsmöglichkeit anzusehen, auch wenn man in Anbetracht der in Teil I ausgeführten geschichtlichen Betrachtungen zu der ernüchternden Erkenntnis gelangen muss, dass es Schwangerschaftsabbrüche, als einen vermeintlichen Ausweg aus den unterschiedlichsten Problemlagen,

---

[1] Siehe Kapitel 17.

Ergänzende Information Die elektronische Version dieses Kapitels enthält Zusatzmaterial, auf das über folgenden Link zugegriffen werden kann https://doi.org/10.1007/978-3-658-42777-1_22.

immer gab und wohl immer geben wird. Doch genau hier, nämlich bei der Problemsituation der Frau, liegt ein grundlegender Ansatzpunkt nicht nur für eine Eindämmung der Abbruchzahlen, sondern insbesondere auch dafür, der Not von Frauen im Schwangerschaftskonflikt bestmöglich zu begegnen und diese zu lindern – auch oder gerade ohne einen Schwangerschaftsabbruch.

Dazu muss allerdings die Situation der Frau genauestens betrachtet und analysiert werden, was bisher nur unzureichend geschehen ist und woraus dementsprechend nur ungenügende Konsequenzen gezogen wurden. Die in dieser Arbeit entwickelte, standardisierte Herangehensweise zur Erfassung von Schwangerschaftskonfliktgründen kann als Ansatzpunkt für weiterführende, detaillierte Untersuchungen dienen, um die vielseitigen Schwangerschaftskonfliktgründe zu identifizieren und diese dann mit entsprechenden Maßnahmen zu entschärfen. Eine kontinuierliche, vergleichbare Erfassung der Schwangerschaftskonfliktgründe und Forschung zu effektiven hilfreichen Ressourcen ist notwendig, um den sich im Lauf der Zeit wandelnden Herausforderungen ungewollter beziehungsweise perspektivloser Schwangerschaften begegnen zu können.[2] Die Untersuchungsergebnisse aus Teil III der vorliegenden Arbeit leisten dazu einen Beitrag in Bezug auf die gegenwärtige Situation. Sie zeigen deutliche Tendenzen hinsichtlich der Ursachen für Schwangerschaftsabbrüche auf, sodass sich konkrete Lösungsansätze diskutieren lassen: Die dominierenden Gründe für den Schwangerschaftskonflikt sind Partnerschaftsprobleme, Überforderung und biografische Gründe. Diesbezüglich ist zunächst festzustellen, dass es sich weitestgehend um wenig greifbare Bereiche handelt, in denen der Staat – im Gegensatz zu anderen Konfliktursachen wie materielle Gründe – wenig Einflussmöglichkeit hinsichtlich des Anbietens einer konkreten Lösung hat. Sehr wohl kann er aber Rahmenbedingungen schaffen, in denen individuelle Lösungsmöglichkeiten gut gedeihen oder manche Konfliktlagen durch Prävention vermieden werden können. Solche Rahmenbedingungen müssen dreierlei Aspekte beinhalten:

(1) Jede Schwangere, insbesondere in Konfliktlagen, sollte jederzeit Zugang zu ausführlicher Beratung und unkomplizierter Unterstützung durch umfangreiche und vielseitige Hilfsangebote haben. Dabei müsste diese Beratung sowohl die Nöte und Bedürfnisse der Schwangeren wie auch das Lebensrecht des Kindes berücksichtigen und dementsprechend den Schwangerschaftsabbruch als vermeintlich leichteste Problemumgehung ausschließen. Das bedeutet

---

[2] Waren in früheren Zeiten vermutlich die miserablen sozialen Umstände Hauptgrund für einen Schwangerschaftsabbruch (siehe Abschnitt 2.2), treten heute andere Probleme in den Vordergrund, wie beispielsweise der Partnerschaftskonflikt (siehe Ergebnisse Teil III).

aber, dass die Beratung nicht, wie in der aktuellen gesetzlichen Regelung, der notwendige Zwischenschritt für einen Abbruch sein darf. Sowohl konservative wie auch liberale Kritiker haben berechtigterweise bemängelt, dass dadurch viele Schwangere vorentschieden zu der Beratung kommen und dass dieses Verfahren einer wirklichen Problembetrachtung und folgender Möglichkeit einer Konfliktlösung entgegensteht.[3] Das Beratungs- und Hilfsangebot muss beständig und entsprechend der Erkenntnisse ausführlicher Untersuchungen über Konfliktursachen und Abhilfe schaffender Ressourcen erweitert werden. Dabei müssen sowohl individuelle Hilfsangebote, die eher einer kleinen Gruppe von Schwangeren im Konflikt zuträglich sind, als auch Unterstützung, die die Mehrheit anspricht, verfügbar sein. Die in Kapitel 14 aufgeführten und im elektronischen Zusatzmaterial detailliert beschriebenen Ressourcen[4], die Frauen zum Austragen der Schwangerschaft ermutigt haben, bieten geeignete Ausgangspunkte für Überlegungen, wo man konkrete Unterstützungsmöglichkeiten sinnvoll ansetzen könnte. Zielsetzung dieser Arbeit ist es zwar nicht, hierzu detaillierte Vorschläge zu machen, dennoch sollen einige Möglichkeiten erwähnt werden: So könnte die Hilfe unmittelbar nach Feststellung der Schwangerschaft beim Gynäkologen ansetzen. Die Frauenärzte sollten jede Schwangere sofort über Unterstützungsmöglichkeiten verschiedener Art informieren, beispielsweise mittels einer Adressliste für soziale und finanzielle Hilfen. Das Kindergeld könnte erhöht und schon in der Schwangerschaft ausgezahlt werden. Solche (deutlich verbesserten) konkreten Hilfen könnten dazu beitragen, schwangeren Frauen den Rücken vor etwaigen äußeren Belastungen freizuhalten und auch über die Geburt hinaus eine Perspektive zu eröffnen. Im Hinblick auf die psychosoziale Situation der Frau sollte auf Wunsch Paarberatung und -begleitung sowie Psychotherapie (auch für den Partner) leicht verfügbar sein, beispielsweise durch großzügige Finanzierung durch die Krankenkassen, sodass es für Psychotherapeuten und Familienberater lukrativ ist, speziell für Schwangere ständig freie Valenzen vorzuhalten. Zudem muss die Beratung stets den möglicherweise bestehenden Druck Dritter auf die Schwangere im Auge behalten und ihr die Möglichkeit eröffnen darüber zu reden, insbesondere wenn sie selbst eine solche Notlage – beispielsweise aus Angst und Scham oder weil ihr der subtile Druck Dritter gar nicht bewusst ist – nicht thematisieren würde. Das wäre eine Möglichkeit, dem Schwangerschaftskonfliktgrund der Partnerschaftsprobleme zu

---

[3] Siehe Abschnitt 6.2 und Abschnitt 10.2.

[4] Siehe Abschnitt 14.1 und elektronisches Zusatzmaterial S. 26–32.

begegnen. Die konkrete Ausgestaltung dieser (unvollständigen) Liste an ver-besserten Hilfsmöglichkeiten muss freilich diskutiert werden. Klar ist jedoch, dass sich die Hilfen deutlich verbessern müssen, sowohl in als auch über die Schwangerschaft hinaus. Ansonsten wird für eine Frau häufig die Abtreibung die vermeintlich bessere Alternative sein.

(2) Es ist ein grundlegender Mentalitätswandel zu Schwangerschaft und Schwan-gerschaftsabbruch in der Gesellschaft zu fordern und zu fördern. Auch wenn dies die wohl schwierigste Aufgabe für Politik und Staat ist, so wäre sie doch die wichtigste. Denn ohne den Rückhalt in der Bevölkerung sind grund-legende rechtsstaatliche Werte wie der Schutz jeden menschlichen Lebens trotz guter Vorsätze auch höchstrichterlich kaum zu halten beziehungsweise werden durch kompromisshafte Regelungen untergraben, wie es die Urteile des Bundesverfassungsgerichts von 1975 und 1993 eindrucksvoll zeigen. Zudem legen die Ergebnisse der Untersuchungen aus Teil III nahe, dass der destruktive Druck Dritter auf die Schwangere der herausragendste Schwan-gerschaftskonfliktgrund ist und die Ressource der mentalen Ermutigung und Bestätigung überdurchschnittlich bedeutsam zu sein scheint. Wenn schon das persönliche Umfeld der Schwangeren oftmals massiven Druck ausübt, so muss die Schwangere wenigstens in der Gesellschaft uneingeschränkte Unterstützung erfahren und wissen, dass sie während und auch nach der Schwangerschaft nicht allein gelassen und ihr Ungeborenes unabhängig von ihren persönlichen Schwierigkeiten in eine Willkommenskultur hineingebo-ren wird. Eine solche Veränderung der gesellschaftlichen Haltung ist ein langer, aber nicht unmöglicher Prozess, den man durch eine Reihe von Maßnahmen stärken könnte. Schon das Bundesverfassungsgericht forderte 1993 von den Medien und dem Bildungswesen das Bewusstsein für das Lebensrecht des Ungeborenen zu fördern.[5] Würde dies tatsächlich umge-setzt und um Inhalte ergänzt, die nicht nur die gewollten, sondern sämtliche Schwangerschaften unabhängig der Umstände herzlich wertschätzen und alle betroffenen Frauen ermutigt, so wäre schon einiges geleistet. Es bräuchte eine Gesellschaft, in der das Leben, auch zu Anfang, wieder uneingeschränkt wertgeschätzt wird, sonst sind alle Anstrengungen – seien sie von sank-tionierendem Charakter oder angebotene Hilfsmaßnahmen – weitestgehend wirkungslos. Treffend – und auch über 15 Jahre später nach wie vor aktuell – formulierte dies 2006 der damalige Bundespräsident Horst Köhler: „Niemand weiß, wie viele Kinder allein deshalb am Leben gehindert werden, weil ihre Eltern sich von der Gesellschaft alleingelassen fühlen. Damit dürfen wir uns

---

[5] Vgl. BVerfGE 88, 203, 261.

nicht abfinden. Tun wir genug dafür, dass junge Menschen frohen Herzens *ja* sagen können – zu erwünschten genauso wie zu unerwarteten Kindern?"[6]

(3) Der Schwangerschaftsabbruch sollte strafrechtlich weitestgehend verboten bleiben – die jetzige Lage ist sogar als unzureichend zu betrachten, weil sie jedes Jahr Tausende von Abtreibungen ohne eine in der Lebensrealität der Bevölkerung klar ersichtliche Missbilligung ermöglicht und zudem in weitreichendem Maß Schwangerschaftsabbrüche erleichtert, zu denen Frauen durch Dritte und äußere Umstände genötigt werden. Die Notwendigkeit einer konsequenten strafrechtlichen Regelung mit klar ersichtlicher Missbilligung des Schwangerschaftsabbruchs liegt also nicht nur in dem Lebensrecht des Ungeborenen begründet, sondern ist auch eine grundlegende Rahmenbedingung für die oben beschriebene notwendige Mentalitätsänderung der Gesellschaft gegenüber (ungewollt) Schwangeren und dem ungeborenen Leben. Zwar ist dies sicher nicht als einziger Baustein für eine veränderte gesellschaftliche Haltung zu sehen, jedoch betonte schon das Bundesverfassungsgericht in seinem Urteil von 1993 die besondere Bedeutung des Strafrechts für die Prägung des allgemeinen Bewusstseins in Bezug auf den Schwangerschaftsabbruch.[7] Außerdem ist eine eindeutige Verbotslage für die im ersten Punkt beschriebene, effektive und lösungsorientierte Beratung notwendig: Ohne eine solche „Sperre" wird weiterhin eine große Zahl von Schwangeren den Schwangerschaftsabbruch als den vermeintlich einfachsten und schnellsten Weg wählen – nicht selten als Opfer des Drucks Dritter oder der Umstände. Eine lösungsorientierte Beratung ohne strafrechtliche Sperre kann – wenn überhaupt – nur eine sehr eingeschränkte Wirksamkeit entfalten. Dabei ist, wie in Kapitel 19 bereits erörtert, eine solche unmissverständliche Verankerung von Schwangerschaftsabbrüchen im Strafgesetz für viele Frauen keineswegs als einseitige Maßnahme zugunsten des Ungeborenen oder gar als eine Diskriminierung zu werten, sondern vielmehr als notwendiger und gebotener Schutz, unter anderem vor der unerwünschten Einflussnahme Dritter.

Im Gesamtkontext des Diskurses um den Schwangerschaftsabbruch und der Untersuchung über die Gründe des Schwangerschaftskonflikts liegt die Schlussfolgerung nahe, dass das Konzept „Hilfe statt Strafe" – das als Leitgedanke der

---

[6] Köhler (2006), S. 295.
[7] Vgl. BVerfGE 88, 203, 273.

momentanen Gesetzgebung Schwangeren helfen und Ungeborene schützen soll – zu kurzgefasst ist beziehungsweise sich als nicht realitätstauglich erwiesen hat. Selbst wenn man nur die effektive Hilfe für Schwangere in Not als Geltungsmaß- stab ansetzt und das Argument des Lebensrechts Ungeborener ausspart, kann man es in vielerlei Hinsicht als gescheitert ansehen. Nach den oben beschriebenen, einander bedingenden drei Punkten müsste ein mehrversprechender Lösungsan- satz der Problematik um den Schwangerschaftskonflikt und Abtreibungen mit den Stichworten *Hilfe* (1), *Mentalitätswandel* (2) und *strafrechtlicher Schutz für Schwangere und Kind* (3) überschrieben werden, um allen Schwangeren in Not- lagen tatsächlich Hilfe zukommen zu lassen und gleichzeitig das Lebensrecht des Ungeborenen zu wahren.

Gibt es eine Auflösung des Diskurses um den Schwangerschaftsabbruch?   **23**

Auch wenn die Ergebnisse dieser Arbeit relativ eindeutige Schlüsse auf der realen Problemebene des Schwangerschaftskonflikts nahelegen, bedeutet dies nicht das Ende der vielschichtig geführten Debatte um den Schwangerschaftsabbruch, weil er in letzter Konsequenz an einer entscheidenden Frage hängen bleibt:

Ist das Ungeborene ein Mensch mit gleichen Rechten wie der Geborene – oder ist er es (noch) nicht?

Diese Frage stellt einen unüberbrückbaren Streitpunkt dar, weil es ohne eine befriedigende und allgemeingültige Antwort keine Auflösung des Diskurses geben wird. So viel man sie auch von wissenschaftlicher, philosophischer, politischer und theologischer Seite diskutiert, läuft es in dieser theoretischen Grundsatzdebatte in letzter Konsequenz stets auf zwei kontradiktorische Auffassungen hinaus, die nicht in Einklang zu bringen sind und zwischen denen sich somit ein Kompromiss letztlich ausschließt:

Die eine Position betont, dass der Mensch von der Befruchtung an existiere und zu schützen sei – dementsprechend sei der Schwangerschaftsabbruch zu jedem Zeitpunkt konsequent zu verurteilen und zu verbieten. Die zwingende Schlussfolgerung dieser Haltung sind restriktive Gesetzgebungen des Schwangerschaftsabbruchs, wie man sie beispielsweise 2021 in Polen etabliert hat[1] oder auch vermehrt in einzelnen Bundesstaaten der USA zu finden sind.[2]

---

[1] Siehe Abschnitt 9.3.

[2] Vgl. DÄ (2021d) und FAZ (2021).

F. M. Dienerowitz, *Der Diskurs um § 218 StGB und Ursachen von Abtreibungen*, Medizin, Kultur, Gesellschaft, https://doi.org/10.1007/978-3-658-42777-1_23

Die andere Position sagt, dass der Embryo beziehungsweise Fötus eben noch nicht schon von diesem Zeitpunkt an als Mensch oder zumindest noch nicht als Person zu betrachten sei. Konsequenterweise wird von diesem Standpunkt aus betrachtet das Selbstbestimmungsrecht der Frau als das höhere Rechtsgut angesehen und in einem Schwangerschaftsabbruch kein moralisches Problem gesehen. Die unausweichliche Schlussfolgerung aus einer solchen Position sind liberale Regelungen, die einen uneingeschränkten Zugang zum Schwangerschaftsabbruch ermöglichen, wie es beispielsweise in den Niederlanden schon seit 1984 der Fall ist.[3] Die Schwierigkeit dieser Position liegt darin, einen Zeitpunkt zu finden beziehungsweise Umstände zu definieren, ab wann das Ungeborene – oder sogar das Neugeborene – als schützenswerte Person beziehungsweise als Mensch gilt. Je nach Argumentation und Betrachtungsweise ist dieser Zeitpunkt variabel und nicht allgemeingültig definierbar, was rein naturwissenschaftlich betrachtet aufgrund der kontinuierlichen Entwicklung des Menschen auch nicht möglich ist. Führt man jedoch den Gedankengang fort, den Menschen nicht von Anfang an als einen solchen oder gleichermaßen als eine Person zu betrachten, so ist es naheliegend zu einer „Ethik der Qualität" zu gelangen, was wiederum der bisherigen Auffassung von Menschenrechten, insbesondere der bis dato als unveräußerlich angesehenen Menschenwürde aufgrund des blanken Menschseins, entgegenstünde.[4]

Ungeachtet der unüberbrückbaren Unterschiede dieser beiden Positionen versuchte das Bundesverfassungsgericht 1993 einen Kompromiss zwischen beiden Seiten zu erreichen. Aus diesem „Scheinkompromiss" – im doppelten Sinn des Wortes – ergibt sich die Position einer dritten Gruppe: Sie erkennt zwar an – wie auch schon das höchste deutsche Gericht – dass das ungeborene Kind von Beginn an ein Mensch ist, gestattet jedoch der Frau im Hinblick auf ihre Selbstbestimmung und etwaige Konfliktgründe, die Schwangerschaft zu beenden. Die konsequente Schlussfolgerung aus dieser Position ist eine Situation, wie sie in der aktuellen Gesetzeslage zu finden ist: Die Abtreibung wird durch Tatbestandsausschluss straffrei gestellt, obgleich sie rechtswidrig bleibt. Formal wird also an der Überzeugung der erstgenannten Gruppe festgehalten, in der praktischen Umsetzung kommt man aber – wie sich nach einem Vierteljahrhundert der Anwendung des 1995 reformierten §§ 218 ff. StGB klar erkennen lässt – weitgehend den Forderungen der zweitgenannten Gruppe nach.

---

[3] Vgl. Hamann (2018).
[4] Vgl. Antoine (2001), S. 18.

Die Folgen daraus sind unter anderem, wie oben detailliert besprochen, massive rechtsstaatliche Problemlagen, da ein solches Konzept mit seinen unausweichlichen Konsequenzen der rechtsdogmatischen Konsistenz des deutschen Rechtssystems widerspricht. Wenn aber die Widerspruchsfreiheit der Gesetze an einer Stelle derart suspendiert werden darf, so ergibt sich daraus die grundsätzliche Frage, ob sie nicht auch bei Bedarf an anderer Stelle ebenso außer Kraft gesetzt werden könnte. Wird eine solche Vorgehensweise wiederholt zugelassen, so steht am Ende eines solchen Prozesses – so die Befürchtung – eine rechtliche Willkür.

Neben diesen schwerwiegenden Problemen ist zudem festzustellen, dass der kompromisshafte Lösungsansatz nicht die Differenzen zwischen beiden Lagern überwinden konnte – Abtreibungsgegner beharren auf ihrem Standpunkt, während vielen Befürwortern die jetzigen Regelungen nicht weit genug gefasst sind und sie sich für eine weitere Liberalisierung einsetzen. Auf der Strecke bleibt dabei – oftmals fernab von beiden Seiten der rechtstheoretischen und ethischen Diskussion – die Lebenswirklichkeit zahlreicher betroffener Schwangerer. Sie werden mit einem System konfrontiert, in dem die – wahrscheinlich wenigen – von Dritten nicht beeinflussten abtreibungswilligen Frauen zwar weitestgehend Zugang zu sicheren Abtreibungsmethoden und deren Finanzierung haben, das jedoch den großen Teil unentschlossener oder gar manipulierter Frauen im Schwangerschaftskonflikt darin benachteiligt, eine Entscheidung für das Kind treffen zu können. Es ermöglicht und vereinfacht es sogar, Schwangere zu einem Abbruch zu nötigen – ohne dabei eigene Konsequenzen fürchten zu müssen.

Die nunmehr über 25 Jahre bestehende gesetzliche Ausgestaltung offenbart also eine große Schwäche, nämlich dass in ihrer realen Anwendung nur eingeschränkt Rücksicht auf die Schwangere genommen wird, deren Instinkt und Wunsch, das Kind auszutragen, von der Konfliktsituation derart überlagert ist, dass ihr eine Fortführung der Schwangerschaft unmöglich erscheint. Weil es an juristischem Schutz, staatlicher Hilfe und gesellschaftlichem Rückhalt fehlt, sind die aktuellen Regelungen eine weit geöffnete Tür dafür, dass Frauen ohne eigene Überzeugung und mit unüberschaubaren und weitreichenden Folgen einen Schwangerschaftsabbruch vornehmen lassen oder dazu bewusst oder unbewusst genötigt werden. Dies ist als ein unhaltbarer, in den ideologischen Diskussionen jedoch häufig ignorierter Missstand zu betrachten.

Teil V
Zusammenfassung

Der Diskurs um § 218 StGB

24

Das Verbot des Schwangerschaftsabbruchs ist in Deutschland seit 1871 unter §§ 218 ff. im Strafgesetzbuch verankert. Die letzte große Reform der Regelungen stammt aus dem Jahr 1995. Seither sind Abtreibungen nach einem staatlich anerkannten Beratungsgespräch, das dem Schutz des ungeborenen Lebens dienen soll, innerhalb von zwölf Wochen nach der Empfängnis zwar weiterhin rechtswidrig, aber durch einen formalen Tatbestandsausschluss straffrei. Auch im Fall einer kriminologischen und medizinischen Indikation ist weiterhin eine Abtreibung möglich; im Gegensatz zu „beratenen" Abbrüchen sind diese jedoch nicht rechtswidrig und bei medizinischer Indikation bis zum Beginn der Geburtswehen möglich.

Der parlamentarische Weg zu dieser nun über 25 Jahre alten Regelung gestaltete sich als schwierig: Eine vorausgegangene, liberalere Gesetzesreform aus dem Jahr 1992 wurde vom Bundesverfassungsgericht am 28. Mai 1993 gekippt, weil nach Ansicht der Richter auch dem Ungeborenen Menschenwürde und Recht auf Leben zu jedem Zeitpunkt der Schwangerschaft zustehe und der Staat diese Rechte dementsprechend zu schützen habe. Das genannte Beratungskonzept, nach dem bis heute ca. 97 % aller Schwangerschaftsabbrüche vorgenommen werden, wurde in dem Urteil als Versuch antizipiert, um dieser Schutzpflicht besser als bei vorherigen, restriktiven Regelungen nachzukommen und gleichzeitig Abtreibungen rechtlich geordnet zu ermöglichen, um Kurpfuscherei zu unterbinden. Der Kompromiss zwischen Lebensschutz und selbstbestimmter Entscheidung der Schwangeren wird vielfach als Erfolg gewertet. Kritiker weisen jedoch darauf hin, dass er tiefgreifende und unauflösbare rechtsstaatliche Widersprüche aufweise, die das Grundgesetz auf bis dato ungekannte Weise untergrüben. Auch abseits dieser rechtswissenschaftlichen Kritik wird das Beratungskonzept hinterfragt: Abtreibungsgegner betrachten es für einen effektiven Schutz des Ungeborenen

F. M. Dienerowitz, *Der Diskurs um § 218 StGB und Ursachen von Abtreibungen*, Medizin, Kultur, Gesellschaft, https://doi.org/10.1007/978-3-658-42777-1_24

als unzureichend; liberale Vertreter hingegen beklagen eine zu starke Einschränkung der Selbstbestimmung der Frau. Neben der Beratungsregelung wird auch die
medizinische Indikation kritisiert: Durch die weite Fassung inkludiert sie soziale
und embryopathische Gründe und ermöglicht Abtreibungen auf dieser Grundlage
bis zur Geburt. Tatsächlich stellt die zunehmende Anzahl von Abtreibungen in
späten Wochen der Schwangerschaft ein medizinrechtliches und medizinethisches
Dilemma dar. Für Ärztinnen und Ärzte bedeuten solche Abbrüche – aber auch
Abtreibungen in der Frühschwangerschaft – eine große Herausforderung sowohl
in Bezug auf das ärztliche Selbstverständnis, Leben zu schützen und zu erhalten,
als auch im Rechtssinne: So sind Medizinerinnen und Mediziner beispielsweise
bei der Geburt eines behinderten Kindes von Schadensersatz- und Unterhaltszahlungen bedroht, wenn sie zuvor der Schwangeren nicht die Möglichkeit
eines Abbruchs eröffnet haben. Für Kritiker ist dies beispielhaft dafür, dass sich
der Schwangerschaftsabbruch zunehmend als Dammbruch in Medizinrecht und
Medizinethik erweist: Unter Aufgabe einer umfassenden Menschenwürde wird
der Schwangerschaftsabbruch zunehmend als Menschenrecht ausgestaltet, wobei
auch wissenschaftliche, wirtschaftliche und demografische Interessen hinter einer
weiteren Legalisierung vermutet werden.

Ursachen von Abtreibungen 25

Ein elementarer Aspekt geht im Diskurs um den Schwangerschaftsabbruch häufig unter: die tatsächlichen Gründe für den Schwangerschaftskonflikt als Ursachen für Abtreibungen. Selbst die staatlich anerkannten Beratungsstellen konnten auf Anfrage keine empirischen Daten zu Konfliktgründen schwangerer Frauen aufweisen und auch die in diesem Buch dokumentierten Statistiken einzelner Bundesländer sind lückenhaft und nicht standardisiert. Die Entwicklung einer solch standardisierten und somit vergleichbaren Erfassung von Schwangerschafts-konfliktgründen ist ein wichtiger Aspekt der vorliegenden Arbeit, wozu über 1.800 Protokolle einer Telefonberatung für Schwangere in Not herangezogen wurden. Die Ergebnisse der Untersuchung deuten darauf hin, dass neben bio-grafischen Gründen und Überforderung vor allem Partnerschaftsprobleme der herausragendste allgemeine Grund für den Schwangerschaftskonflikt sind. Spe-zifiziert man die Gründe weiter, so zeigt sich, dass der häufigste Konfliktgrund schwangerer Frauen der Druck durch Dritte, insbesondere seitens des Kindes-vaters, ist: Bei fast einem Drittel der Schwangerschaftskonflikte, in denen ein Hauptgrund für den Konflikt genannt wurde, übte das Umfeld Druck auf die Schwangere aus, das Kind abzutreiben.

Die lange Diskussion um den Schwangerschaftsabbruch, bei der sich im Wesentlichen das Lebensrecht des Kindes und die Selbstbestimmung der Frau scheinbar unvereinbar gegenüberstehen, wird durch dieses Ergebnis um einen zentralen Aspekt erweitert: Eine weitere Liberalisierung von Abtreibungen würde dem druckausübenden Umfeld der Schwangeren zugutekommen und eine wenig beachtete und zahlenmäßig unterschätzte Personengruppe schutzlos stellen, näm-lich die Frauen, die bewusst oder unbewusst zu einem Abbruch genötigt werden.

© Der/die Autor(en), exklusiv lizenziert an Springer Fachmedien Wiesbaden GmbH, ein Teil von Springer Nature 2023
F. M. Dienerowitz, *Der Diskurs um § 218 StGB und Ursachen von Abtreibungen*, Medizin, Kultur, Gesellschaft, https://doi.org/10.1007/978-3-658-42777-1_25

Zudem lässt sich schlussfolgern, dass eine bessere Kenntnis der Ursachen von Schwangerschaftskonflikten und Abtreibungen wesentlich dazu beitragen kann, effektivere Hilfen für Schwangere in Not zu entwickeln, um ihnen trotz widriger Umstände eine Perspektive für das Austragen des ungeborenen Kindes zu eröffnen.

Literaturverzeichnis

Ach JS (2006). Das „Eugenik-Argument" in der bioethischen Diskussion, 217–233.In: Pfleiderer G, Rehmann-Sutter C (Hrsg.): Zeithorizonte des Ethischen. Zur Bedeutung der Temporalität in der Fundamental- und Bioethik.Verlag W. Kohlhammer, Stuttgart

Achtelik K (2019). Falsche Hilfe für Frauen. Die Tageszeitung, 12. November 2019, S. 23

Alexander R (2015). Auch für Babys brauchen wir eine Willkommenskultur. Internetseite der Zeitung „Die Welt", 24. September 2015.https://www.welt.de/debatte/kolumnen/platz-der-republik/article146780916/Auch-fuer-Babys-brauchen-wir-eine-Willkommenskultur.html [Stand: 31.03.2021]

ALfA (2019). Ihr werdet unsere Wut zu spüren bekommen. Meldung auf der Internetseite der Aktion Lebensrecht für alle (ALfA), 15. Oktober 2019. https://www.alfa-ev.de/ihr-werdet-unsere-wut-zu-spueren-bekommen/ [Stand: 26.03.2021]

Altmann M (2012). Die Meilensteine von pro familia. pro familia magazin 1/2012: 29

Amboss (2020). Gut informiert sein beim Thema Schwangerschaftsabbruch. Meldung auf Internetseite des Online-Nachschlagewerks „Amboss", 6. Mai 2020. https://www.amboss.com/de/app/index [Stand: 29.05.2020]

Amt für Statistik Berlin-Brandenburg (2020). Statistischer Bericht A IV 14 – j / 19. Schwangerschaftskonflikt-, Schwangerschaftsberatung, Familienplanung und Sexualberatung im Land Brandenburg 2019.Amt für Statistik Berlin-Brandenburg, März 2020

Antifa Berlin (2020). „Pro Femina"-Niederlassung in Berlin ist offenbar wieder Geschichte. Internetseite der Antifa Berlin, 28. August 2020. https://www.antifa-berlin.info/news/1723-pro-femina-niederlassung-in-berlin-ist-offenbar-wieder-geschichte [Stand: 26.03.2021]

Antoine J (2001). Der Zusammenhang zwischen Menschenwürde und Lebensschutz. Zeitschrift für Lebensrecht 10: 16–19

Antretter R (1993). Der Staat als Anwalt des Lebens, 359–364. In: Reiter J, Keller R (Hrsg.): Paragraph 218. Urteil und Urteilsbildung. Verlag Herder, Freiburg im Breisgau

Anzlinger J (2017). Abtreibungsgegner ist ungekündigt. Internetseite der Zeitung „Die Tageszeitung", 22. Mai 2017. https://taz.de/Gericht-ueber-Chef-der-Elbe-Jeetzel-Klinik/!5408200/ [Stand: 19.03.2021]

Arbeitsgemeinschaft Lebensrecht (1995). Erklärung der Arbeitsgemeinschaft Lebensrecht zu der vom Deutschen Bundestag am 29. Juni 1995 verabschiedeten Abtreibungs-Neuregelung. Zeitschrift für Lebensrecht 4: 37

© Der/die Herausgeber bzw. der/die Autor(en), exklusiv lizenziert an Springer Fachmedien Wiesbaden GmbH, ein Teil von Springer Nature 2023
F. M. Dienerowitz, *Der Diskurs um § 218 StGB und Ursachen von Abtreibungen*, Medizin, Kultur, Gesellschaft, https://doi.org/10.1007/978-3-658-42777-1

Arbeitskreis Frauengesundheit (2021). Erneut Anklage gegen Frauenarzt wegen Verstoßes gegen §219a. Wir fordern Selbstbestimmung und ein Ende der Kriminalisierung. Pressemitteilung des Arbeitskreis Frauengesundheit in Medizin, Psychotherapie und Gesellschaft e.V., 5. Mai 2021. https://www.profamilia.de/fileadmin/profamilia/pressemitteilungen/gemeinsame_pressemitteilung_anklage_219a_2021-5-6.pdf [Stand: 04.07.2021]

Arp D (2013). Frauen sollten die Wahl haben. Deutsches Ärzteblatt 110(50): A-2422–2423

Artus K (2019). Vortrag: Frauenrechte sind Menschenrechte – der § 219a und die Folgen. Internetseite von Kersten Artus, 21. November 2019. http://blog.kerstenartus.info/2019/11/21/vortrag-frauenrechte-sind-menschenrechte-der-%C2%A7-219a-und-die-folgen/?fbclid=IwAR2Hxo2Qsw43kH3DSgviUsXbkTsXk94Rjr7dhT1qBkO6otI-pJDqQ0ejyiw#more-9791 [Stand: 02.04.2021]

Ärztezeitung (2005). Brandwunden mit fötalen Zellen geheilt. Internetseite der Ärztezeitung, 22. August 2005. https://www.aerztezeitung.de/Medizin/Brandwunden-mit-foetalen-Zellen-geheilt-337522.html [Stand: 06.04.2021]

Ärztezeitung (2016). Im Wortlaut: Der Eid des Hippokrates. Internetseite der Ärztezeitung, 4. März 2016. https://www.aerztezeitung.de/Politik/Der-Eid-des-Hippokrates-269137.html [Stand: 03.07.2021]

Ärztezeitung (2019). Tötung eines Zwillings. Zwei Gynäkologen verurteilt. Internetseite der Ärztezeitung, 19. November 2019. https://www.aerztezeitung.de/Wirtschaft/Zwei-Gynaekologen-verurteilt-404088.html [Stand: 26.04.2021]

Ärztezeitung (2020). Immer weniger Ärzte beteiligen sich an Schwangerschaftsabbrüchen. Internetseite der Ärztezeitung, 3. September 2020. https://www.aerztezeitung.de/Politik/Immer-weniger-Aerzte-beteiligen-sich-an-Schwangerschaftsabbruechen-412553.html [Stand: 03.07.2021]

BÄK (1998). Erklärung zum Schwangerschaftsabbruch nach Pränataldiagnostik. Deutsches Ärzteblatt 95(47): A-3013–3016

BÄK, DGGG (2006). Vorschlag zur Ergänzung des Schwangerschaftsabbruchrechts aus medizinischer Indikation insbesondere unter Berücksichtigung der Entwicklung der Pränataldiagnostik. Bundesärztekammer/Deutsche Gesellschaft für Gynäkologie und Geburtshilfe, Dezember 2006

Bandel JA (1814). Katechismus über das Strafgesetzbuch für das Königreich Bayern vom Jahre 1813. Dannheimer, Kempten

Barsa J (2020). Acting Administrator John Barsa Letter to UN Secretary General Guterres. Internetseite der United States Agency for International Development (USAID), 18. Mai 2020. https://www.usaid.gov/news-information/press-releases/may-18-2020-acting-administrator-john-barsa-un-secretary-general-antonio-guterres [Stand: 31.03.2021]

Bauer AW (2013). Todes Helfer. Warum der Staat mit dem neuen Paragraphen 217 StGB die Mitwirkung am Suizid fördern will, 93–169. In: Lombard A (Hrsg.): Wir sollen sterben wollen. Manuscriptum, Waltrop Leipzig

Bauer AW (2018). Ganz normal? – Reklame für Abtreibung. Katholisches Sonntagsblatt 166(7): 28–29

Beck P (2018). Schwangerschaftsabbruch: Es geht nicht um Information. Deutsches Ärzteblatt 115(11): A-496

Beckmann R (1993). Die Neuregelung der Abtreibungsvorschriften – Anmerkungen zu den Gesetzesentwürfen der CDU/CSU-Fraktion und der FDP-Fraktion. Zeitschrift für Lebensrecht 2: 35–39

Beckmann R (1995). Fristenregelung mit Beratungsangebot – Anspruch und Wirklichkeit der neuen Abtreibungsregelung. Zeitschrift für Lebensrecht 4: 24–33

Beckmann R (1998a). Karlsruhe und das „Kind als Schaden". Zeitschrift für Lebensrecht 7: 1–5

Beckmann R (1998b). Töten als Beruf?. Zeitschrift für Lebensrecht 7: 38–40

Beckmann R (1998c). Abtreibung in der Diskussion. Fünfzig Behauptungen und ihre Widerlegung. 3. Auflage 1998. Sinus Verlag, Krefeld

Beckmann R (2002a). „Rechtmäßigkeit" im Rechtsbewusstsein. Zeitschrift für Lebensrecht 11: 1

Beckmann R (2002b). Statusfragen. Zeitschrift für Lebensrecht 11: 33

Beckmann R (2002c). Neue Themen – alte Themen. Zeitschrift für Lebensrecht 11: 65

Beckmann R (2003a). Totgesagte leben länger. Zeitschrift für Lebensrecht 12: 37

Beckmann R (2003b). „Eine natürliche Handlung". Zeitschrift für Lebensrecht 12: 73

Beckmann R (2006). Kinder, Familie, Bevölkerung – rechtlich betrachtet, 81–100 In: Beckmann R, Löhr M, Baier S (Hrsg.): Kinder: Wunsch und Wirklichkeit. Kinder und Familien in einer alternden Gesellschaft. Sinus-Verlag, Krefeld

Beerheide R (2018a). Debatte um Paragraf 219 a: Schweigen soll keine Option sein Deutsches Ärzteblatt 115(8): A-322–323

Beerheide R (2018b). Paragraf 219 a: Werbeverbot soll bestehen bleiben. Deutsches Ärzteblatt 115(20–21): A-976

Behren D v (2004). Die Geschichte des § 218 StGB (= Rothenburger Gespräche zur Strafrechtsgeschichte, 4). Edition Diskord, Tübingen

Behren D v (2019). Kurze Geschichte des Paragrafen 218. Strafgesetzbuch. Aus Politik und Zeitgeschichte 69(20/2019): 12–19

Belling C (1995). Der Bundesgerichtshof zum Unterhaltsaufwand für ein Kind nach vertragswidriger Geburt. Zeitschrift für Lebensrecht 4: 38–41

Beneker C (2016). Bröckelt der Hippokratische Eid?. Internetseite der Ärztezeitung, 4. März 2016.https://www.aerztezeitung.de/Politik/Broeckelt-der-Hippokratische-Eid-277510.html [Stand: 03.07.2021]

Berg U (2004). Die Problematik der „eugenischen Indikation" als Rechtfertigungsgrund i.S.v. § 218 a II StGB n.F., insbesondere im Vergleich mit den entsprechenden Regelungen in Tschechien und Ungarn. Juristische Dissertation. Justus-Liebig-Universität, Gießen

Bergmann AA (1988). Die rationalisierten Triebe. Rassenhygiene, Eugenik und Geburtenkontrolle im Deutschen Kaiserreich. Philosophische Dissertation. Freie Universität, Berlin.

Berliner Register (2020). Register Berlin 2019. Auswertung extrem rechter und diskriminierender Vorfälle. Register Charlottenburg-Wilmersdorf, SJD – Die Falken Berlin, März 2020

Berner B (2021). Strafbare Kindstötung bei Zwillingen. Deutsches Ärzteblatt 118(4): A-202

Berres I (2019). Das ist dran an den Aussagen von Abtreibungsgegnern. Internetseite des Magazins „Der Spiegel", 21. Februar 2019. https://www.spiegel.de/gesundheit/sch wangerschaft/abtreibungsgegner-vier-aussagen-im-faktencheck-a-1253778.html [Stand: 02.02.2021]

Billig S (1994). Kinder einer ungeborenen Mutter. Die Tageszeitung, 10. Januar 1994, S. 16

Birg H (2013). Die fünf demographischen Plagen, 160–177. In: Engelmeier PW (Hrsg.): Das Buch von der Zukunft – The book of the future. Gruner + Jahr, Hamburg

Birke R (2020a). Geburtenkontrolle als Menschenrecht. Die Diskussion um globale Überbevölkerung seit den 1940er Jahren (= Schriftenreihe Menschenrechte im 20. Jahrhundert, 5). Wallstein Verlag, Göttingen

Birke R (2020b). Geburtenkontrolle durch private Stiftungen. Realität oder Verschwörungstheorie?. Internetseite des Online-Magazins „Geschichte der Gegenwart", 9. Dezember 2020. https://geschichtedergegenwart.ch/geburtenkontrolle-durch-private-stiftungen-realitaet-oder-verschwoerungstheorie/ [Stand: 05.04.2021]

Bißwanger-Heim T (2012). Pränataltest zur Erkennung von Trisomie 21: Warnung vor Automatismus. Deutsches Ärzteblatt 109(14): A-697–698

Blechschmidt E (1982). Die Erhaltung der Individualität. Fakten zur Human-Embryologie (= Wort und Wissen, 12). Hänssler-Verlag, Neuhausen-Stuttgart

Bolmer V (2018). Vor einer Abtreibung muss sich jede Frau beraten lassen – so fühlt sich der Termin an. Internetseite des Magazins „Der Spiegel", 14. Juli 2018 https://www.spiegel.de/panorama/schwangerschaftkonfliktberatung-drei-frauen-erzaehlen-von-ihren-erfahrungen-a-00000000-0003-0001-0000-000002489600 [Stand: 27.01.2021]

Borgs-Maciejewski H (1994). Stimmen zum Jubiläum. Zeitschrift für Lebensrecht 3: 28–29

Braun A (2006). Spätabbrüche nach Pränataldiagnostik: Der Wunsch nach dem perfekten Kind. Deutsches Ärzteblatt 103(40): A-2612–2616

Brech SM (2018). Wenn selbst Bill Gates kurz seinen Optimismus verliert. Internetseite der Zeitung „Die Welt", 16. Oktober 2018. https://www.welt.de/wissenschaft/article182179314/Bill-Gates-haelt-Bevoelkerungswachstum-in-Afrika-fuer-grosse-Herausforderung.html [Stand: 06.04.2021]

Brooks N, Bendavid E, Miller G (2019). USA aid policy and induced abortion in sub-Saharan Africa: an analysis of the Mexico City Policy. The Lancet Global Health 7(8): e1046–1053

Büchner B (1992a). Zum Geleit. Zeitschrift für Lebensrecht 1: 2

Büchner B (1992b). „Nicht rechtswidrig" und dennoch mißbilligt. Zeitschrift für Lebensrecht 1: 2

Büchner B (1993). Beratung und Rechtsbewusstsein. Zeitschrift für Lebensrecht 2: 34

Büchner B (1994a). Die Neuregelung der Abtreibungsvorschriften – Stellungnahme und Dokumentation zu den Entwürfen „Carstens/Geis" und „Werner". Zeitschrift für Lebensrecht 3: 2–10

Büchner B (1994b). Zukunftsaufgaben der Lebensrechtler. Zeitschrift für Lebensrecht 3: 26–28

Büchner B (1995). Die Anerkennung von Schwangeren-Beratungsstellen – Anspruch und Wirklichkeit. Zeitschrift für Lebensrecht 4: 2–10

Büchner B (1997). Der Brief des Papstes und seine Folgen. Zeitschrift für Lebensrecht 6: 50

Büchner B (1999). Kommentierung der Abtreibungsparagraphen. Zeitschrift für Lebensrecht 8: 60–64

Büchner B (2000). Zur Verantwortbarkeit einer Tötung Ungeborener nach der Lehre der Medizin. Zeitschrift für Lebensrecht 9: 2–11

Büchner B (2002). Stammzellimport und Abtreibung. Zeitschrift für Lebensrecht 11: 49–51

Büchner B (2003). Der Schutzanspruch Ungeborener im Bewusstsein staatlicher Organe und der Schulen. Zeitschrift für Lebensrecht 12: 49–50

Büchner B (2011). Kritisches zur Abtreibungsstatistik. Zeitschrift für Lebensrecht 20: 121–122

Budde ET (2015). Abtreibungspolitik in Deutschland. Ein Überblick (= essentials) Springer VS, Wiesbaden

Bühring P (2017). Schwangerschaftsabbruch: Unterstützung aus der Politik. Deutsches Ärzteblatt 114(51–52): A-2446

Bundesregierung (2021). Starkes Signal für den Tierschutz. Kükentöten wird verboten Meldung auf der Internetseite der Bundesregierung, 1. Juli 2021. https://www.bundesregierung.de/breg-de/suche/kuekentoeten-wird-verboten-1841098 [Stand: 03.07.2021]

Bundesverband Lebensrecht (2019). Pro Familia will Abtreibungsstudie fälschen – Folgen für Frauen nach Abtreibung werden geleugnet. Meldung auf der Internetseite des Bundesverbands Lebensrecht, 27. November 2019. https://www.bundesverband-lebensrecht.de/pro-familia-will-abtreibungsstudie-faelschen-folgen-fuer-frauen-nach-abtreibung-werden-geleugnet/ [Stand: 28.01.2021]

Bündnis 90/Die Grünen (2020). „… zu achten und zu schützen …" Veränderung schafft Halt. Grundsatzprogramm. Bündnis 90/Die Grünen, November 2020, Berlin

Chao F, Guilmoto CZ, K. C. S, Ombao H (2020). Probabilistic projection of the sex ratio at birth and missing female births by State and Union Territory in India. PLOS ONE 15(8): e0236673

Check E (2003). Parkinson's transplant therapy faces setback. Internetseite der Fachzeitschrift „Nature", 28. August 2003. https://www.nature.com/news/2003/030825/full/news030825-4.html [Stand: 06.04.2021]

Collins C, Flannery H (2020). Gilded Giving 2020: How wealthy inequality distorts philanthropy and imperils democracy. Institute for Policy Studies, August 2020

Czarnowski G (1991). Das kontrollierte Paar. Ehe- und Sexualpolitik im Nationalsozialismus. Deutscher Studien Verlag, Weinheim

DÄ (1991a). Thesenpapier des Ausschusses des Deutschen Ärztetages 1990 „Zur Problematik des Schwangerschaftsabbruchs" (Mehrheitsvotum). Deutsches Ärzteblatt 88(20): A-1779–1781

DÄ (1991b). Papst vergleicht Abtreibung mit Nazi-Völkermord. Deutsches Ärzteblatt 88(25/26): A-2236

DÄ (1999). BÄK und „Lebenshilfe": Kritik an Praxis der Spätabtreibungen. Deutsches Ärzteblatt 96(31): A-2001

DÄ (2003). Spätabtreibung: Behindertes ungeborenes Leben schützen. Deutsches Ärzteblatt 100(49): A-3200

DÄ (2006a). Spätabtreibungen: Neuer Vorstoß aus der Union. Internetseite des Deutschen Ärzteblatts, 7. März 2006. https://www.aerzteblatt.de/treffer?mode=s&wo=49&typ=1&nid=23344&s=Schwangerschaftsabbruch [Stand: 26.04.021]

DÄ (2006b). „Spiegel": Bischöfe und Spitzenpolitiker beraten über Spätabtreibungen. Internetseite des Deutschen Ärzteblatts, 21. August 2006. https://www.aerzteblatt.de/treffer?mode=s&wo=17&typ=1&nid=25364&s=Sp%E4tabtreibung [Stand: 01.07.2021]

DÄ (2006c). CDU und EKD gegen aktive Sterbehilfe. Internetseite des Deutschen Ärzteblatts, 14. November 2006. https://www.aerzteblatt.de/treffer?mode=s&wo=49&typ=1&nid=26399&s=Sp%E4tabtreibung [Stand: 01.07.2021]

DÄ (2007). Pränataldiagnostik: Down-Syndrom im Blut der Mutter erkannt. Internetseite des Deutschen Ärzteblatts, 2. Februar 2007. https://www.aerzteblatt.de/treffer?mode=s&wo= 1041&typ=1&nid=27378&s=pr%E4nataldiagnostik [Stand: 02.07.2021]

DÄ (2008a). Schwangerschaftsabbrüche: Ärzte drängen auf Änderungen im Gesetz. Internetseite des Deutschen Ärzteblatts, 28. April 2008. https://www.aerzteblatt.de/treffer? mode=s&wo=49&typ=1&nid=32194&s=Schwangerschaftsabbruch [Stand: 26.04.2021]

DÄ (2008b). Ärzteschaft hofft auf Konsens bei der Neuregelung des Schwangerschaftskonfliktgesetzes. Internetseite des Deutschen Ärzteblatts, 10. Juli 2008. https://www.aerzteblatt.de/treffer?mode=s&wo=49&typ=1&nid=33012&s=Schwangerschaftsabbruch [Stand: 26.04.2021]

DÄ (2009). Ärzte begrüßen Entscheidung bei Spätabtreibungen. Internetseite des Deutschen Ärzteblatts, 14. Mai 2009. https://www.aerzteblatt.de/treffer?mode=s&wo=49&typ=1& nid=36577&s=Schwangerschaftsabbruch [Stand: 01.07.2021]

DÄ (2013). Keine Mehrheit für Recht auf Schwangerschaftsabbruch im EU-Parlament. Internetseite des Deutschen Ärzteblatts, 10. Dezember 2013. https://www.aerzteblatt.de/ nachrichten/56882/Keine-Mehrheit-fuer-Recht-auf-Schwangerschaftsabbruch-im-EU-Parlament [Stand: 01.05.2021]

DÄ (2017a). Montgomery: Ärzte dürfen nicht wegen Information zu Abtreibungen belangt werden. Internetseite des Deutschen Ärzteblatts, 6. Dezember 2017. https://www.aerzteblatt.de/treffer?mode=s&wo=17&typ=1&nid=86886&s=Schwangerschaftsabbruch [Stand: 04.07.2021]

DÄ (2017b). Schwangerschaftsabbruch: Hausärztin und Unterstützer fordern Abschaffung von Strafrechtsparagraf. Internetseite des Deutschen Ärzteblatts, 12. Dezember 2017. https://www.aerzteblatt.de/treffer?mode=s&wo=17&typ=1&nid=86987&s=Schwangerschaftsabbruch [Stand: 04.07.2021]

DÄ (2018a). Hitzige Debatte im Bundestag zum Werbeverbot für Schwangerschaftsabbrüche. Internetseite des Deutschen Ärzteblatts, 23. Februar 2018. https://www.aerzteblatt. de/treffer?mode=s&wo=17&typ=1&nid=89412&s=Schwangerschaftsabbruch [Stand: 04.07.2021]

DÄ (2018b). Ärztin appelliert an Merkel, Abtreibungsrecht zu ändern. Internetseite des Deutschen Ärzteblatts, 20. März 2018. https://www.aerzteblatt.de/treffer?mode=s&wo=17& typ=1&nid=91928&s=Schwangerschaftsabbruch [Stand: 04.07.2021]

DÄ (2018c). Werbeverbot für Abtreibungen: Hänel will bis vor das Bundesverfassungsgericht ziehen. Internetseite des Deutschen Ärzteblatts, 14. August 2018. https://www.aerzteblatt.de/treffer?mode=s&wo=17&typ=1&nid=97134&s=Schwangerschaftsabbruch [Stand: 04.07.2021]

DÄ (2018d). Papst vergleicht Abtreibung mit Auftragsmord. Internetseite des Deutschen Ärzteblatts, 10. Oktober 2018. https://www.aerzteblatt.de/nachrichten/98393/Papst-vergleicht-Abtreibung-mit-Auftragsmord [Stand: 01.02.2021]

DÄ (2018e). Montgomery dringt auf Reform des Werbeverbots für Schwangerschaftsabbrüche. Internetseite des Deutschen Ärzteblatts, 12. Dezember 2018. https://www.aerzteblatt.de/treffer?mode=s&wo=17&typ=1&nid=99799&s=Schwangerschaftsabbruch [Stand: 04.07.2021]

DÄ (2018f). Werbeverbot für Schwangerschaftsabbrüche: Bundesärztekammer soll Informationen bereitstellen, 13. Dezember 2018. https://www.aerzteblatt.de/treffer?mode=s& wo=17&typ=1&nid=99821&s=Schwangerschaftsabbruch [Stand: 04.07.2021]

DÄ (2019a). Streit um geplante Studie zu psychischen Folgen durch Schwangerschaftsabbrüche. Internetseite des Deutschen Ärzteblatts, 11. Februar 2019. https://www.aerzteblatt.de/nachrichten/101011/Streit-um-geplante-Studie-zu-psychischen-Folgen-durch-Schwangerschaftsabbrueche [Stand: 28.01.2021]

DÄ (2019b). Informationen über Schwangerschaftsabbrüche werden erleichtert. Internetseite des Deutschen Ärzteblatts, 22. Februar 2019. https://www.aerzteblatt.de/treffer?mode=s&wo=17&typ=1&nid=101272&s=Schwangerschaftsabbruch [Stand: 04.07.2021]

DÄ (2019c). Pränatale Bluttests: Bundestag diskutiert über mehr als nur die Frage der Kassenleistung. Internetseite des Deutschen Ärzteblatts, 11. April 2019. https://www.aerzteblatt.de/nachrichten/102326/Praenatale-Bluttests-Bundestag-diskutiert-ueber-mehr-als-nur-die-Frage-der-Kassenleistung [Stand: 02.07.2021]

DÄ (2019d). OLG Frankfurt hebt Urteil gegen Ärztin wegen Werbung für Schwangerschaftsabbrüche auf. Internetseite des Deutschen Ärzteblatts, 3. Juli 2019. https://www.aerzteblatt.de/treffer?mode=s&wo=17&typ=1&nid=104358&s=Schwangerschaftsabbruch [Stand: 04.07.2021]

DÄ (2019e). Nichtinvasive molekulargenetische Tests werden in bestimmten Fällen Regelleistung. Internetseite des Deutschen Ärzteblatts, 19. September 2019. https://www.aerzteblatt.de/treffer?mode=s&wo=1041&typ=1&nid=106130&s=Schwangerschaftsabbruch [Stand: 02.07.2021]

DÄ (2019f). Nichtinvasive Pränataldiagnostik: Debatte um neuen vorgeburtlichen Bluttest. Internetseite des Deutschen Ärzteblatts, 15. Oktober 2019. https://www.aerzteblatt.de/nachrichten/106687/Nichtinvasive-Praenataldiagnostik-Debatte-um-neuen-vorgeburtlichen-Bluttest [Stand: 02.07.2021]

DÄ (2020a). Bundesverfassungsgericht erklärt Sterbehilfeparagrafen für nichtig. Internetseite des Deutschen Ärzteblatts, 26. Februar 2020. https://www.aerzteblatt.de/treffer?mode=s&wo=1041&typ=1&nid=109605&s=sterbehilfe [Stand: 25.04.2021]

DÄ (2020b). Beratungspflicht bei Schwangerschaftsabbruch bleibt. Internetseite des Deutschen Ärzteblatts, 13. Mai 2020. https://www.aerzteblatt.de/treffer?mode=s&wo=1041&typ=1&nid=112851&s=Schwangerschaftsabbruch [Stand: 28.03.2021]

DÄ (2020c). Grüne rudern zurück: Bereitschaft zu Schwangerschaftsabbrüchen wird kein Einstellungskriterium. Internetseite des Deutschen Ärzteblatts, 13. Juli 2020. https://www.aerzteblatt.de/treffer?mode=s&wo=17&typ=1&nid=114436&s=Schwangerschaftsabbruch [Stand: 03.07.2021]

DÄ (2020d). Gutachten: Keine Präsenz bei Schwangerschaftskonfliktberatung nötig. Internetseite des Deutschen Ärzteblatts, 19. November 2020. https://www.aerzteblatt.de/nachrichten/118512 [Stand: 04.02.2021]

DÄ (2020e). Ultraschall als „Babyfernsehen" wird ab 2021 verboten. Internetseite des Deutschen Ärzteblatts, 17. Dezember 2020. https://www.aerzteblatt.de/nachrichten/119505/Ultraschall-als-Babyfernsehen-wird-ab-2021-verboten [Stand: 19.03.2021]

DÄ (2021a). OLG Frankfurt bestätigt §219a-Urteil gegen Hänel, Verfassungsbeschwerde angekündigt. Internetseite des Deutschen Ärzteblatts, 19. Januar 2021. https://www.aerzteblatt.de/treffer?mode=s&wo=17&typ=1&nid=120309&s=H%E4nel [Stand: 04.07.2021]

DÄ (2021b). Brüssel bekräftigt scharfe Kritik an polnischem Abtreibungsrecht. Internetseite des Deutschen Ärzteblatts, 9. Februar 2021. https://www.aerzteblatt.de/treffer?mode=s&wo=1073&typ=1&nid=121001&s=polen [Stand: 24.03.2021]

DÄ (2021c). Werbung für Schwangerschaftsabbrüche: Weitere Ärztin reicht Verfassungsbe-schwerde ein. Deutsches Ärzteblatt 118(9): A-440

DÄ (2021d). Arkansas verbietet Schwangerschaftsabbrüche nach Vergewaltigung und Inzest. Internetseite des Deutschen Ärzteblatts, 10. März 2021. https://www.aerzte blatt.de/treffer?mode=s&wo=1041&typ=1&nid=121895&s=schwangerschaftsabbruch [Stand: 04.07.2021]

DÄ (2021e). Bundestag berät über mögliche Neuregelung der Suizidhilfe. Internetseite des Deutschen Ärzteblatts, 21. April 2021. https://www.aerzteblatt.de/treffer?mode=s&wo=1041&typ=1&nid=123155&s=sterbehilfe [Stand: 25.04.2021]

DÄ (2021f). EU-Parlament plädiert für allgemeinen Zugang zu legaler Abtreibung. Inter-netseite des Deutschen Ärzteblatts, 25. Juni 2021. https://www.aerzteblatt.de/nachri chten/125059/EU-Parlament-plaediert-fuer-allgemeinen-Zugang-zu-legaler-Abtreibung [Stand: 03.07.2021]

Dahm FJ (2015). „Kind als Schaden" bei unterbliebenem Abbruch nach § 218 a Abs. 1 StGB. Medizinrecht 33: 516–518

Dauth S, Klinkhammer G (1992). RU 486: Befürwortet, umstritten – aber immer noch nicht zugelassen. Deutsches Ärzteblatt 89(39): A-3126–3128

De Graaf G, Buckley F, Skotko BG (2020). Estimation of the number of people with Down syndrome in Europe. European Journal of Human Genetics 29: 402–410

Dehne A (1998). Ein ungutes Gefühl. Deutsches Ärzteblatt 95(39): A-2432

Der Spiegel (1992). „Stellen Sie 'nen Eimer hin". Der Spiegel 8/1992, abgerufen auf der Internetseite des Magazins „Der Spiegel". https://www.spiegel.de/politik/stellen-sie-nen-eimer-hin-a-65433cd6-0002-0001-0000-000013680798 [Stand: 26.04.2021]

Der Spiegel (1998). Fein und vorsichtig. Der Spiegel 45/1998: 118–119

Deutscher Bundestag (1992). Stenographischer Bericht – 12. Wahlperiode – 99. Sitzung. Bonn, Donnerstag, den 25. Juni 1992

Deutscher Bundestag (1995). Stenographischer Bericht – 13. Wahlperiode – 47. Sitzung. Bonn, Donnerstag, den 29. Juni 1995

Deutscher Bundestag (2018). Expertenstreit über § 219a. Meldung auf der Internetseite des Deutschen Bundestages, 28. Juni 2018. https://www.bundestag.de/presse/hib/2018_06/562268-562268 [Stand: 04.07.2021]

DGGG (2006). Vorschlag zur Ergänzung des Schwangerschaftsabbruchrechts aus medizini-scher Indikation. Pressemitteilung auf der Internetseite der Deutschen Gesellschaft für Gynäkologie und Geburtshilfe e.V. (DGGG), 14. Dezember 2006. https://www.dggg.de/presse-news/pressemitteilungen/mitteilung/vorschlag-zur-ergaenzung-des-schwangersch aftsabbruchrechts-aus-medizinischer-indikation-29/ [Stand: 26.04.2021]

Die Tagespost (2019). Anschlag auf Beratungsstelle von „1000plus" verübt. Internetseite der Zeitung „Die Tagespost", 8. Oktober 2019. https://www.die-tagespost.de/politik/aktuell/Anschlag-auf-Beratungsstelle-von-1000plus-veruebt;art315,201996 [Stand: 26.03.2021]

Die Tagespost (2020). Farb-Anschlag auf Beratungszentrum für Schwangere in Not. Inter-netseite der Zeitung „Die Tagespost", 27. November 2020. https://www.die-tagesp ost.de/politik/aktuell/farb-anschlag-auf-beratungszentrum-fuer-schwangere-in-not;art 315,214003 [Stand: 26.03.2021]

Die Tagespost (2021). Nur drei von zehn Deutschen halten Abtreibung für schlimmer als Küken-Schreddern. Internetseite der Zeitung „Die Tagespost", 4. Februar 2021. https:// www.die-tagespost.de/gesellschaft/feuilleton/nur-drei-von-zehn-deutschen-halten-abtrei bung-fuer-schlimmer-als-kueken-schreddern;art310,215589 [Stand: 03.07.2021]

Die Zeit (2015). Zahl der Abtreibungen geht weiter zurück. Internetseite der Zeitung „Die Zeit", 10. März 2015. https://www.zeit.de/news/2015-03/10/gesellschaft-immer-weniger-frauen-treiben-ab-10122806 [Stand: 02.02.2021]

Dienel C (1993). Das 20. Jahrhundert (I). Frauenbewegung, Klassenjustiz und das Recht auf Selbstbestimmung der Frau, 140–168. In: Jütte, R (Hrsg.): Geschichte der Abtreibung von der Antike bis zur Gegenwart (= Beck'sche Reihe, 1018). Beck, München

Doctors for Choice (2020a). Offener Brief: Schwangerschaftsabbruch während der Corona-Krise. Internetseite der Doctors for Choice, 21. März 2020. https://doctorsforchoice.de/ 2020/03/covid19-und-schwangerschaftsabbruch/ [Stand: 28.03.2021]

Doctors for Choice (2020b). Pressemitteilung: Schwangerschaftsabbrüche in Zeiten der Corona-Krise. Internetseite der Doctors for Choice, 22. März 2020. https://doctorsforch oice.de/2020/03/pm-schwangerschaftsabbruch-corona/ [Stand: 28.03.2021]

Donum Vitae (2019). Beratungskonzept für Beratungsstellen in der Trägerschaft von Donum Vitae. donum vitae zur Förderung des Schutzes des menschlichen Lebens e.V., 12. Auflage 2019

Dreier H (2002). Stufungen des vorgeburtlichen Lebensschutzes. Zeitschrift für Rechtspolitik 35: 377–383

Eser A, Koch HG (1988). Schwangerschaftsabbruch im internationalen Vergleich. Rechtliche Regelungen – Soziale Rahmenbedingungen – Empirische Grunddaten. Teil 1: Europa (= Rechtsvergleichende Untersuchungen zur gesamten Strafrechtswissenschaft 21.1). Nomos Verlagsgesellschaft, Baden-Baden

Eser A, Koch HG (1999). Schwangerschaftsabbruch im internationalen Vergleich. Teil 3: Rechtsvergleichender Querschnitt – Rechtspolitische Schlußbetrachtungen – Dokumentation zur neueren Rechtsentwicklung (= Rechtsvergleichende Untersuchungen zur gesamten Strafrechtswissenschaft 21.3). Nomos Verlagsgesellschaft, Baden-Baden

Esser R (1993). Humaner Fortschritt? – Das Für und Wider des ärztlichen Abtreibungsprivilegs. Zeitschrift für Lebensrecht 2: 3–9

Esser W (1994). Lebensrechtler der ersten Stunde. Zeitschrift für Lebensrecht 3: 15–17

Esser W (1996). Dienst an der Gesundheit oder Dienstbarkeit gegenüber dem Staat? – Reaktionen der Ärztekammer auf eine Anfrage der Juristen-Vereinigung Lebensrecht e.V. Zeitschrift für Lebensrecht 5: 32–38

Fabricius M (2010). Wie die Finanz-Gurus Milliarden verdienten. Internetseite der Zeitung „Die Welt", 14. August 2010. https://www.welt.de/wirtschaft/article9004094/Wie-die-Finanz-Gurus-Milliarden-verdienten.html [Stand: 06.04.2021]

FAZ (2021). Texas verbietet Abtreibungen ab sechster Schwangerschaftswoche. Internetseite der Zeitung „Frankfurter Allgemeine Zeitung", 20. Mai 2021. https://www.faz.net/akt uell/politik/ausland/texas-verbietet-abtreibungen-ab-sechster-schwangerschaftswoche-17349830.html [Stand: 04.07.2021]

Feldwisch-Drentrup H, Zegelman A (2017). Hippokratischer Eid. Deklaration von Genf kommt in der Gegenwart an. Internetseite der Ärztezeitung, 9. November 2017. https:// www.aerztezeitung.de/Politik/Deklaration-von-Genf-kommt-in-der-Gegenwart-an-307 536.html [Stand: 03.07.2021]

Feuerbach PJA (1808). Lehrbuch des gemeinen in Deutschland gültigen peinlichen Rechts. 4. Auflage 1808. Heyer, Gießen

Fiala C, Gemzell K (2012). Der medikamentöse Abbruch ist sicher und wirksam. pro familia magazin 3–4/2012: 19–20

Fikac P (2015). Texas lawmaker: Planned Parenthood's 'culture of death' is no different than 'Nazi Germany'. Internetseite der Zeitung „Houston Chronicle", 28. Juli 2015. https://www.houstonchronicle.com/news/local/article/Anti-abortion-activists-rally-at-Texas-Capitol-6409938.php?t=04572d7f71438d9cbb [Stand: 28.01.2021]

Focus (2020). „Kinder zu bekommen, finde ich unmoralisch": Studentin will keinen Nachwuchs wegen Klima. Internetseite des Magazins „Focus", 13. Februar 2020. https://www.focus.de/familie/eltern/leidet-unter-klima-angst-kinder-zu-bekommen-finde-ich-unmoralisch-studentin-will-keinen-nachwuchs-wegen-klima_id_11653372.html [Stand: 04.07.2021]

Friedrichsen G, Ludwig U (1999). Schwangerschaftsabbruch: „Scheußliches Problem". Der Spiegel 27/1999, abgerufen auf der Internetseite des Magazins „Der Spiegel".https://www.spiegel.de/politik/scheussliches-problem-a-f4cbabb5-0002-0001-0000-000013918305 [Stand: 26.04.2021]

GAfC (2020). Joint Submission for the List of Issues Prior to Reporting to the UN Committee on the Elimination of Discrimination Against Women. 77th Pre-Sessional Working Group (2 to 6 March 2020). German Alliance for Choice (GAfC), Lollar, März 2020

Gante M (1991). § 218 in der Diskussion. Meinungs- und Willensbildung 1945–1976 (= Forschungen und Quellen zur Zeitgeschichte, 21). Droste, Düsseldorf

Gante M (1993). Die Haltung der Ärzte in der Abtreibungsdiskussion von 1945 bis 1976. Ein Rückblick, 53–73. In: Thomas H, Kluth W (Hrsg.): Das zumutbare Kind Busse Seewald, Herford

Gates B (2012). A Conversation with Bill Gates: Population Growth. Internetseite von Bill Gates „Gates Notes. The blog of Bill Gates", 18. Februar 2012. https://www.gatesnotes.com/about-bill-gates/a-conversation-with-bill-gates-population-growth [Stand: 06.04.2021]

Gelinsky K (1998). Einladung zur Kompetenzausweitung. Das Bundesverfassungsgericht schränkt in dem Abtreibungsärzteurteil das Recht der Länder ein. Frankfurter Allgemeine Zeitung, 29. Oktober 1998, S. 16

Giesen T (1997). Wie oft wird in Deutschland abgetrieben? Verbindliche Vorgaben des Bundesverfassungsgerichts werden mißachtet. Zeitschrift für Lebensrecht 6: 57–61

Giubilini A, Minerva F (2013). After-birth abortion: why should the baby live?. Journal of Medical Ethics 39: 261–263

Glaßmeyer M (2018). § 219a STGB: Schlichtweg falsch. Deutsches Ärzteblatt 115(4): A-148

Gofferje AV (2003). Babys auf Bestellung. Focus Magazin 36/2003, abgerufen auf der Internetseite des Magazins „Focus". https://www.focus.de/gesundheit/news/medizin-babys-auf-bestellung_aid_194050.html [Stand: 06.04.2021]

Grappe M, Barreyre C (2015). China: Männer in Not. Reportage des öffentlich-rechtlichen Rundfunkveranstalters „ARTE" von 2015, abgerufen auf der Internetseite von ARTE. https://www.arte.tv/de/videos/062733-000-A/china-maenner-in-not/ [Stand: 01.08.2021]

Graßhof K (1993). Jenseits von Applaus und Schelte – Anmerkungen zum Urteil des Bundesverfassungsgerichts zu § 218 StGB, 289–306. In: Thomas H, Kluth W (Hrsg.): Das zumutbare Kind. Busse Seewald, Herford

Gropp W (2000). Der Embryo als Mensch: Überlegungen zum pränatalen Schutz des Lebens und der körperlichen Unversehrtheit. Goltdammers's Archiv für Strafrecht 147: 1–18

Haas M (2019). Aussterben ist keine Lösung. Oder doch?. Internetseite der Zeitung „Süddeutschen Zeitung", 16. März 2019. https://sz-magazin.sueddeutsche.de/die-loesung-fuer-alles/birthstrike-blythe-pepino-gebaerstreik-87007 [Stand: 04.07.2021]

Hahn D (2000). Modernisierung und Biopolitik. Sterilisation und Schwangerschaftsabbruch in Deutschland nach 1945. Campus-Verlag, Frankfurt am Main

Hamann G (2018). So unterschiedlich sind Abtreibungen weltweit geregelt. Internetseite des öffentlich-rechtlichen Rundfunkveranstalters „Deutsche Welle", 13. Dezember 2018. https://www.dw.com/de/so-unterschiedlich-sind-abtreibungen-weltweit-geregelt/a-467 25203 [Stand: 04.07.2021]

Hamburger Abendblatt (2003). Neue Eizellen nach Abtreibung. Internetseite der Zeitung „Hamburger Abendblatt", 2. Juli 2003. https://www.abendblatt.de/vermischtes/article10 6693639/Neue-Eizellen-nach-Abtreibung.html [Stand: 06.04.2021]

Hanschmidt F, Kaiser J, Stepan H, Kersting A (2020). The Change in Attitudes Towards Abortion in Former West and East Germany After Reunification: A Latent Class Analysis and Implications for Abortion Access. Geburtshilfe und Frauenheilkunde 80: 84–94

Hecht P (2019). Interview mit feministischer Autorin. „Moralischer Druck auf Schwangere". Internetseite der Zeitung „Die Tageszeitung", 29. Juli 2019. https://taz.de/Interview-mit-feministischer-Autorin/!5613711/ [Stand: 26.03.2021]

Hecht P (2020). Streit um Abtreibungen bei den Grünen. Grüne Frauen contra Kretschmann. Internetseite der Zeitung „Die Tageszeitung", 15. Juli 2020. https://taz.de/Streit-um-Abt reibungen-bei-den-Gruenen/!5694897/ [Stand: 03.07.2021]

Heimbach T (2018). „Ungeborenes Leben sollte nicht schwerer wiegen als der Schutz der Frau". Internetseite der Zeitung „Die Welt", 6. Dezember 2018. https://www.welt.de/pol itik/deutschland/article185090042/Abtreibungen-Juso-Vize-Katharina-Andres-fordert-mehr-Rechte-fuer-Frauen.html [04.02.2021]

Heinsohn G (1991). Was ist Judentum? Altisraelitentum/Christentum und jüdischer Monotheismus: Differenz und Konflikt. Zeitschrift für Religions- und Geistesgeschichte 43(4): 333–344

Helfferich C (2012). …und dann folgte weitgehend Stille. pro familia magazin 3–4/2012: 12–14

Helfferich C, Bühler S (2016d). Familienplanung in Mecklenburg-Vorpommern. Sonderauswertung frauen leben 3 – Familienplanung im Lebenslauf von Frauen. Schwerpunkt: Ungewollte Schwangerschaften. Bundeszentrale für gesundheitliche Aufklärung, Köln

Helfferich C, Bühler S (2017). Familienplanung in Rheinland-Pfalz. Sonderauswertung frauen leben 3 – Familienplanung im Lebenslauf von Frauen. Schwerpunkt: Ungewollte Schwangerschaften. Bundeszentrale für gesundheitliche Aufklärung, Köln

Helfferich C, Bühler S (2018). Familienplanung in Nordrhein-Westfalen. Sonderauswertung frauen leben 3 – Familienplanung im Lebenslauf von Frauen. Schwerpunkt: Ungewollte Schwangerschaften. Bundeszentrale für gesundheitliche Aufklärung, Köln

Helfferich C, Klindworth H, Bühler S (2016b). Familienplanung in Baden-Württemberg. Sonderauswertung frauen leben 3 – Familienplanung im Lebenslauf von Frauen. Schwerpunkt: Ungewollte Schwangerschaften. Bundeszentrale für gesundheitliche Aufklärung, Köln

Helfferich C, Klindworth H, Bühler S (2016c). Familienplanung in Berlin. Sonderauswertung frauen leben 3 – Familienplanung im Lebenslauf von Frauen. Schwerpunkt: Ungewollte Schwangerschaften. Bundeszentrale für gesundheitliche Aufklärung, Köln

Helfferich C, Klindworth H, Bühler S (2016e). Familienplanung in Niedersachsen. Sonderauswertung frauen leben 3 – Familienplanung im Lebenslauf von Frauen. Schwerpunkt: Ungewollte Schwangerschaften. Bundeszentrale für gesundheitliche Aufklärung, Köln

Helfferich C, Klindworth H, Bühler S (2016f). Familienplanung in Sachsen. Sonderauswertung frauen leben 3 – Familienplanung im Lebenslauf von Frauen. Schwerpunkt: Ungewollte Schwangerschaften. Bundeszentrale für gesundheitliche Aufklärung, Köln

Helfferich C, Klindworth H, Heine Y, Wlosnewski I (2016a). frauen leben 3. Familienplanung im Lebenslauf von Frauen. Schwerpunkt: Ungewollte Schwangerschaften Bundeszentrale für gesundheitliche Aufklärung, Köln

Helfferich C, Klindworth H, Heine Y, Wlosnewski I, Eckert J (2013). frauen leben 3 – Familienplanung im Lebenslauf. Erste Forschungsergebnisse zu ungewollten Schwangerschaften und Schwangerschaftskonflikten. Bundeszentrale für gesundheitliche Aufklärung, Köln

Henn W (2006). Spätabbrüche: Keine Eugenik. Deutsches Ärzteblatt 103(46): A-3096–3097

Heukamp W (1997). Das unerwünschte Kind als gemeineuropäisches Haftungsproblem. Zeitschrift für Lebensrecht 6: 18–23

Hillgruber C (2000). Die Rechtsstellung des Arztes beim Schwangerschaftsabbruch – freie berufliche Betätigung oder Erfüllung einer staatlichen Schutzaufgabe?. Zeitschrift für Lebensrecht 9: 46–55

Hillgruber C (2003). Zehn Jahre zweites Abtreibungsurteil (BVerfGE 88, 203) – Bilanz und Ausblick. Zeitschrift für Lebensrecht 12: 38–48

Hoerster N (1991). Abtreibung im säkularen Staat. Argumente gegen den § 218. Suhrkamp, Frankfurt am Main

Hoerster N (2013). Wie schutzwürdig ist der Embryo? Zu Abtreibung, PID und Embryonenforschung. Velbrück Wissenschaft, Weilerswist

Holzhauer B (1989). Schwangerschaft und Schwangerschaftsabbruch. Die Rolle des reformierten § 218 StGB bei der Entscheidungsfindung betroffener Frauen (= Kriminologische Forschungsberichte aus dem Max-Planck-Institut für ausländliches und internationales Strafrecht, 38). Eigenverlag Max-Planck-Institut, Freiburg i.Br.

IDAF (2021). Die große Heuchelei in der Abtreibungsfrage – Vor einer neuen Abstimmung im Parlament. Internetseite des Instituts für Demographie, Allgemeinwohl und Familie e.V., 30. April 2021. https://www.i-daf.org/aktuelles/aktuelles-einzelansicht/archiv/2021/03/30/artikel/die-grosse-heuchelei-in-der-abtreibungsfrage-vor-einer-neuen-abstimmung-im-parlament.html [Stand: 01.05.2021]

Israel M (2020). Planned Parenthood by the Numbers. The Heritage Foundation, Backgrounder No. 3472, 6. April 2020

Jachertz N (1973). Der 76. Deutsche Ärztetag: In den Grundsätzen der Fortentwicklung überzeugend einig. Deutsches Ärzteblatt 70(43): A-2965–2976

Jachertz N (1991). 94. Deutscher Ärztetag in Hamburg: Die neuen Länder beeinflussen das Klima. Deutsches Ärzteblatt 88(20): A-1745–1747

Jähnke B (1989). Sechzehnter Abschnitt: Straftaten gegen das Leben (zu den §§ 218–220), §§ 185–262. In: Jeschek HH, Russ W, Willms G (Hrsg): Strafgesetzbuch: Leipziger Kommentar. Grosskommentar 5, 10. Auflage 1989. Walter de Gruyter, Berlin

Jerouschek G (2002). Lebensschutz und Lebensbeginn. Geschichte des Abtreibungsverbots (= Rothenburger Gespräche zur Strafrechtsgeschichte, 3). Edition Diskord, Tübingen

Jerouschek G (2004). Abtreibung, Sp. 47–52. In: Cordes A u.a. (Hrsg.): Handwörterbuch zur deutschen Rechtsgeschichte (HRG) 1, 2. Auflage 2004. Schmidt, Berlin

Jeschke AK (2021). Gesetzeswidrig, aber straffrei – Ist das Abtreibungsrecht reformbedürftig?. Internetseite des Internetportals „Web.de", 8. Februar 2021. https://web.de/magazine/politik/gesetzeswidrig-straffrei-abtreibungsrecht-reformbeduerftig-35498276 [Stand: 11.02.2021]

Jochum L (2019). Pro-Familia-Geschäftsführerin Heike Pinne über ihren Start und künftige Herausforderungen. Internetseite der Zeitung „Offenbach-Post", 15. August 2019. https://www.op-online.de/region/dietzenbach/pro-familia-geschaeftsfuehrerin-heike-pinne-ueber-ihren-start-kuenftige-herausforderungen-12914885.html [Stand: 11.02.2021]

Johannes Paul II (1998). Brief von Johannes Paul II an die deutschen Bischöfe vom 11. Januar 1998. Libreria Editrice Vaticana, Vatikan

Johannes Paul II (1999a). Schreiben von Johannes Paul II an die deutschen Bischöfe vom 3. Juni 1999. Libreria Editrice Vaticana, Vatikan

Johannes Paul II (1999b). Schreiben von Johannes Paul II an den Vorsitzenden der Deutschen Bischofskonferenz vom 20. November 1999. Libreria Editrice Vaticana, Vatikan

Johannes Paul II (2002). Schreiben von Johannes Paul II an den Bischof von Limburg Franz Kamphaus vom 7. März 2002. Libreria Editrice Vaticana, Vatikan

Joppich A (2020). Mehr Deutsche wollen weniger Abtreibungen. Internetseite der Ärztezeitung, 22. Januar 2020. https://www.aerztezeitung.de/Politik/Mehr-Deutsche-wollen-weniger-Abtreibungen-405949.html [Stand: 24.3.2021]

JVL (1993). Stellungnahme der Juristen-Vereinigung Lebensrecht zum Urteil des Bundesverfassungsgerichts vom 28. Mai 1993. Zeitschrift für Lebensrecht 2: 27–30

JVL (1998). „Beratungsschutzkonzept" und Mitwirkung der Kirche. Zeitschrift für Lebensrecht 7: 41–47

JVL (2003). Zehn Jahre Fristenregelung im vereinigten Deutschland. Eine Bilanz der Juristen-Vereinigung Lebensrecht e.V. (Mai 2003). Zeitschrift für Lebensrecht 12: 71–III

Kambhampaty AP (2020). Why Planned Parenthood Is Removing Founder Margaret Sanger's Name From a New York City Clinic. Internetseite des Magazins „Time", 21. Juli 2020. https://time.com/5869743/planned-parenthood-margaret-sanger/ [Stand: 22.01.2021]

Kammer A (2020). Baden-Württemberg prüft Pflicht für Uni-Ärzte, Abbrüche vorzunehmen. Internetseite der Zeitung „Die Zeit", 6. Juli 2020. https://www.zeit.de/gesellschaft/zeitgeschehen/2020-07/schwangerschaftsabbrueche-baden-wuerttemberg-unikliniken-plicht-neueinstellungen [Stand: 03.07.2021]

Kern BR (2007). Kind als Schaden. Medizinrecht 25: 246–248

Kilimann U, Kilimann G (2005). Er sollte sterben, doch Tim lebt. Dokumentation des öffentlich-rechtlichen Rundfunkveranstalters „WDR" von 2005, abgerufen auf dem Youtube Kanal „WDR Doku". https://www.youtube.com/watch?v=hXy_L6ByBc4&t=175s [Stand: 21.03.2021]

Kimbrell A (1994). Ersatzteillager Mensch. Die Vermarktung des Körpers. Campus-Verlag, Frankfurt am Main

Klawki R (1993). Frau, Kind, Arzt und Staat – Ein aktueller Überblick nach dem Karlsruher Urteil. Zeitschrift für Lebensrecht 2: 41–43

Klee E (2010). „Euthanasie" im Dritten Reich. Die „Vernichtung lebensunwerten Lebens". Fischer Taschenbuch Verlag, Frankfurt am Main

Klinkhammer G (1991). § 218 „Arzt ist mit der Entscheidung überfordert": Punkt VIc der Tagesordnung. Deutsches Ärzteblatt 88(20): A-1776–1779

Klinkhammer G (1998). Der Papstbrief: Balanceakt der Bischöfe. Deutsches Ärzteblatt 95(6): A-259

Klinkhammer G (1999). Pränatale Diagnostik: „Ein für Ärzte bedrückendes Dilemma". Deutsches Ärzteblatt 96(20): A-1332–1335

Klinkhammer G (2001). Spätabtreibungen: Entscheidung von einem Ärztekollegium. Deutsches Ärzteblatt 98(30): A-1931

Klinkhammer G (2003). Pränatale Diagnostik: Engere Grenzen für Spätabtreibungen. Deutsches Ärzteblatt 100(28–29): A-1913

Klinkhammer G (2004a). Gynäkologen: Beratung gefordert. Deutsches Ärzteblatt 101(39): A-2573

Klinkhammer G (2004b). Spätabtreibungen: Geteilte Verantwortung. Deutsches Ärzteblatt 101(46): A-3074

Klinkhammer G (2004c). Spätabtreibungen: Umfassende Beratung. Deutsches Ärzteblatt 101(47): A-3141

Klinkhammer G (2006b). Medizinische Indikation: Beratung gesetzlich verankern. Deutsches Ärzteblatt 103(51–52): A-3445

Klinkhammer G (2009). Reform des Schwangerschaftskonfliktgesetzes: Mehr Beratung. Deutsches Ärzteblatt 106(47): A-2352–2353

Klinkhammer G, Korzilius H, Stüwe H (2006a). Spätabbrüche: Die Beratung muss an erster Stelle stehen. Deutsches Ärzteblatt 103(40): A-2617–2620

Kluth W (1999). Lebensschutz und die Grenzen des Verfassungsrechts. Zeitschrift für Lebensrecht 8: 35–38

Köhler H (2006). Kinder selbstverständlich! Von der Freiheit, Kinder zu haben. Rede von Bundespräsident Horst Köhler beim Jahresempfang der Evangelischen Akademie Tutzing am 18. Januar 2006, 291–300. In: Beckmann R, Löhr M, Baier S (Hrsg.): Kinder: Wunsch und Wirklichkeit. Kinder und Familien in einer alternden Gesellschaft. Sinus-Verlag, Krefeld

Kraft S (2010). Ich habe nicht abgetrieben. Internetseite der Zeitung „Süddeutsche Zeitung", 17. Mai 2010. https://www.sueddeutsche.de/kultur/frauen-und-maenner-neueste-ermittlungen-im-krisengebiet-ich-habe-nicht-abgetrieben-1.436093-0 [Stand: 22.03.2021]

Kriele M (1992). Die nicht-therapeutische Abtreibung vor dem Grundgesetz (= Schriften zum Öffentlichen Recht, 625). Dunker und Humblot, Berlin

Kruber A, Czygan C (2012). Warum sich junge Frauen beim Schwangerschaftsabbruch für die Wahlmöglichkeit engagieren. pro familia magazin 3–4/2012: 25–26

Kruchem T (2019). Die WHO am Bettelstab: Was gesund ist, bestimmt Bill Gates. Sendung des öffentlich-rechtlichen Rundfunkveranstalters „SWR2" vom 22. Januar 2019, abgerufen auf der Internetseite des SWR. https://www.swr.de/swr2/wissen/who-am-bettelstab-was-gesund-ist-bestimmt-bill-gates-100.html [Stand: 05.04.2021]

Kubiciel M (2020). Schwangerschaftskonfliktberatung nach §§ 5, 6 SchKG und allgemeine Schwangerschaftsberatung nach § 2 SchKG in digitalen Beratungsformen Rechtsgutachten im Auftrag von donum vitae e.v., Oktober 2020

Kuls N (2006). Buffett will 85 Prozent seines Vermögens spenden. Internetseite der Zeitung „Frankfurter Allgemeine Zeitung", 26. Juni 2006. https://www.faz.net/aktuell/wirtschaft/buffett-will-85-prozent-seines-vermoegens-spenden-1331102.html [Stand: 06.04.2021]

Laufs A (1998). Verfassungsbeschwerden gegen die zivilgerichtliche Rechtsprechung zum Familienplanungsschaden. Medizinrecht 16: 174–180

Lesch H (2001). Nothilfe gegen die nach §218a Abs. 1 StGB tatbestandslose Abtötung der Leibesfrucht?. Zeitschrift für Lebensrecht 10: 2–9

Leth F (2021). BGH: Abruptio nur vor Öffnung der Gebärmutter rechtmäßig. Internetseite der Ärztezeitung, 4. Januar 2021. https://www.aerztezeitung.de/Wirtschaft/BGH-Abruptio-nur-vor-Oeffnung-der-Gebaermutter-rechtmaessig-415989.html [Stand: 26.04.2021]

Lettenbauer S (2018). Niederbayerns einziger Arzt für Schwangerschaftsabbrüche. Internetseite des Deutschlandfunks, 5. April 2018. https://www.deutschlandfunk.de/paragraf-219a-werbeverbot-fuer-abtreibungen-niederbayerns.1773.de.html?dram:article_id=414755 [Stand: 04.07.2021]

Leutner E (2017). Impfstoffe und Abtreibung. Ärzte für das Leben e.V., November 2017

Linder AM (2009). Geschäft Abtreibung. Sankt Ulrich Verlag, Augsburg

Live Action (2020). Watch: 'The Billionaires Behind Abortion' exposes 'ultra-wealthy' funders of global population control. Internetseite der Pro-Life Organisation „Live Action", 29. Juli 2020. https://www.liveaction.org/news/billionaires-behind-abortion-wealthy-population-control/ [Stand: 03.04.2021]

Löhr M (2020). Abtreibungsbefürworter versuchen derzeitige Notlage für ihre wirtschaftlichen Interessen zu nutzen. Internetseite des Debattenmagazins „The European", 27. März 2020. https://www.theeuropean.de/mechthild-loehr/pro-choice-buendnis-will-regelns-fur-abtreibung-lockern/ [Stand: 04.07.2021]

Lombard A (2013). Wir sollen sterben wollen. Warum die Mitwirkung am Suizid verboten werden muss, 9–90. In: Lombard A (Hrsg.): Wir sollen sterben wollen Manuscriptum, Waltrop Leipzig

Lorenz D (2001). Die verfassungsrechtliche Garantie der Menschenwürde und ihre Bedeutung für den Schutz menschlichen Lebens vor der Geburt. Zeitschrift für Lebensrecht 10: 38–49

Lorleberg P (2019). Selbst Pro Familia weiß: es kann nach Abtreibung Depression geben. Internetseite des Online-Magazins „kath.net", 3. April 2019. https://www.kath.net/news/67512 [Stand: 28.01.2021]

Ludwig H (2020a). Terror of the Unborn: Billions for Millions of Abortions. Internetseite des Capital Research Centers, 9. Juli 2020. https://capitalresearch.org/article/terror-of-the-unborn-part-1/ [Stand: 03.04.2021]

Ludwig H (2020b). Terror of the Unborn: A Quiet Malthusian. Internetseite des Capital Research Centers, 9. Juli 2020. https://capitalresearch.org/article/terror-of-the-unborn-part-2/ [Stand: 03.04.2021]

Ludwig H (2020c). Terror of the Unborn: Funding At-Home Abortions. Internetseite des Capital Research Centers, 9. Juli 2020. https://capitalresearch.org/article/terror-of-the-unborn-part-3/ [Stand: 03.04.2021]

Ludwig H (2020d). Terror of the Unborn: Funding Arabella Advisors' Activism. Internetseite des Capital Research Centers, 9. Juli 2020. https://capitalresearch.org/article/terror-of-the-unborn-part-4/ [Stand: 03.04.2021]

Luyken R (1993). Abtreibung am freien Markt. Die Zeit, 11. Juni 1993

Maier H (1994). Stimmen zum Jubiläum. Zeitschrift für Lebensrecht 3: 31–32

Manthe U (2004). Corpus Iuris Civilis, Sp. 901–907. In: Cordes A u.a. (Hrsg.): Handwörterbuch zur deutschen Rechtsgeschichte (HRG) 1, 2. Auflage 2004. Schmidt, Berlin

Martin N (2016). How One Abortion Research Megadonor Forced the Supreme Court's Hand. Internetseite des Magazins „Mother Jones", 14. Juli 2016. https://www.motherjones.com/politics/2016/07/abortion-research-buffett/ [Stand: 02.04.2021]

Matić PF (2020). Entwurf eines Berichts über die Lage im Hinblick auf die sexuelle und reproduktive Gesundheit und die damit verbundenen Rechte in der EU im Zusammenhang mit der Gesundheit von Frauen. Ausschuss für die Rechte der Frauen und die Gleichstellung der Geschlechter des Europäischen Parlaments, 27. Oktober 2020

Maybaum T (2017). Randnotiz: Verbotene Werbung?. Deutsches Ärzteblatt 114(47): A-2185

Melesse T (2012). Wir sind stolz darauf, dass wir diesen Meilenstein mit Ihnen, einem der Gründungsmitglieder der IPPF, teilen können. pro familia magazin 1/2012: 27

Mengersen A (2017). Experte sicher: Warum in Deutschland viel mehr Frauen abtreiben, als die Statistik zeigt. Internetseite des Magazins „Focus", 31. August 2017. https://www.focus.de/familie/100-000-fehlen-experte-sicher-in-deutschland-treiben-viel-mehr-frauen-ab-als-die-statistik-zeigt_id_6582349.html [Stand: 02.02.2021]

Merkel R (2002a). Forschungsobjekt Embryo. Verfassungsrechtliche und ethische Grundlagen der Forschung an menschlichen embryonalen Stammzellen. Deutscher Taschenbuch Verlag, München

Merkel R (2002b). Embryonenschutz, Grundgesetz und Ethik. Deutsche Richterzeitung 80: 184–191

Merkel R (2013). §§ 218–219 StGB, 1663–1868. In: Kindhäuser U, Neumann U, Paeffgen HU (Hrsg.): Nomos Kommentar Strafgesetzbuch, Band 2, 4. Auflage 2013. Nomos Verlagsgesellschaft, Baden-Baden

Merkel R (2017). §§ 218–219 StGB, 1902–2107. In: Kindhäuser U, Neumann U, Paeffgen HU (Hrsg.): Nomos Kommentar Strafgesetzbuch, Band 2, 5. Auflage 2017. Nomos Verlagsgesellschaft, Baden-Baden

Mieves J (2021). Wie christlich ist die Corona-Impfung?. Christ in der Gegenwart 3/2021: 3

Müller W (2000). Die Abtreibung. Anfänge der Kriminalisierung 1140–1650. Böhlau Verlag, Köln

Oas R (2020). The World Health Organization's Abortion Overreach. International Organizations Research Group, White Paper, Number 13. Center for Family & Human Rights (C-Fam), New York

Otto H (1992). Lebensschutz ohne Strafrecht. Zeitschrift für Lebensrecht 1: 3–8

Otto H (1999). Vom medizinisch indizierten Schwangerschaftsabbruch zur Kindestötung. Zeitschrift für Lebensrecht 8: 55–59

Pallokat J (2021). Verschärftes Abtreibungsgesetz tritt in Kraft. Internetseite der ARD-Tagesschau, 28. Januar 2021. https://www.tagesschau.de/ausland/europa/polen-abtreibungsgesetz-proteste-101.html [Stand: 26.02.2021]

Pechstein J (1995). Ärztetagbeschluss gegen Bundesverfassungsgerichtsurteil. Zeitschrift für Lebensrecht 4: 22–23

Philipp W (1996). Die „seinsmäßige Vorgabe" – Übergesetzliches Instrument der Verfassungsdurchbrechung?. Zeitschrift für Lebensrecht 5: 50–57

Philipp W (2000). Einstandspflicht für den Tod. Die Rolle der Arzthaftung bei der vorgeburtlichen Selektion behinderter Kinder. Zeitschrift für Lebensrecht 9: 71–81

Piper K (2019). How billionaire philanthropy provides reproductive health care when politicians won't. Internetseite des Nachrichtenportals „Vox", 17. September 2019. https://www.vox.com/future-perfect/2019/9/17/20754970/billionaire-philanthropy-reproductive-health-care-politics [Stand: 05.04.2021]

Pokropp-Hippen A (1996). „Quo vadis?" Eine kritische Beurteilung der Abtreibungspille RU 486. Zeitschrift für Lebensrecht 5: 11–15

Poplutz C (1996). Beratungskonzept, Bioethik und Familienpolitik – II. Interdisziplinäres Seminar für JVL-Mitglieder. Zeitschrift für Lebensrecht 5: 71–75

PRO (2014). Kampf der Ideologen. Internetseite des Magazins „PRO – Das christliche Medienmagazin", 12. Mai 2014. https://www.pro-medienmagazin.de/kampf-der-ideologen/ [Stand: 01.05.2021]

Pro Familia (2006). Standpunkt Schwangerschaftsabbruch. 4. Auflage 2006. pro familia Bundesverband, Frankfurt am Main

Pro Familia (2009). Änderungen im Schwangerschaftskonfliktgesetz. Die medizinische Indikation für den Schwangerschaftsabbruch. pro familia Bundesverband, Frankfurt am Main

Pro Familia (2012). Das Recht der Frau auf selbstbestimmte Entscheidung. pro familia Position zum Schwangerschaftsabbruch. pro familia Bundesverband, Frankfurt am Main

Pro Familia (2017). Schwangerschaftsabbruch – Fakten und Hintergründe. pro familia Bundesverband, Frankfurt am Main

Pro Familia (2018). 8 Fakten zum Schwangerschaftsabbruch in deutschland. pro familia Bundesverband, Frankfurt am Main

Pro Familia (2020). Bericht an die Vereinten Nationen listet Verletzung reproduktiver Rechte von Frauen auf. Pressemitteilung von Pro Familia, 4. Februar 2020. https://www.profamilia.de/fileadmin/profamilia/pressemitteilungen/pm_Alternativbericht_CEDAW_2020-2-4.pdf [Stand: 26.03.2021]

Pro Familia (2021). Medizinische Zentren. Internetseite von Pro Familia. https://www.profamilia.de//ueber-pro-familia/medizinische-zentren [Stand: 01.07.2021]

Pro Femina (2015). Information, Beratung und Hilfe für Frauen im Schwangerschaftskonflikt 2015. Pro Femina e.V., Heidelberg

Pro Femina (2019). Information, Beratung und Hilfe für Frauen im Schwangerschaftskonflikt 2019. Pro Femina e.V., Heidelberg

Rabbata S (2006). Spätabbrüche: SPD will § 218 nicht infrage stellen. Deutsches Ärzteblatt 103(40): A-2616

Rabbata S (2008). Spätabtreibungen: Die Koalition drückt sich. Deutsches Ärzteblatt 105(14): A-721

Refardt K, Kentenich H (2007). Geschlechtstest: Ethisch höchst bedenklich. Deutsches Ärzteblatt 104(36): A-2382–2383

Rehbein H; Reincke OLK (1889). Allgemeines Landrecht für die Preußischen Staaten, nebst den ergänzenden und abändernden Bestimmungen der Reichs- und Landesgesetzgebung, Teil I, Titel 1–11,.4. Auflage 1889. Müller, Berlin

Rehder S (1999). 800 Abtreibungen kurz vor der Geburt. Internetseite der Zeitung „Die Welt", 20. Dezember 1999. https://www.welt.de/print-welt/article593488/800-Abtreibun gen-kurz-vor-der-Geburt.html [Stand: 26.04.2021]

Rehder S (2020). Die Abtreibungslobby: Wölfe im Schafspelz. Internetseite der Zeitung „Die Tagespost", 20. August 2020. https://www.die-tagespost.de/politik/aktuell/die-abtreibun gslobby-woelfe-im-schafspelz;art315,211184 [Stand: 22.01.2021]

Reimann R (1999). Berechenbare Partnerin?. Zeitschrift für Lebensrecht 8: 1

Repgen R (1992). „Gewissen". Zeitschrift für Lebensrecht 1: 14–15

Repgen R (1993). Karlsruhe zur Fristenregelung – Das Urteil kurzgefaßt. Zeitschrift für Lebensrecht 2: 18–20

Repgen R (1993a). Zum Geleit. Zeitschrift für Lebensrecht 2: 18

Repgen R (1996). Rhetorischer Seitenwechsel. Zeitschrift für Lebensrecht 5: 2

Reufels BD (2018). Debatte um § 219 a: Schwerwiegendes Ereignis. Deutsches Ärzteblatt 115(15): A-718

Richter E (1998). Keine Abtreibung unter Zeitdruck. Deutsches Ärzteblatt 95(35): A-1363

Richter-Kuhlmann E (2008). Spätabtreibung: Positive Signale für den Unionsentwurf. Deutsches Ärzteblatt 105(39): A-2009

Richter-Kuhlmann E (2009a). Mehr Unterstützung statt mehr Druck. Deutsches Ärzteblatt 106(8): A-326

Richter-Kuhlmann E (2009b). Spätabbrüche: Nicht ohne Beratung und Bedenkzeit. Deutsches Ärzteblatt 106(21): A-1024

Rigizahn EF (2006). NOMOS-Kommentar zum Strafgesetzbuch (NL/StGB). Medizinrecht 24: 74

Rocca CH, Samari G, Foster DG, Gould H, Kimport K (2020). Emotions and decision rightness over five years following an abortion: An examination of decision difficulty and abortion stigma. Social Science & Medicine 248: Article 112704

Roelcke V (2002). Zeitgeist und Erbgesundheitsgesetzgebung im Europa der 1930er Jahre. Eugenik, Genetik und Politik im historischen Kontext. Der Nervenarzt 73: 1019–1030

Rüffer C (2014). Jedes Leben ist wertvoll – gegen Selektion damals und heute. Internetseite von Corinna Rüffer, 27. Januar 2014. https://www.corinna-rueffer.de/jedes-leben-ist-wer tvoll-gegen-selektion-damals-und-heute/ [Stand: 27.04.2021]

Rüfner W (1993). Rechtswidrig, aber rechtlich geordnet – Zum Zweiten Abtreibungsurteil des Bundesverfassungsgerichts. Zeitschrift für Lebensrecht 2: 21–26

Rüfner W (1999). Rechtsdogmatische Probleme des Abtreibungsrechts – Über die Folgen widersprüchlicher Gesetzgebung. Zeitschrift für Lebensrecht 8:39–43

Schannath A (2020). Randale in der Praxis, kann ich mich wehren?. Ärzteblatt Baden-Württemberg 75: 348–349

Schimmelpfeng-Schütte R (2003). „Pränataler Hilfefonds" statt „Schadensfall Kind". Medizinrecht 21: 401–403

Schmid-Tannwald I (1998). Wohin die Reise geht. Zeitschrift für Lebensrecht 7: 37

Schmid-Tannwald I (2000). Einleitung, 1–8. In: Schmid-Tannwald I (Hrsg.): Gestern „lebensunwert" heute „unzumutbar". Wiederholt sich die Geschichte doch?, 2. Auflage 2000. W. Zuckschwerdt Verlag, München

Schmidt-Recla A (2003). Inhalt des Behandlungsvertrages bei Fehlbildungsdiagnostik; Haftung des Frauenarztes auf Unterhalt. Medizinrecht 21: 520–522

Schupelius G (2020). Warum rief der Angriff auf diese Kirche keine Empörung hervor?. Internetseite der Zeitung „B.Z.", 23. Januar 2020. https://www.bz-berlin.de/ber
lin/kolumne/warum-rief-der-angriff-auf-diese-kirche-keine-empoerung-hervor   [Stand:
26.03.2021]

Seidler E (1993). 19. Jahrhundert. Zur Vorgeschichte des Paragraphen 218, 120–139. In:
Jütte, R (Hrsg.): Geschichte der Abtreibung von der Antike bis zur Gegenwart (=
Beck'sche Reihe, 1018). Beck, München

Sessler DI, Imrey PB (2015). Clinical Research Methodology 2: Observational Clinical Research. Anesthesia and analgesia 121: 1043–1051

Simmank J, Lüdemann D (2019). Getöteter Zwilling. Wenn Ärzte töten. Internetseite der Zeitung „Die Zeit", 21. November 2019. https://www.zeit.de/wissen/gesundheit/2019-11/get
oeteter-zwilling-aerzte-urteil-recht-leben-schutz/komplettansicht [Stand: 26.04.2021]

Singer P (2013). Praktische Ethik.3. Auflage 2013. Reclam, Stuttgart

Soemer P (2012). 60 Jahre pro familia und IPPF: enge Verknüpfung in der politischen Arbeit
und gegenseitiges Lernen. pro familia magazin 3–4/2012: 35–36

Spaemann R (1991). Moralische Grundbegriffe (= Beck'sche Reihe, 256).4. Auflage 1991.
Beck, München

SPD (2021a). Eine lebenswerte Zukunft. Internetseite der SPD, 2021. https://www.spd.de/
respekt/zukunft/?utm_source=google_s&utm_medium=cpc&utm_campaign=bundespar
teitag&utm_term=zukunftsprogramm [Stand: 04.07.2021]

SPD (2021b). Aus Respekt vor deiner Zukunft. Das Zukunftsprogramm der SPD.SPD-
Parteivorstand 2021, 9. Mai 2021

Spieker M (1997). Ordnungspolitische Probleme des Schwangerschaftskonfliktgesetzes.
Zeitschrift für Lebensrecht 6: 24–27

Spieker M (1999a). Die Bischöfe und der Schein – Zur Problematik des Beratungs- und
Hilfeplans in der kirchlichen Schwangerenberatung. Zeitschrift für Lebensrecht 8: 2–10

Spieker M (1999b). Die Bischöfe und der Schein (II). Zur Problematik der Würzburger
Erklärung. Zeitschrift für Lebensrecht 8: 69–74

Spieker M (2001). Kirche und Abtreibung in Deutschland. Ursachen und Verlauf eines Konflikts. Ferdinand Schöningh, Paderborn

Spieker M (2005). Der verleugnete Rechtsstaat. Anmerkungen zur Kultur des Todes in
Europa. Ferdinand Schöningh, Paderborn

Spieker M (2014). Missbrauch der UNO. Der globale Kampf um die Legalisierung der
Abtreibung, 111–140. In: Büchner B, Kaminski C, Löhr M (Hrsg.): Abtreibung. Ein
neues Menschenrecht?. Sinus Verlag, Krefeld

Statistisches Bundesamt (1997). Fachserie 12 Reihe 3. Schwangerschaftsabbrüche 1996.
Statistisches Bundesamt, August 1997

Statistisches Bundesamt (2001). Fachserie 12 Reihe 3. Schwangerschaftsabbrüche 2000.
Statistisches Bundesamt, August 2001

Statistisches Bundesamt (2002). Fachserie 12 Reihe 3. Schwangerschaftsabbrüche 2001.
Statistisches Bundesamt, August 2002

Statistisches Bundesamt (2010). Fachserie 12 Reihe 3, Schwangerschaftsabbrüche 2009.
Statistisches Bundesamt, März 2010

Statistisches Bundesamt (2011). Fachserie 12 Reihe 3, Schwangerschaftsabbrüche 2010.
Statistisches Bundesamt, März 2011

Statistisches Bundesamt (2017). Qualitätsbericht Schwangerschaftsabbruchstatistik 2017. Statistisches Bundesamt, Juni 2017

Stein H (2013). Unser Engel bewahrt uns vor dem Kindermord. Internetseite der Zeitung „Die Welt", 22. Februar 2013. https://www.welt.de/print/die_welt/kultur/article11 3821298/Unser-Engel-bewahrt-uns-vor-dem-Kindermord.html [Stand: 16.04.2021]

Tröndle H (1995). Die Neuregelung des Abtreibungsstrafrechts und die Frage der Mitwirkung kirchlicher Beratungsstellen. Zeitschrift für Lebensrecht 4: 46–51

Tröndle H (1997). Zur Frage der kirchlichen Mitwirkung im staatlichen Beratungssystem. Zeitschrift für Lebensrecht 6: 51–56

Tuor-Kurth C (2009). Kindesaussetzung und Moral in der Antike. Jüdische und christliche Kritik am Nichtaufziehen und Töten neugeborener Kinder (= Forschungen zur Kirchen- und Dogmengeschichte, 101). Vandenhoeck & Ruprecht, Göttingen

Turczynski J (2016). Prätests zwischen Fortschritt und Selektion. Alternativen zur Spätabtreibung. Internetseite des öffentlich-rechtlichen Rundfunkveranstalters „Bayerischer Rundfunk", 19. November 2016. https://www.br.de/nachricht/praenataldiagnostik-spaeta btreibungen-selektion-100.html [Stand: 02.07.2021]

UN (1999). Committee on the Elimination of Discrimination against Women (CEDAW), General recommendation No. 24, twentieth session 1999, article 12 women and health. Internetseite des Hohen Kommissars der Vereinten Nationen für Menschenrechte. https:// tbinternet.ohchr.org/Treaties/CEDAW/Shared%20Documents/1_Global/INT_CEDAW_ GEC_4738_E.pdf [Stand: 25.03.2021]

UN (2011). Interim Report of the Special Rapporteur of the Human Rights Council on the right of everyone to the enjoyment of the highest attainable standard of physical and mental health 2011. United Nations Digital Library . https://digitallibrary.un.org/record/ 710175 [Stand: 25.03.2021]

UN (2016). Committee on Economic, Social and Cultural Rights (CESCR), General comment No. 22 (2016) on the right to sexual and reproductive health (article 12 of the International Covenant on Economic, Social and Cultural Rights). United Nations Digital Library. https://digitallibrary.un.org/record/832961#record-files-collapse-header [Stand: 25.03.2021]

Usborne C (2007). Cultures of Abortion on Weimer Germany (= Monographs in German History, 17). Berghahn Books, New York NY

Varga S (2001). Drama im Kreißsaal. Focus Magazin 20/2001, abgerufen auf der Internetseite des Magazins „Focus". https://www.focus.de/politik/deutschland/medizinrecht-drama-im-kreisssaal_aid_190186.html [Stand: 26.04.2021]

Wadman M (2013). Cell division. Nature 498: 422–426

Wagner HJ (1992). Konsumgesellschaft und Tötungsdelikte an alten Menschen: Schlußwort. Deutsches Ärzteblatt 89(50): A-4308

Wagner-Roos L (1994). Ersatzteillager Embryo. Focus Magazin 25/1994: 113–116

WD (2019). Studien zu psychischen Folgen von Schwangerschaftsabbrüchen, Dokumentation WD 9–3000–012/19. Wissenschaftliche Dienste des Deutschen Bundestages, 14. März 2019

Weidinger P (2006). Aus der Praxis der Haftpflichtversicherung für Ärzte und Krankenhäuser – Statistik, neue Risiken und Qualitätsmanagement. Medizinrecht 24: 571–580

Weinacht PL (1999). Der Schutz des vorgeburtlichen Lebens – Probe auf die Legitimität des Rechtsstaats. Zeitschrift für Lebensrecht 8: 30–34

Weinberg S (1905). Die Vernichtung keimenden Lebens. Mutterschutz. Zeitschrift zur Reform der sexuellen Ethik 1: 312–319

Weller E (2006). Keine Arzthaftung für unterbliebenen rechtswidrigen Schwangerschaftsabbruch. Medizinrecht 24: 540–542

Wergin C (2015). Abtreibungsfirma bietet Embryogewebe zum Kauf an. Internetseite der Zeitung „Die Welt", 4. August 2015. https://www.welt.de/politik/ausland/article14482 2825/Abtreibungsfirma-bietet-Embryogewebe-zum-Kauf-an.html [Stand: 24.01.2021]

Wetzel V (2021). Angriff auf die Kirche St. Elisabeth in Berlin. Internetseite der Zeitung „Die Tagespost", 13. März 2021. https://www.die-tagespost.de/politik/aktuell/ang riff-auf-die-kirche-st-elisabeth-in-berlin;art315,216542 [Stand: 31.03.2021]

WHO (2021). Abortion. Overview. Internetseite der World Health Organization, 2021. https://www.who.int/health-topics/abortion#tab=tab_1 [Stand: 04.07.2021]

Wiebe K (2003a). Lebensschutz und Meinungsfreiheit. Zeitschrift für Lebensrecht 12: 82

Wiebe K (2003b). BGH: Versuchte Spätabtreibung mit anschließendem Tötungsversuch. Zeitschrift für Lebensrecht 12: 83–87

Wiebe K (2004). AG Oldenburg: „Liegenlassen" eines neugeborenen Kindes nach überlebter Spätabtreibung. Zeitschrift für Lebensrecht 13: 117–120

Wiesing U (1999). Ungeborenes Leben: Widersprüchliche Regelungen. Deutsches Ärzteblatt 96(36): A-3163–3166

Winnemöller P (2020). „Sterbehilfe wird nicht mehr zu bremsen sein". Die Tagespost, 18. Juni 2020, S. 4.

Wisser J (1999). Pränatale Diagnostik zwischen medizinischen Möglichkeiten und gesellschaftlichen Anforderungen. Zeitschrift für Lebensrecht 8: 11–16

Wittrock C (1978). Abtreibung und Kindesmord in der neueren deutschen Literatur. C. Wittrock (Selbstverl.), Frankfurt am Main

Wohlhüter SB (2019). Die Diskussion um den Schwangerschaftsabbruch im Deutschen Ärzteblatt von 1973 bis 1995. Medizinische Dissertation. Eberhard Karls Universität, Tübingen

Yoder K (2014). Warren Buffett: The Billion-Dollar King of Abortion. Internetseite des Media Research Center (MRC), 5. Juni 2014. https://www.mrc.org/articles/warren-buf fett-billion-dollar-king-abortion [Stand: 02.04.2021]

Zeine L (2016). Verhaltene Fehlgeburt: Ein liebevoller Abschied. Deutsche Hebammen Zeitschrift 68: 68–71

ZfL (1996). Verfassungsbeschwerde. Zeitschrift für Lebensrecht 5: 79

ZfL (1997a). Volksbegehren. Zeitschrift für Lebensrecht 6: 15

ZfL (1997b). Bundesverfassungsgericht: Teilerfolg für Ärzte gegen das Bayerische Schwangerenhilfeergänzungsgesetz. Zeitschrift für Lebensrecht 6: 39–41

ZfL (1997c). Bundesverfassungsgericht: Mißerfolg für Frauen bei Klage gegen das Bayerische Schwangerschaftsberatungsgesetz. Zeitschrift für Lebensrecht 6: 41

ZfL (1997d). Geschlechtswahl. Zeitschrift für Lebensrecht 6: 71

ZfL (2003a). LG Görlitz: Versuchte Spätabtreibung mit anschließendem Tötungsversuch. Zeitschrift für Lebensrecht 12: 87–99

ZfL (2003b). LG Essen: Illegaler Schwangerschaftsabbruch; Berufsverbot. Zeitschrift für Lebensrecht 12: 140–141

Ziegler A (2021a). „Kind als Schaden?" – Arzthaftung bei Behinderungen des ungeborenen Kindes. Medizinrecht 39: 34–40

Ziegler A (2021b). Anmerkung zu OLG Karlsruhe, Urt. v. 19. 2. 2020 – 7 U 139/16 (LG Mannheim). Medizinrecht 39: 57–58

Zimmermann-Acklin M (1997). Euthanasie. Eine theologisch-ethische Untersuchung (= Studien zur theologischen Ethik 79). Verlag Herder, Freiburg Wien

Zimmermanns T (1999). BVerfG: Verurteilung eines Abtreibungsgegners wegen Schmähkritik verfassungsgemäß. Zeitschrift für Lebensrecht 8: 99–100

Zimmermanns T (2003). Zur Meinungsäußerung von Abtreibungsgegnern. Zeitschrift für Lebensrecht 12: 79–81

Zylka-Menhorn V (2007). Geschlechtsbestimmung: Humangenetiker fordern Testverbot. Deutsches Ärzteblatt 104(13): A-826

Printed in the United States
by Baker & Taylor Publisher Services